脑神经应用解剖学

Applied Anatomy of the Cranial Nerves

韩建生　刘旭阳　**编著**

人民卫生出版社
·北京·

版权所有，侵权必究！

图书在版编目（CIP）数据

脑神经应用解剖学 / 韩建生，刘旭阳编著. —北京：
人民卫生出版社，2021.4
ISBN 978-7-117-30414-6

Ⅰ. ①脑… Ⅱ. ①韩… ②刘… Ⅲ. ①脑神经—应用
—解剖学 Ⅳ. ①R322.85

中国版本图书馆 CIP 数据核字（2020）第 158537 号

人卫智网	**www.ipmph.com**	医学教育、学术、考试、健康，购书智慧智能综合服务平台
人卫官网	**www.pmph.com**	人卫官方资讯发布平台

脑神经应用解剖学
Naoshenjing Yingyong Jiepouxue

编　　著：韩建生　刘旭阳
出版发行：人民卫生出版社（中继线 010-59780011）
地　　址：北京市朝阳区潘家园南里 19 号
邮　　编：100021
E - mail：pmph @ pmph.com
购书热线：010-59787592　010-59787584　010-65264830
印　　刷：廊坊一二〇六印刷厂
经　　销：新华书店
开　　本：787×1092　1/16　　印张：14
字　　数：314 千字
版　　次：2021 年 4 月第 1 版
印　　次：2021 年 5 月第 1 次印刷
标准书号：ISBN 978-7-117-30414-6
定　　价：128.00 元

从事临床医学(特别是眼、耳鼻咽喉科和神经内外科)的医生们在日常工作中不时会接触到脑神经的相关问题,也都体会到脑神经解剖方面的知识对临床工作的重要性和实用性。许多医生都深切地体会到如果能有一本结合临床来系统介绍12对脑神经的专著,对临床工作将会有很大的帮助。

本书的第一作者、解剖学教师韩建生教授早已认识到这个问题。他在早年从事解剖学教学和科研的时候,就曾经编写过关于12对脑神经的小册子,很受医学生和临床工作者的欢迎。但由于当时条件限制等方面的原因,一直未能对有关内容进行扩充及延伸讨论,也未能公开出版发行。

作为本书的另一位作者,我是韩老师的学生,直到现在,仍然对韩老师讲授人体解剖学时的情形有深刻的记忆。可以说我对解剖学,特别是对神经解剖学的兴趣,就是从韩老师生动的教学开始的。在本科的后阶段,我选择了眼耳鼻喉专业,又是韩老师专门讲解眼耳鼻喉口腔及头颈部的解剖。这时的神经解剖学内容,韩老师除较以前讲得更加深入外,还结合了很多临床实践进行教学。我后来在中南大学湘雅医学院读研究生时,我的导师蒋幼芹老师也同意了我的想法,把专业基础课定为神经解剖学。应该说,神经解剖学的知识,对我的眼科职业生涯产生了深刻的影响,如我较早地认识到青光眼与中枢神经系统的关系,曾率先发表过系列文章(如《青光眼是中枢神经系统的疾病吗?》《再论青光眼是中枢神经系统的疾病》等)引起对该问题的广泛讨论。我曾作为主编著者之一,写了《视路疾病与视野改变》一书,其中也大量运用了神经解剖学知识(该书由人民卫生出版社2016年底出版,并于2019年初由Springer出版集团出版发行了英文版)。学以致用,我在暨南大学附属深圳眼科医院工作时,还为医院从无到有建立了神经眼科专科,目前也正在为厦门大学附属厦门眼科中心筹建神经眼科。

光阴似箭。近30年后师生有机会再聚在一起,谈起当年教、学的情景,记忆犹新。我说起当年所学的神经解剖知识在临床实践中有很大的作用时,韩老师也倍感欣慰。我也向韩老师请教了许多在工作中所遇到的有关解剖学方面的问题,其中大多都涉及脑神经。在愉快的交流中,师生二人不约而同地想到,为什么不写一本关于脑神经解剖学方面的专著呢?这将是一件多么有意义的事情!

这就是本书诞生的由来。决心一下,立刻行动。此时,韩老师已是80多岁的高龄了。但老人家身体健康,精神矍铄,思维敏捷,每天笔耕不止。他对此书倾注了大量的心血,亲力亲为,对许多写作中遇到的问题都做了仔细的文献查询,决不放过任何一个疑点,也不留下任何一个模糊的问题。为了更加生动形象地描述12对脑神经从出脑到效应器官的一路走行及各段的毗邻关系等,也为了核实一些概念和临床遇到的一些不好解释的现象,我们在写作过程中还专门购买了数个标本,从睑轮匝肌开始层层深入,对每一对脑神经进行了细致的解剖。应该说,写书的过程,又是一次师生教、学的情景再现,尤其是这次能结合作为眼科医生近 40 年的临床实践和经验重温脑神经及相关知识,边解剖边和韩老师讨论临床问题,常觉恍然大悟,茅塞顿开,印象尤其深刻。

本书结合临床,对 12 对脑神经的中枢、纤维成分、走行、毗邻、分布及功能等进行了系统的阐述。众所周知,12 对脑神经的解剖结构、位置走行非常复杂,有些内容也比较抽象,为了使读者更易理解本书内容,书中大量引用韩建生老师亲手绘制的原创插图,也用了许多我们在解剖标本时拍摄的照片和一些现代影像技术如 MRI 及 OCT 等的检查图片。同时为了本书内容与临床实际紧密结合,几乎在每一章里,都引用了一些典型病例,并对其临床表现的解剖学基础进行一一阐述,是一本名副其实的"应用"解剖学。

我们注意到,随着神经影像学的发展和普及,病变可以更加直观地展示在医生眼前,因此不少年轻医生降低了自己对解剖知识掌握的要求,通过临床表现和解剖学基础来分析病变位置和表现的能力也有所降低。同时,随着互联网科技的发展,虽然越来越多的疾病能够被快速地诊断,越来越多的手术在术前就能定位病变位置,但解剖知识的缺乏始终是制约医生进步的瓶颈,所有涉及形态学的新检查方法、诊断、诊疗技术、手术、预后等,都是以解剖学为基础的。让更多的医生重新重视解剖学的不断学习也是本书的主要目的之一。因此本书的适用读者范围较为广泛,不仅适合临床和基础医学工作者参考,也可供医护学生、进修生及研究生等阅读。

在本书的写作过程中,要特别感谢李明礼老师的大力支持和帮助。李老师是一位耳鼻喉科专家,也是我的老师。她从专业角度为本书提供了许多指导和帮助。另外,王希振、范梦杰、王婷婷和张达人等年轻医生也为本书的编排和整理等做了许多工作。王希振博士还数次参与了标本解剖和拍照等工作。还有郑州市第二医院和黄河科技学院(河南大青生物)为作者提供了标本、技术支持和解剖实验室等,在此一并致谢。

应当指出,本书的写作虽然历时将近 3 年,且经过再三校订,但也难免会出现疏漏之处,敬请广大读者不吝指正。

刘旭阳

厦门大学附属厦门眼科中心

深圳市人民医院眼科,暨南大学第二临床医学院

2021 年 3 月于厦门

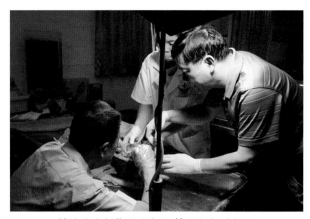

韩建生老师指导刘旭阳等进行颅脑解剖

目　录

第一章　脑神经总论

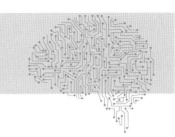

脑神经又称颅神经，是连于脑、左右成对的神经，属于周围神经系统。它们的英文名为cranial nerves，拉丁文名为nervi craniales，所以称作颅神经更贴切。然而在国内一般习惯于将之称为脑神经。

第一节　神经纤维种类

脑神经是周围神经的一部分，其神经纤维成分与脊神经和内脏神经（曾经称作自主神经、植物性神经，包括交感神经与副交感神经）一样，由传入纤维和传出纤维组成。传入纤维，常被称作感觉纤维，传出纤维通常被称作运动纤维。这种叫法并不准确，因为许多传入纤维只是各种反射（最简单的、复杂的和非常复杂的）的反射弧传入部分，与感觉无关；传出纤维也并不都是运动性的，很多传出纤维是反馈的通路，与运动无直接关系。

一、传入纤维

传入纤维将神经末梢或感受器产生的神经冲动传入中枢神经，共有4种。

（一）普通躯体传入纤维（general somatic afferents，GSA）

常被称作一般躯体感觉纤维，传导皮肤、黏膜（结膜、口腔黏膜、鼻黏膜等）的一般感觉，包括触觉、压觉、振动觉、痛觉、冷觉与热觉（温度觉）；来自肌纤维、肌腱、关节、韧带的传入冲动是本体性的。其中的一部分最后形成感觉，称作意识性本体感觉。其余的组成各种反射弧和各级运动调节中枢的传入部分，不形成感觉。触觉、痛觉、温度觉被称作浅感觉；压觉、振动觉、意识性本体感觉被称作深感觉。所有这些感觉都是意识性的，其特点是比较敏锐，定位精确。

（二）特殊躯体传入纤维（special somatic afferents，SSA）

常被称作特殊躯体感觉纤维，包括视觉、听觉和前庭觉。这些感觉也都是意识性的，感觉敏锐、定位精确。前庭觉通常被称作平衡觉、位置觉，是感受头部的位置、头部直线运动的加速度（可以是正值或负值）和头部旋转运动的角加速度（正值或负值）的感觉。由于其本质是本体感觉，所以也属于躯体感觉，是特殊躯体感觉。

（三）普通内脏传入纤维（general visceral afferents，GVA）

常被称作一般内脏感觉纤维，绝大多数是非意识性的，只有很少一部分是意识性的。

意识性的普通内脏感觉一般不敏锐,定位很不精确。胸腔和腹腔脏器的痛觉传导纤维不与普通内脏传入纤维走在一起,它们与交感神经伴行,这部分痛觉同样也不敏锐、定位不精确。以腹内器官炎症为例,炎症刚开始时,病人的腹痛部位往往都说在脐部,并不是炎症器官所在的位置。炎症进一步发展,累及腹膜壁层(其痛觉由脊神经中的普通躯体传入纤维传导),病人才能够感觉到疼痛局限在炎症器官相应的位置。

(四)特殊内脏传入纤维(special visceral afferents,SVA)

常被称作特殊内脏感觉纤维,传导嗅觉和味觉。

以上只是一般规律,实际上有些情况较为复杂。例如,鼻腔嗅黏膜的一般感觉属于普通躯体感觉,由三叉神经(眼神经和上颌神经)传导;而同一部位黏膜的嗅觉则是特殊内脏感觉,由嗅神经传导。舌界沟以前黏膜的一般感觉是普通躯体感觉,由舌神经(三叉神经下颌神经的分支)传导;而同是这部分黏膜的味觉则被认为是特殊内脏感觉,由面神经的鼓索传导。

二、传出纤维

传出纤维把中枢神经系统的神经冲动传到各个器官或外围部分,有3种传出纤维。

(一)躯体传出纤维(somatic efferents,SE)

常被称作躯体运动纤维,支配由轴旁中胚层、侧中胚层中的体壁中胚层衍化来的骨骼肌,它们包括躯干肌、四肢肌以及由头生肌节和枕生肌节衍化来的骨骼肌。支配骨骼肌随意运动的神经冲动是通过躯体传出纤维实现的。

1. 胚胎早期中胚层的分布与分化 在胚胎早期,中胚层分布于脊索的两侧、并延伸到体壁与原肠之间。位于脊索两侧的中胚层称作轴旁中胚层,延伸到外胚层与内胚层之间的中胚层称作侧中胚层。

(1)轴旁中胚层衍化而来的骨骼肌:轴旁中胚层在脊索的左右侧,各形成一条纵列的体节。每个体节分化为三部分:生皮节、生肌节和生骨节(图1-1)。生皮节衍化为真皮和皮下组织;生骨节衍化为躯干骨和四肢骨;生肌节衍化为躯干肌和四肢肌。

头部没有体节。在每侧眼始基的背侧出现3个头生肌节,衍化为眼球外肌。每侧体节的头侧,出现四个枕生肌节,衍化为舌肌(图1-2)。

(2)侧中胚层衍化而来的骨骼肌:侧中胚层分成两部分:体壁中胚层和脏壁中胚层(图1-1)。体壁中胚层衍化为部分躯干肌和四肢肌;脏壁中胚层衍化为原肠形成的脏器的平滑肌。

此外,鳃弓(又称咽弓)中的中胚层也衍化成骨骼肌:咀嚼肌、面肌、腭肌、咽肌、喉肌、听小骨肌、胸锁乳突肌、斜方肌。

因此,人体的骨骼肌有两个来源:①来自体节的生肌节、头生肌节、枕生肌节、体壁中胚层。这些骨骼肌的运动是躯体运动,支配它们的神经纤维是躯体运动纤维。②来自鳃弓中胚层。这部分骨骼肌的运动是特殊内脏运动,支配它们的神经纤维是特殊内脏运动纤维。

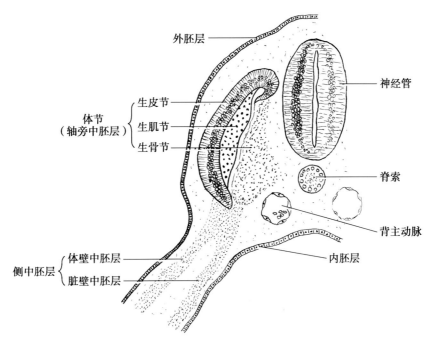

图 1-1 胚胎早期中胚层的分布与分化示意图

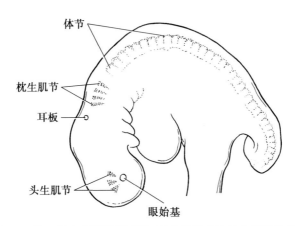

图 1-2 第 4 周末人胚胎示意图,示头生肌节和枕生肌节的位置

2. 脑的发生与分化 神经管的头端衍化为脑。最早出现的是三个脑泡:前脑泡、中脑泡、菱脑泡。接下来,前脑泡分化为端脑泡和间脑泡,中脑泡保留下来,菱脑泡分化为后脑泡和末脑泡,于是形成端脑泡、间脑泡、中脑泡、后脑泡、末脑泡等五脑泡(图 1-3)。端脑泡衍化为双侧大脑半球,间脑泡衍化为间脑,中脑泡衍化为中脑,后脑泡的背外侧部衍化为小脑,后脑的腹内侧部则衍化为脑桥,末脑泡衍化为延髓。

在种系发生过程中,与嗅觉神经冲动直接联系的是端脑,端脑的发生发展与嗅觉关系密切。与视觉神经冲动直接联系的是间脑,视觉的进化与间脑的发生发展关系密切。与听觉和前庭觉神经冲动直接联系的是末脑,听觉和前庭觉的进化与末脑的发生发展关系密切。随着这几种特殊感觉的功能变化,明显地影响相应的脑部结构发生变化。

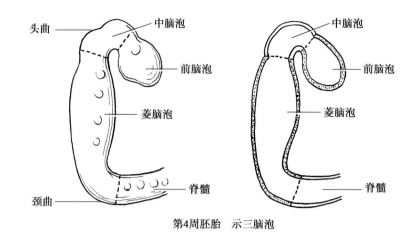

第4周胚胎　示三脑泡

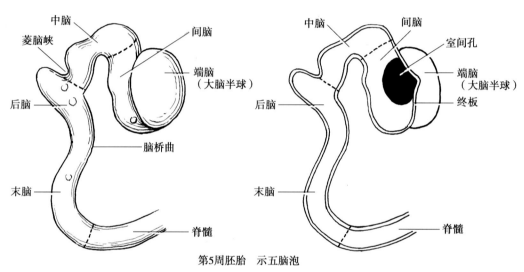

第5周胚胎　示五脑泡

图1-3　脑的发生示意图,示三脑泡与五脑泡

　　神经管的头端发育为脑,其余部分衍化为脊髓。与体节的节段性相似,脊髓的结构也呈现节段性。其节段数量与体节的节段数量一致。每个脊髓节段的传出和传入纤维与相应的一对体节建立联系。

　　脑虽然也有节段性,但没有这么明显。头生肌节衍化为眼球外肌,它们的支配神经是动眼神经、滑车神经、展神经(第3、4、6对脑神经),枕生肌节衍化为舌肌,支配神经是舌下神经(第12对脑神经)。

　　第一鳃弓发育成上颌突和下颌突,其中胚层衍化为咀嚼肌等,支配神经为三叉神经。第二鳃弓又称舌弓,其中胚层衍化为面肌等,支配神经为面神经,第三鳃弓至第六鳃弓的中胚层衍化为腭肌、咽肌、喉肌,支配神经主要发自疑核,周围部是舌咽神经、迷走神经、副神经颅根。这部分肌的衍化过程中,有较复杂的分裂、汇合、再分裂、再汇合,因而其支配神经的节段性也就不分明(图1-4)。

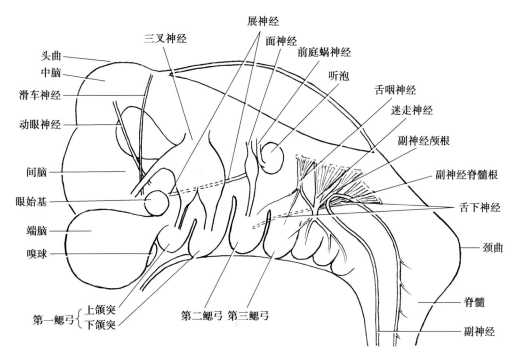

图 1-4　第 5 周人胚胎示意图,示五脑泡、鳃弓与脑神经的关系

（二）普通内脏传出纤维（general visceral efferents，GVE）

常被称作普通内脏运动纤维，包括交感和副交感两部分，支配平滑肌和腺体。这些活动基本上都是非意识性的。不少教材上，心肌被描述为受普通内脏运动纤维支配，但心肌的节律性收缩并不是从普通内脏运动纤维得到神经冲动实现的。心肌的节律性收缩是由心传导系统支配的。普通内脏运动纤维，不论交感和副交感，都不直接终止于心肌。但是，心肌的活动（心肌收缩的频率、收缩力的强弱等）受普通内脏运动纤维的调控和影响。脑神经中的普通内脏传出纤维全部是副交感纤维。

（三）特殊内脏传出纤维（special visceral efferents，SVE）

特殊内脏传出纤维常被称作特殊内脏运动纤维，支配由鳃弓中胚层衍化来的骨骼肌，包括咀嚼肌、面肌、腭肌、咽肌、喉肌、胸锁乳突肌、斜方肌。这些肌肉的活动主要是随意的。

躯体传出纤维支配的肌（躯干肌、四肢肌、眼球外肌、舌肌）和特殊内脏运动纤维支配的肌（咀嚼肌、面肌、腭肌、咽肌、喉肌、胸锁乳突肌，还有斜方肌的一部分）都是骨骼肌。由于它们的来源不同，因此它们的起始核（它们的神经元胞体组成的核）在中枢神经中的位置也不同。

所有这些骨骼肌的活动都可以是随意的，但它们还有不随意的运动。请参阅本章第二节"五、骨骼肌的工作与相互配合"。

第二节　基本概念和理论

以下的基本概念和基础理论比较重要，应该弄清楚，否则难以深入理解有关的机制。

一、单纯感觉神经和单纯运动神经

所谓的单纯感觉神经或单纯传入神经，基本上都含有来自中枢的反馈纤维，它们对感受器、传入纤维等进行调控；另外，还可能有自主性神经纤维参加进来。单纯的运动神经或单纯的传出神经，也有来自该神经支配的肌、肌腱的本体性传入纤维，也有自主神经纤维加进来。所以，单纯的感觉神经和单纯的运动神经，事实上是不存在的。我们通常所指的单纯的感觉（或运动）神经，应该理解为以感觉纤维（或运动纤维）为主的神经。

二、神经的重叠分布

神经或者神经丛的某个部分被损坏后，其对应区域的感觉或运动功能可能仍然正常。这种现象并非建立了"侧支循环"。

神经丛无论大小、复杂或简单，神经纤维固然是交织的，但是一定没有神经纤维之间的"吻合"。所以，神经或神经丛损坏后可能建立起"侧支循环"，是一种很常见的误解。

相邻的感觉神经的分布可能有部分重叠现象。例如，一根脊神经中的感觉纤维的分布范围，可以被上下相邻脊神经感觉纤维的分布完全覆盖。所以，一根脊神经被损坏，一般不会出现明显的感觉障碍。但是这并不意味着建立了侧支循环。重叠分布与侧支循环是两个完全不同的概念。

躯体运动神经纤维和特殊内脏运动纤维的分支损伤后，则完全是另一种情况。运动神经纤维损坏后，它们支配的骨骼肌纤维（即骨骼肌细胞）不仅只是瘫痪，它还会萎缩、消失，最终被纤维结缔组织取代。原因是，骨骼肌细胞的营养及代谢也是由支配它的运动神经元调控的。这些运动神经元损伤后，骨骼肌细胞代谢出现严重障碍，导致萎缩。神经刚刚被损害不久、骨骼肌细胞尚未萎缩时，设法使瘫痪的肌不时出现收缩，例如用电刺激它收缩，可以有效地延缓其萎缩，为神经再生争取时间。希望能够坚持到神经再生、恢复功能。否则，将无法避免骨骼肌细胞萎缩直至消失。所以，不论施行哪种手术，应尽量避免损伤神经丛，哪怕是神经丛中的很细小的分支，都应该尽量避免损坏。万一神经损伤，特别是较大的神经损伤后，应尽早施行修复手术，并不时刺激瘫痪肌使其收缩，以延缓其萎缩。否则，如任其自然发展，则将必然出现肌萎缩，造成永久性功能障碍。

周围神经的神经纤维有较好的再生能力。顺利的情况下，神经纤维的再生速度约为每3天生长1mm。神经损坏后，尽快施行吻合手术，有利于神经的再生。但是可能会出现再生错位现象，即再生的神经纤维与原来的神经纤维分布区域不一致。例如，一根神经支配不止一个肌，吻合手术后，原来支配某个肌的神经纤维再生，长到支配另一个肌的分支里面。因此术后出现功能紊乱，常需要经过一段时间的锻炼，最终可能恢复原有的功能。对离断的神经施行纤维束吻合的效果好些，可以在很大程度上避免再生错位。

内脏神经（自主神经、植物性的神经）感觉和运动纤维的情况与躯体性神经类似。内脏的感觉原本定位就不很明确，所以，损伤后的表现也常常不典型。内脏的运动与躯体运动的性质也很不一样，损伤后，平滑肌和腺体的活动会受到影响，但是平滑肌和腺体萎缩或消失的现象则不一定出现；即使出现，也要相当长的时间。

三、肌紧张的实质

当被检查者完全放松时，医生在对其肢体做被动运动过程中，会感觉到一定的阻力。这种阻力就是肌紧张，又称肌张力。传统的解释是：在主观完全放松的情况下，各个骨骼肌仍然有少量肌纤维（肌细胞）轮流交替收缩。这些肌纤维的收缩，不足以产生运动，只是使肌有一定的张力。如果这个解释是正确的，用最灵敏的肌电图应该能够测出肌活动的动作电位。然而，无数医生的这种努力都没有获得阳性的结果，肌电图记录到的都是一条直线——没有肌纤维在收缩。尽管目前仍然有相当多的学者按照传统的说法来理解和讲解这个问题。但是，上述肌电图检查的结果提示，这种传统的解释是很值得商榷的。

现在被较多作者接受的解释是：肌紧张实际上是牵张反射。牵张反射是肌被牵拉时出现收缩的反应，是一种比较原始的反射。它接受各级中枢调控。当各级调控中枢分别出现问题时，就会有肌紧张的各种异常表现，如肌紧张增加或降低，出现齿轮征、折刀征等。

有作者认为肌紧张对于维持姿势起重要作用；肌紧张也产生热，对于维持体温有一定的作用。这些意见也是错误的。

肌的工作有两种：动力性的和静力性的。动力性的工作产生各种运动。静力性的工作不产生运动，对各种姿势起维持作用。正常人的肌紧张，或称为肌张力，既不是动力性的工作，也不是静力性的工作。它没有达到工作的力度，当然也就无从维持任何姿势。所以它根本不是肌的工作。既然肌纤维收缩了，当然会产生热。如果肌紧张是牵张反射的意见是正确的，在正常情况下，就只是在做肌紧张检查时它才出现，平时并不出现。那么它产生的热必然十分有限，对于维持体温没有明显的作用。

以上都是指正常人的肌紧张而言。有些疾病的患者，肌处于持续的紧张状态，呈僵直，或者有不自主的异常运动等，实际上都是肌的异常收缩，不属于肌紧张的范畴。长期以来习惯上把它们称作肌紧张增强，都是以上述传统的解释为基础的。随着对肌紧张不断深入了解，将来终究会改变这种名称。

四、神经损伤的过程和表现

慢性神经损伤大多经历两个阶段：神经受到刺激的阶段及神经损坏的阶段。

神经被刺激的因素各种各样，包括炎症、中毒、肿瘤压迫、疝出物挤压等。受累神经中的一般感觉神经纤维受到刺激，患者可有麻木感、蚁爬感、冷热觉异常及疼痛等；特殊感觉神经纤维受刺激，则可自觉耳鸣、眩晕等；运动神经纤维受到刺激，则相应的肌出现各种不自主的收缩。神经受刺激阶段的持续时间差异极大，可以只是一瞬间，甚至难以观察到。例如小脑幕切迹疝时动眼神经受到刺激时间非常短，很难观察到。神经受刺激阶段也可以持续很久，长达数年、数十年，甚至终生，例如多发性神经根炎。

神经被损坏的阶段，表现为该神经的感觉纤维分布区感觉障碍，该神经支配的肌瘫痪。

在解剖学教学中，通常比较侧重于神经被损坏的表现；而对于神经受刺激的表现常被忽视。以至于学生在遇到这类患者时不能及时识别，使病人未能得到及时抢救或延误治疗，应引以为戒。

五、骨骼肌的工作与相互配合

一个主要运动肌在收缩（工作）时，它的拮抗肌、协同肌等都要同时予以配合，才能顺利地完成该肌所要完成的动作。这是一个总的原则。但是，在深入分析某个具体运动时就会发现，情况远远不是这么简单。

我们学习某个动作，特别是技巧性的运动。开始时显得很笨拙、很吃力，动作完成得很不理想。例如，有些人在开始学骑自行车时，需要有人扶着、跟着跑。学骑车者在车上坐得歪歪扭扭、全身都在用力，动作很不协调，觉得很累。原因是学骑车者费力做了大量无用功。这时，主要的和最关键的动作所用的力，当然都是在锥体系支配、调控下进行的；而更多作为协调动作涉及的肌也在收缩，也是由锥体系调控和支配下完成的。换言之，锥体外系的通路（又称回路、环路）还没有建立好。随着不断地练习，动作越来越协调，这项技巧运动（动作）最后成为一种"自动进行"的运动。这是由于从锥体外系众多的通路（回路、环路）中，行程最短、最有效的通路被选择、保留下来，其他的通路被逐个删除。这时，各动作的主要运动肌只收缩到需要的程度，不再超量地收缩。所以，不需要拮抗肌做多少功起制动作用，其他协同肌的情况也是如此。于是骑车这样的动作可毫不费力地自动进行，用不着想先做什么动作、再做些什么动作等。主要运动肌和拮抗肌、协同肌，都只花费了最少的功。所以，有作者提出，这是一种"节省原则"。在日常生活中，各种运动基本上都是遵循着这个"节省原则"的运动。

双侧眼球的联合运动很复杂。它不仅遵循"节省原则"，而且眼球外肌的活动有很强的特殊性，它要求两眼必须严格地协同一致、有极高的精确性。双眼联合运动有各级调控中枢，其调控机制至今还没完全阐明。详见第三章。

六、上运动神经元与下运动神经元

脊髓前角细胞和脑神经运动核发出传出纤维（运动纤维），直接分布到骨骼肌。它们是神经系统对骨骼肌支配的最低级神经元，因此称作下运动神经元。中枢神经系统中所有各级参与运动调节的神经元，最终都要直接地或间接地联系到下运动神经元，所以下运动神经元又称作"最后公路"。

随意运动是由锥体系支配的，它的皮质区位于大脑皮质运动区（第一躯体运动区），即中央前回和中央旁小叶的前部、以及额叶和顶叶的部分区域（Brodmann 第 4 区）。这个皮质区域中的大型和中型锥体细胞、连同它们的轴突（即下行纤维），称作上运动神经元。上运动神经元的轴突组成锥体束，终止于下运动神经元（脑神经运动核和脊髓前角细胞）。

上运动神经元损伤，随意运动丧失（瘫痪）。由于下运动神经元除了接受上运动神经元传来的神经冲动，还接受很多其他来源的神经冲动，它的反射性的联系并未被破坏，所以，上运动神经元瘫痪时，各种不通过上运动神经元的反射依然存在。具体表现为：随意运动丧失；浅反射减弱或消失（浅反射的反射弧涉及锥体束）；深反射亢进、肌紧张增加（由于深反射和肌紧张平时是被上运动神经元抑制的，上运动神经元损坏后失去了这种抑制作用，于是出现反射亢进，肌紧张增加，实际上也是反射亢进—牵张反射亢进）；因为肌紧张增加，故称为痉挛性瘫痪（上运动神经元损伤时，脑神经运动核支配的骨骼肌肌紧张增高不明显）；出现病理反射征（例如 Barbinski 征，它包括深反射和浅反射两部分，正常情况下浅反射较强，深反射被抑制，无法反映出来，上运动神经元损伤后，浅反射消失，深反射遂呈现出来，表现为病理反射）。

下运动神经元损伤，随意运动也丧失（瘫痪）。而且所有其他来源的神经冲动都无法通过它传到骨骼肌，因而所有的反射也都全部丧失。表现为：随意运动丧失；深反射和浅反射全部丧失，因而也不会出现病理反射；肌紧张完全消失，所以称之为松弛性瘫痪。除此之外，瘫痪的骨骼肌出现萎缩，已如前述。

脑神经运动核和脊髓前角细胞中的神经元胞体，构成运动核。上运动神经元损伤和造成的瘫痪，病变发生在它们之上，故称作核上性损伤和核上性瘫痪。脑神经运动核和脊髓前角细胞本身的损伤和瘫痪，称作核性损伤和核性瘫痪。如果病变发生在脑神经运动核发出的纤维和脊髓前角细胞发出的纤维，包括脑内和脊髓内、脑外和脊髓外的部分，都是核以下的部分，故称作核下性损伤和核下性瘫痪。运动纤维的病变发生在脑外和脊髓外的，又称为周围神经损伤和周围神经损伤性瘫痪。核性、核下性损伤和瘫痪、周围性神经损伤后的瘫痪，都是下运动神经元的损伤和下运动神经元性瘫痪。

由于锥体束很长，只凭核上性瘫痪的表现，难以确认病变的位置。而下运动神经元胞体的位置是固定的、局限的。所以，在锥体束损伤同时又合并有下运动神经元损伤时，能够辨认下运动神经元性的瘫痪，对于中枢神经系统病变的定位诊断有重要意义。

七、锥体外系

锥体外系是指锥体系以外，所有影响和调控躯体运动的结构和相应的通路，它包括的结构很多：大脑皮质、纹状体、丘脑（又称背侧丘脑）、底丘脑（旧称丘脑底部）、红核、黑质、脑桥核、前庭神经核、小脑、脑干网状结构等，联系非常复杂，最后通过网状脊髓束、红核脊髓束终止于下运动神经元。

在种系发生中，锥体外系是较古老的结构。它最早出现在鱼类。在鸟类，锥体外系是支配和调控全身运动的系统。在哺乳类，尤其是人类，大脑皮质和锥体系高度发展，锥体系成为全身运动的主导支配调控系统，锥体外系则退居从属地位。锥体外系的主要机能是：协调肌的活动、维持身体的各种姿势、一些习惯性的动作的实现。锥体系和锥体外系在运动功能上是相互密切联系、不可分割的。各种动作由锥体系最初发动。没有正常的锥体系，就会出现不可避免的瘫痪，很多动作根本无法发动和做出。另一方面，只有在锥体外系的密切合作下，锥体系才能顺利地完成各种运动，尤其是一些精细的运动。一些习惯成自然的运动、那些像是按"自动程序"进行的运动,也是由锥体系发动,接着由锥体外系完成的。

锥体外系的联系中比较重要的通路(环路、回路)有以下两条。

1. 纹状体—黑质—纹状体环路(图1-5):额叶和顶叶皮质(4区和6区)→新纹状体→旧纹状体(苍白球)→丘脑,再回到4区和6区皮质的一个环路(回路)。

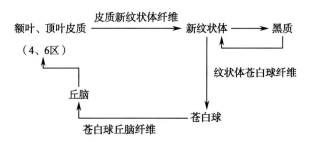

图1-5　纹状体—黑质-纹状体环路示意图
豆状核分为壳核和苍白球两部分,新纹状体指尾状核和壳核,苍白球是旧纹状体

这个环路对于发出锥体束的皮质区有重要的反馈调节作用。新纹状体发生病变时,患者出现舞蹈症。它提示,在正常情况下,新纹状体对于舞蹈症的各种异常运动有抑制作用。新纹状体损伤后,这种抑制作用没有了,于是各种异常运动以超过正常幅度的形式表现出来,就是舞蹈症的表现。苍白球病变时出现木僵状态,提示在正常情况下,苍白球对木僵状态有抑制作用;苍白球损伤后,木僵状态得以表现出来。以上这种现象被称作"抑制释放"。神经系统很多疾病的表现,被认为都是这种"抑制释放"现象。

2. 皮质—脑桥—小脑—皮质环路(图1-6):额叶、枕叶和颞叶的皮质→脑桥核→小脑皮质→齿状核→丘脑,返回4区和6区皮质;另外,还有齿状核→红核→脊髓前角细胞。

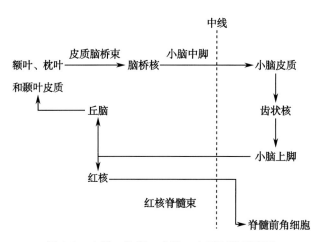

图1-6　皮质—脑桥—小脑—皮质环路示意图

这个环路通过往返的纤维,把大脑与小脑联系起来,同时还把来自脊髓的本体感觉纤维也一并联系起来,对肌的共济运动起重要的调控作用。这个环路的任何环节损伤,都将

导致共济失调。

锥体外系虽然已经退居从属地位，它也在不断地进化。例如红核，它由大细胞和小细胞组成。随着动物的进化，大细胞越来越少，小细胞占的比率越来越大。原来红核脊髓束起的作用比较重要。到了灵长类，尤其是人类，红核脊髓束起的作用已经在很大程度上被红核网状束和网状脊髓束取代，红核脊髓束的纤维数量也明显减少了。

最常见的共济失调有：感觉性共济失调、运动性共济失调和前庭性共济失调。感觉性共济失调是由于深感觉障碍造成的，患者根本不知道自己的肢体处于什么位置、不知道肢体朝向哪个方向运动，当然无从做共济运动。对感觉性共济失调，视觉可以起代偿作用。运动性共济失调又称小脑性共济失调，就是上述第 2 环路损伤造成的。小脑是共济运动的主要调控中枢，所以，小脑病变时，共济失调表现得非常突出，视觉不能起代偿作用。前庭性共济失调是由于前庭器官或前庭神经的病变造成的，患者出现严重的眩晕、眼球震颤，通常伴有前庭性内脏反应，如呕吐等。视觉不能起代偿作用。

八、半随意运动

我们对各种随意运动都比较熟悉，它完全根据我们的意识进行，可以做、也可以不做。有些运动则不然。例如呼吸运动，可以是随意的。可是这种随意是有限度的，不可能一直快速地呼吸、也不可能无限制地停止呼吸。又如瞬目（眨眼）、吞咽、咳嗽、喷嚏等，这类运动也是半随意运动。换言之，这些运动的运动肌既有随意运动，也有不能完全被抑制的反射性运动。

行走主要是下肢的运动，但是，上肢也不由自主地一起摆动。上肢的这种摆动也是半随意运动，由锥体外系调控。它可以完全被抑制。总之，由锥体外系调控的不少半随意运动可以完全被抑制住，而反射性的半随意运动则不能完全被抑制住。

九、人脑的潜力是无限的

人类中枢神经系统中的神经元总数、大脑皮质中的神经元总数，都是数以亿计的。神经元之间的联系（建立突触）极少数是一对一的，更多的是一个神经元与多个神经元建立联系（突触关系）。例如脊髓前角细胞，就接受数以千计的其他神经元的轴突与之建立突触。脑中的很多神经元，例如颗粒细胞等，也与数以千计的神经元建立突触联系。所以，人类的中枢神经系统实际上是一个非常复杂的网络结构。新生儿的中枢神经系统中，特别是大脑皮质中，神经元数量是最多的。随着年龄的增长，神经元数量逐渐减少。换言之，中枢神经系统中的神经元和网络在逐年消失。即使如此，中枢神经系统中能够建立的环路（回路），也就是能够形成一种特定的神经元链（细胞链），仍然是无限大的。我们学习的每一种技能，或者每一种概念，都是在建立新的环路。并不是重新产生一个系列新的神经元，并在它们之间建立起新的纤维联系。神经元和纤维联系都是出生时就已形成了。只不过，它们之间虽存在形态学联系，但它们之间并没有特定神经冲动的传递，没有在功能上真正联系起来。要把它们之间的神经冲动传递通路建立起来，也就是所谓的建立（打通)环路(回路),需要反复进行才能成功。所以,人类学习某个动作、学习某种观念等,都需要重复地学习、反复地练习。最后学会了、掌握了,也就是建立好了(打通了)相关的环路(回路)。人脑能够建立起(打通)的环路(回路)是无限大的。所以,人脑的潜力实际上是无穷的。

第二章 嗅 神 经

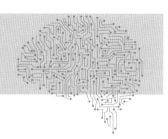

嗅神经是第一对脑神经（cranial nerve Ⅰ，CN Ⅰ或 N Ⅰ），主要由特殊内脏感觉纤维组成。

第一节 嗅觉感受器

嗅觉感受器是嗅黏膜，即鼻黏膜嗅部。它位于鼻腔的上部，包括上鼻甲的内侧面和与之相对应的鼻中隔上部。有些个体的嗅黏膜略大，可延伸到中鼻甲内侧面的上部，以及与之相对应的鼻中隔部分。

嗅黏膜由上皮和固有膜构成。嗅黏膜上皮有三种细胞：嗅细胞、支持细胞、基底细胞（图 2-1）。

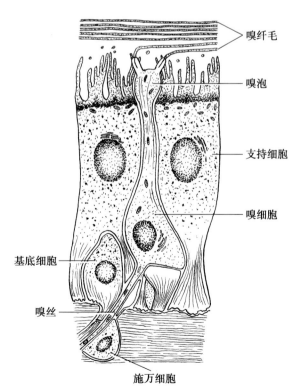

图 2-1 嗅黏膜上皮的超微结构示意图

嗅细胞（olfactory cell）是一种双极神经元。其树突不分支，伸向嗅黏膜表面。其末端（顶端）膨大，突出于嗅黏膜表面之上，称为嗅小结或嗅泡。嗅小结的圆形顶端有2～6根纤毛，称作嗅纤毛（olfactory cilia），常简称为嗅毛。由嗅纤毛组成一层结构覆于嗅黏膜表面。嗅细胞的轴突从嗅细胞胞体基部发出，是最细的神经纤维，伸向固有膜。在固有膜中被施万细胞（Schwann cell）形成的髓鞘包裹。这些具有髓鞘的嗅神经纤维在固有膜内汇聚成纤维束，最后穿出固有膜形成每侧大约20根嗅丝，即嗅神经。

支持细胞（sustentacular cell）呈高柱状，其顶端游离面有微绒毛。它们分隔和包绕着每个嗅细胞，类似于神经胶质细胞。支持细胞和嗅细胞之间可能存在物质交换。

基底细胞（basal cell）呈三角形或圆锥形，附着于基底膜上。其顶端不到达上皮表面。它的细胞器很少，是分化程度低、有分裂能力的细胞。一般认为基底细胞有支持与补充其他上皮细胞的作用。

嗅黏膜的固有膜是富有弹性纤维的结缔组织，与骨膜相连，两者之间附着较紧不易剥离。其深部有丰富的静脉丛，浅部有嗅腺（图2-2）。

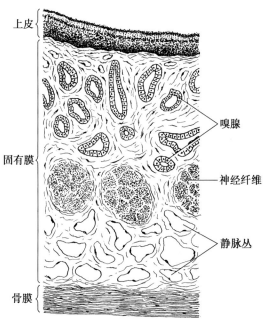

图 2-2　嗅黏膜的结构示意图

嗅腺，旧称 Bowman 腺（Bowman's gland），是小型的分支管泡腺。由单层立方或扁平细胞组成，导管甚短，穿过嗅上皮，开口于嗅黏膜表面。其分泌物为稀薄的液体，覆盖在嗅纤毛和支持细胞微绒毛的表面。一般认为，气味物质先溶解在这层嗅腺分泌物中，再和嗅纤毛接触。

气味物质如何引起嗅细胞兴奋，目前仍不清楚。近来发现，嗅小结表面和嗅纤毛表面的细胞膜，比支持细胞微绒毛的细胞膜厚两倍以上。牛的嗅细胞和嗅小结的细胞膜内有密集的颗粒。增厚的细胞膜和膜内颗粒，被推测是气味物质的受体蛋白。在同一细胞膜、同一部位上,可能有多种受体,分别对不同的气味物质产生反应。

嗅丝(嗅神经)穿过筛骨筛板的筛孔(嗅神经孔)进入颅腔,连于嗅球。在筛孔处,三层脑膜包绕在嗅丝周围,向鼻黏膜中延伸一小段,形成漏斗形的鞘状结构,名鞘状突。如果手术或外伤将此鞘状突撕裂,遂形成脑脊液鼻漏,是鼻腔内的感染向颅内蔓延的途径之一。

病例与分析(图2-3):

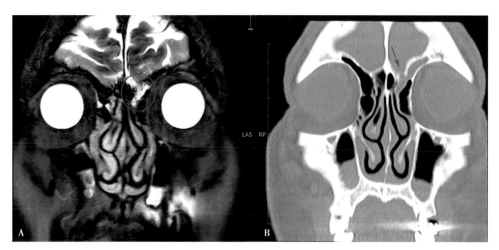

图2-3 一例脑脊液鼻漏病例影像学检查结果
A. MRI检查　B. CT检查

患者男性,55岁,因"左侧鼻腔间断性流清涕1年"就诊,图2-3A示MRI检查,见左侧前颅底脑膜处脑脊液鼻漏(圆圈);图2-3B示CT检查,可见左侧筛板缺损及高信号影(箭头)。

人类的嗅觉远不如敏嗅动物灵敏。与此相应,敏嗅动物与嗅觉功能直接相关联的大脑皮质面积与整个大脑皮质面积的比值很大,而人类与嗅觉功能直接相关联的大脑皮质面积与整个大脑皮质面积的比值已经变得很小了。换而言之,人类的嗅觉及与嗅觉相关联的大脑皮质都在退化。在此过程中,原来与嗅觉有关的大脑皮质,更多的是与内脏活动建立联系。调节内脏活动成为它们更重要的功能,而与嗅觉没有直接联系了。

第二节　嗅觉传导通路

一、嗅觉传导通路的外形

嗅丝(嗅神经)穿过筛骨筛板的筛孔(嗅神经孔)进入颅内,连于嗅球。

嗅球是端脑的一个结构,呈扁的椭圆形,贴附在筛骨筛板上面。嗅丝与嗅球的连接不牢固。通常的解剖取脑方法,将嗅球从筛板上面取出时,嗅丝都已经从嗅球撕脱。嗅球的后端连于嗅束。嗅束沿着大脑额叶底面的嗅沟向后走。在前穿质的前端,嗅束向两侧扩展,形成两个明显的扁平的带状结构，称作内侧嗅纹和外侧嗅纹。它们构成前穿质的前内侧界和前外侧界（图2-4）。内、外侧嗅纹的表面都覆以薄层灰质，分别称作内侧嗅回和外侧嗅回。

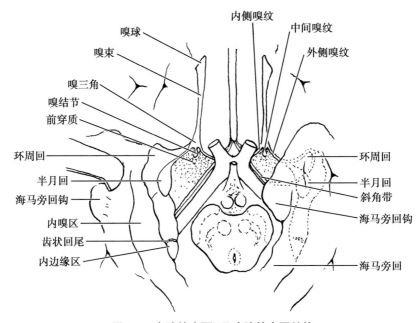

图 2-4 大脑的底面，示嗅脑的主要结构
图左半的颞极被拉向外侧，以显示被遮盖的结构

嗅束后端和内、外侧嗅纹前端连接的部位，略呈三角形，称作嗅三角。内、外侧嗅纹之间，还有一个不十分明显的中间嗅纹，从嗅三角伸向前穿质。敏嗅动物的嗅三角后部有一个明显的结节状突起，称为嗅结节。人类的嗅结节一般不明显，仅在一部分个体中此处略隆起。

内、外侧嗅纹连接初级嗅皮质。初级嗅皮质包括环周回、外侧嗅回和半月回（图2-4）。它们都位于海马旁回前端朝上的面上。在脑标本上，需要把海马旁回前部的内侧缘，包括海马旁回钩，向下外侧翻开，才能看到它们（图2-4脑标本的左半）。半月回位于内侧，环周回位于半月回的外侧。外侧嗅回是覆于外侧嗅纹表面的薄层灰质，已如前述。

环周回和外侧嗅回合称前梨状区。半月回又称杏仁周区，其皮质即杏仁体的皮质内侧核群的皮质杏仁核。

二、嗅觉传导通路各结构的构造与纤维联系

（一）嗅球

嗅球内主要有以下三种细胞（神经元）：僧帽细胞、簇状细胞、颗粒细胞（图2-5）。

僧帽细胞是嗅球中体积最大的细胞，它的树突伸向下方，下端分支成刷子形状。嗅细胞轴突进入嗅球后也形成众多分支。僧帽细胞的树突与嗅细胞的轴突建立突触关系，参与构成嗅小球。簇状细胞的体积略小，它有几个树突，其中的一个树突参与构成嗅小球。僧帽细胞的轴突和簇状细胞的轴突组成嗅束。颗粒细胞又称内颗粒细胞，是中间神经元。

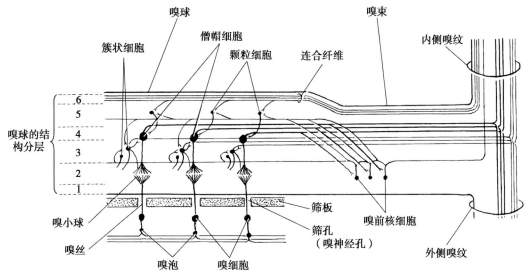

图 2-5 嗅球与嗅束内的神经元及其联系示意图

嗅球的结构分为 6 层，由腹侧到背侧，依次为：①神经纤维层，由嗅细胞的轴突组成；②嗅小球层，由嗅细胞轴突末梢、与僧帽细胞树突和簇状细胞树突建立的突触汇聚组成，因而又称突触小球层；③外颗粒层，由簇状细胞的胞体组成；④帽状细胞层，由排列成单层的僧帽细胞胞体组成；⑤内颗粒层，由颗粒细胞胞体组成；⑥嗅束纤维，由双侧嗅束与嗅球之间的连合纤维组成（见图 2-5）。

（二）嗅束

在嗅球后端、嗅束沿途略偏背侧的部分，有散在的神经元。它们组成嗅前核。嗅前核细胞接受僧帽细胞轴突的侧支，以及对侧嗅前核发出的纤维；它发出的纤维终止于对侧的嗅前核细胞、同侧和对侧的颗粒细胞，再由颗粒细胞发出纤维终止于同侧的僧帽细胞。所以，嗅前核细胞主要是在嗅脑前部内起同侧和对侧之间的联络作用。有作者认为，其功能可能是加强嗅觉的强度（图 2-6）。

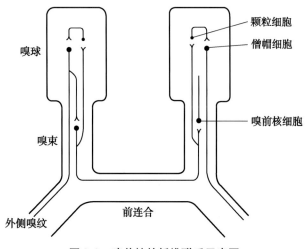

图 2-6 嗅前核的纤维联系示意图

（三）嗅皮质

外侧嗅纹终止于同侧的初级嗅皮质，传导嗅觉。嗅觉传导的同侧投射是经此途径实现的（图2-7）。

中间嗅纹终止于前穿质，属于反射性的联系。

内侧嗅纹中的纤维有3个去向（图2-7）：①向内侧，经前连合的前部到对侧的嗅球和对侧的初级嗅皮质，其中终止于初级嗅皮质的纤维是传导嗅觉的，嗅觉传导的对侧投射是经此途径实现的。终止于对侧嗅球的纤维虽然不是传导嗅觉的，但与嗅觉功能有关，可能有加强嗅觉的作用，如前述；②止于同侧的前穿质；③止于同侧的隔区。后两者都是反射性的联系。

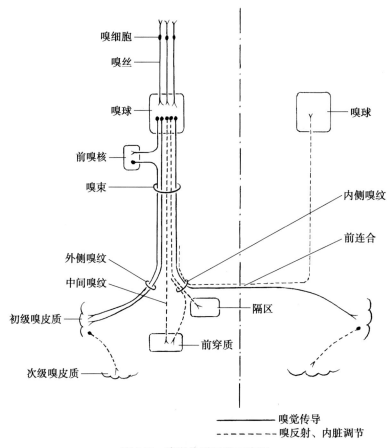

图2-7　嗅觉传导通路示意图

从以上联系情况可以看出：嗅觉传导是双侧投射的，嗅觉涉及的反射性联系比较多。

嗅觉神经冲动传导到初级嗅皮质，经过初级嗅皮质的整合，产生嗅觉。与其他感觉的神经生理不一样，嗅觉是唯一不经过间脑（丘脑）的中继、直接投射到大脑皮质的感觉；而且初级嗅皮质就是嗅觉的主观识别区。

次级嗅皮质：即嗅觉联络区，又称内侧嗅区、内嗅区，即 Brodmann 28 区，包括海马旁回的绝大部分（环周回和半月回除外），以及海马旁回钩（见图 2-4）。次级嗅皮质通过隔区、前穿质，与间脑和脑干建立数量繁多、非常复杂的联系。其主要功能是完成各种内脏性的反射活动，与嗅觉无关。

嗅觉的生成机制还不清楚。常用的理论是微粒学说，另外还有波形学说等。嗅觉与味觉的关系比较密切，嗅觉与味觉之间的相互影响十分明显。其机制尚不明了。

三、损伤表现

一侧嗅球或嗅束损伤，该侧嗅觉下降或嗅觉消失。由于嗅觉传导是双侧投射的，嗅三角以后的一侧性病变，对双侧嗅觉的影响不明显。

鼻腔内的情况，对嗅觉的影响很大。各种原因引起的鼻黏膜的慢性炎症、鼻息肉、长期使用滴鼻药物、长期吸烟等，都可能造成嗅觉下降、甚至嗅觉丧失。因此，双侧嗅觉下降或丧失，一般无特殊定位诊断价值。单侧嗅觉障碍，在排除局部有害因素后，可能有一定的定位诊断意义。

［附］　终神经

终神经（terminal nerve），又名端神经、第零对脑神经（CN0）。

在人类，此神经位于嗅球与嗅束内侧的软膜（软脑膜）内，由 1～7 根纤细的神经束形成网状。其周围端（前端）经筛板后部的筛孔进入鼻腔，分布于嗅黏膜的血管、支持细胞、嗅腺、犁鼻器遗迹。在颅内，它有几个小分支与嗅束相连接。中枢端跨过内侧嗅纹向后，进入前穿质的后内侧部。终神经的沿途，有很多散在的神经细胞，其性质被认为是神经节细胞。

终神经的性质至今尚不清楚。有两种完全相反的意见。一些作者认为它是交感神经在颅侧端的残迹。更多的作者认为它属于副交感性质，但是它的节前纤维的胞体位置不明，可能是视上核。

总之，绝大多数作者都认为终神经是普通内脏运动性质的。至于它是交感性质的还是副交感性质的，意见不一致。所有这些意见，基本上都是推论，缺乏实验证据。

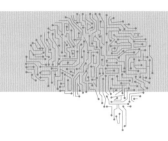

第三章 视 神 经

视神经是第二对脑神经（cranial nerve Ⅱ，CN Ⅱ或 N Ⅱ）。视网膜节细胞的轴突穿过巩膜筛板，组成视神经（optic nerve）。它经视神经管进入颅内，最后连于视交叉。视神经全长约 35～50mm，分为眼内段、眶内段、管内段、颅内段 4 段。视觉传导通路，简称视路（visual pathway），指从视网膜感受光线刺激，转化为神经冲动，一直到该神经冲动传导至大脑皮质视觉中枢的通路。视路结构的病变，会导致特征性的视觉损坏，有重要临床意义。

第一节 概 述

一、视神经并不是真正的周围神经

（一）从发生学和形态学角度看，视网膜、视神经连同视交叉、视束都是间脑的结构，并不是周围神经

胚胎第 4 周初，前脑泡底部向左右腹外侧伸出一对突起。该结构呈囊状，称为视泡（optic vesicle）。其远侧部膨大，不断向外侧生长；近侧部变窄，成为视茎（optic stalk），是视神经的原基，它将视泡连于前脑泡。前脑泡分化为端脑泡和间脑泡后，视茎连于间脑泡。视泡远端逐渐内陷，形成杯状的双层细胞结构，即视杯（optic cup）。视杯的边缘围成原始的瞳孔。视杯前部的内层细胞，最后发育成视网膜虹膜部（虹膜色素上皮的两层色素上皮细胞）和视网膜睫状体部（睫状体上皮层，包括色素上皮和无色素上皮）。视网膜虹膜部及睫状体部均没有感受光线刺激的能力，故称作视网膜盲部。视杯后部的范围较大，其外层细胞最终发育成视网膜色素上皮层（retinal pigment epithelium，RPE）；而视杯内层细胞最终发育成为视网膜的神经上皮层（retinal neurosensory layer）。视杯后部分化形成的视网膜结构具有感受光线刺激的能力，即视网膜视部。视网膜盲部与视部的分界线（交界线）为锯状缘。通常所说的视网膜指的是视网膜视部，而视网膜盲部往往被视为不属于视网膜的组成部分。

（二）视神经纤维的髓鞘与其他周围神经的髓鞘来源不同

髓鞘（myelin sheath）是包绕在神经细胞轴突外的膜状结构。周围神经纤维的髓鞘由施万细胞（Schwann cells）形成，而中枢神经的神经纤维髓鞘由少突胶质细胞（oligodendrocyte）

形成。视盘后视神经纤维的髓鞘由少突胶质细胞形成。多发性硬化是一种主要累及少突胶质细胞的脱髓鞘性疾病,其累及部位包括视神经、视交叉及视束等结构,但不累及周围神经。周围神经炎也不累及视神经。这些临床现象提示,视神经的髓鞘与其余周围神经的髓鞘不仅来源不同,其结构也可能有差异。

(三) 视神经内没有神经内丛

不少作者曾经认为,视神经中的纤维也像其他周围神经(如正中神经、股神经等)那样,在神经干中神经纤维束分开、合并,再分开、再合并,形成神经丛状,称为神经内丛。现在已经明确,神经内丛只存在于周围神经,中枢神经中没有神经内丛。视神经连同视交叉和视束内都不存在神经内丛。而中枢神经的纤维束内,无论长纤维束或短纤维束,尽管有越边(交叉)纤维,但都不形成丛。视神经、视交叉和视束实质上就是间脑的白质,只是各段的名称不同,视网膜神经部则属于间脑的灰质。

(四) 视神经周围包有视神经鞘,它与三层脑膜直接延续

视神经外鞘与硬脑膜连续。包在视神经外表面的视神经内鞘与软脑膜连续。视神经外鞘与内鞘之间的鞘间隙被蛛网膜分隔成硬膜下隙和蛛网膜下隙(习惯上称之为蛛网膜下腔)。它们与颅内的同名腔隙直接连通。所以颅内压增高时,视神经鞘内的压力同时增高。

视神经、视交叉、视束的表面覆有软膜(软脑膜),它们周围是脑脊液。其余脑神经和脊神经在颅内和椎管内,表面也覆有软膜(软脑膜、软脊膜),周围也是脑脊液。这方面它们是相同的。其他脑神经穿过颅底相应的孔或管、脊神经穿出椎间孔,三层脑(脊)膜也随之伸向颅外和椎管外延伸一小段,形成鞘突(鞘状突)。鞘突内,脑神经和脊神经的周围也有三层脑脊膜和脑脊液,虽然只是很小的一段,但是与视神经、视交叉、视束与三层脑膜的连续、脑脊液的连通关系是一样的。

二、视觉传导概况

(一) 视觉传导是四级传导

光线照射到视网膜视部,由视锥细胞和视杆细胞接受刺激,转化为神经冲动。它们把神经冲动传给双极细胞,双极细胞再传给节细胞。节细胞的轴突即视神经纤维,它们向视神经盘(简称视盘)集中,穿出眼球壁形成视神经。视锥细胞和视杆细胞是一级神经元,双极细胞是二级神经元,节细胞是三级神经元。视神经、视交叉、视束中的纤维是三级视觉神经纤维。它们把视觉冲动传到外侧膝状体,由外侧膝状体发出四级视觉纤维组成视辐射,投射到大脑皮质的初级视觉区(第一视觉区、Brodmann 17 区)。经过 17 区的整合形成初级的视觉。这种初级视觉仅仅是感知,远未达到感觉的程度。

视觉神经冲动的传导过程,包括视细胞至双极细胞、双极细胞至节细胞,以及之后的各个中继核,都不是单纯的中继核,它们都对视觉冲动进行处理,形成高一级的视觉认知,例如形状、亮度、颜色、质地、运动方向等。视网膜产生的视觉信号经过大脑皮质视觉高级中枢的整合,最后形成真正的视觉感觉。详见第一章第二节第九小节。

（二）光线照射进入眼球后的成像

一种意见认为，光线进入正视眼后，形成实像落到视网膜（包括黄斑部和黄斑部之外的部分）上。严格说来，是投射到视细胞的树突（视锥和视杆）上。由于进入眼球的光线，不论如何折射，都不会出现反射现象。所以，来自上方的光线必然投射到视网膜的下半，来自下方的光线投射到视网膜的上半；来自颞侧的光线必然投射到视网膜的鼻侧半，来自鼻侧半的光线投射到视网膜的颞侧半。无论如何折射，光线都不可能不越过法线回到视网膜同侧半。

在正视眼（没有屈光不正的眼），在平视正前方远处时，实像正好落在视网膜上。在近视眼，实像落在视网膜的前方；在远视眼，实像落在视网膜的后方。可以分别用凹透镜和凸透镜矫正，使实像落在视网膜上（图3-1）。

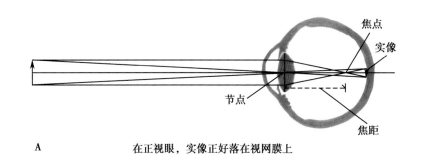

A　　　　　　　　　　在正视眼，实像正好落在视网膜上

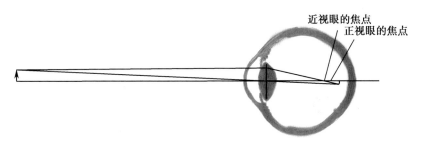

近视眼的焦点位于正视眼焦点的前方（焦距较短）
实像成像于视网膜的前方

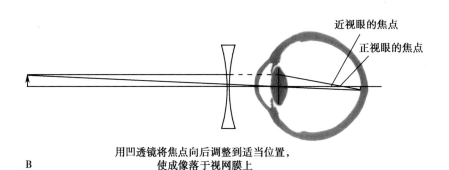

用凹透镜将焦点向后调整到适当位置，
使成像落于视网膜上

B

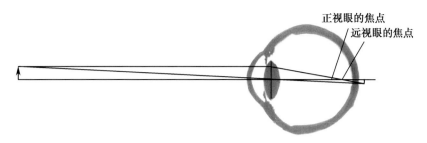

正视眼的焦点
远视眼的焦点

远视眼的焦点位于正视眼焦点的后方（焦距较长）

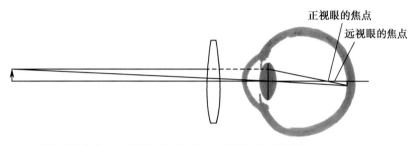

正视眼的焦点
远视眼的焦点

C 用凸透镜将焦点向前调整到适当位置，使成像落于视网膜上

图 3-1 进入眼球的光线成像于视网膜上
A. 正视眼 B. 近视眼 C. 远视眼

另一种意见认为，光线进入眼球后，汇聚在视网膜黄斑部。持这种看法的文章和资料，附有很明确的示意图（图 3-2）。

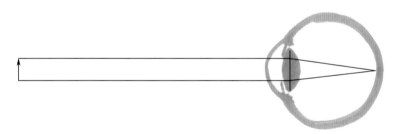

图 3-2 进入眼球的光线汇聚在黄斑部

如果光线确实汇聚在黄斑部存在以下可能：①光线长时间汇聚在黄斑部，黄斑部会不会被灼伤？②即使黄斑未被灼伤，能够看到的也只是一个光点。由于这种观点未提及成像。既然没成像，如何能看到物体的形象？于是持这种观点的作者又提出，③光线是成像于黄斑部的。但是，实像密集在黄斑部，可能吗？④ 既然光线都汇聚到黄斑部，没有照射到视网膜周围部，周围视力是如何形成的？

（三）对视野、视觉障碍的描述

一只眼固视时所能够看到的空间范围称作该眼的视野。正常视野大致呈椭圆形，其水平径略长、垂直径略短，鼻侧下方部分略凹陷。为了方便描述视野的边界，通常采用固视点作为基本的标志。固视点就是视轴正对着的那个点。视轴是角膜中点与视网膜黄斑部中心凹小凹的连线。黄斑部中心凹小凹位于黄斑部中心凹的中点（详见本章第二节）。正常视野的上部边界和鼻侧边界距固视点约 60°，下部边界距固视点约 70°～75°，颞侧边界距固视点约 100°～110°。双眼的视野大部分是重叠的，不重叠的部分位于每只眼视野的最外侧（颞侧），呈新月形。这部分视野由视网膜鼻侧半边缘部分接受光线刺激形成。传导该区域视觉冲动的视神经纤维在视觉传导通路中占据单独的位置。

当双眼朝向同一个目标注视时，由于目标成像于每侧眼的角度有微小的差别，每侧眼看到的物体图像与另一侧眼看到的并不完全相同，有细微差别。双眼这种略有差别的物体图像的神经冲动，经视觉传导，最后到达大脑皮质的视觉区，经过视觉区和视觉联合区的整合，形成物体立体形象的视觉。一侧眼看到的物像是二维的；经大脑皮质视觉联合区整合后，双眼看到的物像是立体的、三维的。如果一侧眼被遮住或丧失视力，这种立体视觉也就丧失。表现为患者对深度、距离的判断出现障碍。

视觉传导的全程都是严格按照局部定位、点对点地排列的。视觉传导通路任何部位的微小病变都会造成视觉障碍（图 3-3）。临床上常用视野缺损、偏盲来描述视觉障碍。某侧视野的缺损是指对于该侧视野缺损部分来的光线出现感觉障碍；如果该侧视野完全缺损，则该侧眼为全盲。如果只对鼻侧或只对颞侧来的光线看不见，则是偏盲。例如，颞侧视野缺损，是该眼对于从颞侧来的部分光线看不到；如果对颞侧照射过来的全部光线（投射于鼻侧视网膜）都看不到，则是颞侧偏盲。如果视网膜颞侧半不能感受到从鼻侧来的光线，则是鼻侧偏盲。

总之，视野缺损和偏盲都是指的视野，绝对不是指视网膜，更不是指视觉传导通路的结构。初学者容易弄错。

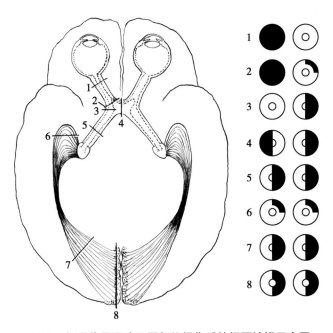

图 3-3　视觉传导通路不同部位损伤后的视野缺损示意图

光线照射进入眼球,需通过的角膜、房水、晶状体、玻璃体四种透明介质,这一系列介质称作屈光间质,屈光间质出现物理性质改变,例如密度、曲率的改变等,则会导致屈光力改变,使射入光线在眼内焦点和成像的位置改变,称为屈光不正。

第二节　视觉传导通路

一、视网膜

由于视网膜盲部与视觉无关,以下只讨论视网膜视部。

(一)视网膜的形态

1. 黄斑　在视网膜后部、眼球后极略外侧,有一直径约 2mm 略凹陷的小区域。称为黄斑(macula lutea),又称黄斑部。在活体上通过检眼镜观察,它略呈黄色,是由于含有较丰富的叶黄素的缘故。它的中央有一小凹陷,称作中央凹(central fovea),有不少作者称之为中心凹,是视觉最敏锐、也是视网膜最薄的部位。黄斑部中心凹的中点,有一个小凹陷,称作黄斑部中心凹小凹。瞳孔的中点到黄斑中心凹小凹的连线即视轴(visual axis)。当注视物体时,不论远近,双眼的视轴都对准同一被注视的物体,而且都对准被注视物体的同一个点。

2. 视神经盘(optic disc)　又称视盘,旧称视神经乳头。它位于黄斑部鼻侧 3.5～4.0mm 处,检眼镜下,它是颜色较淡的椭圆形结构。其上下径(垂直径)平均 1.7～1.8mm,左右径(横径)平均 1.5mm。节细胞的轴突,即视神经纤维,向视神经盘聚集,和视网膜血管一起在此部位穿过眼球壁(即巩膜,此处没有脉络膜)。视神经盘没有视细胞(视锥细胞和视杆细胞),所以没有感受光线刺激的能力,在视野上表现为生理盲点,约 6°～8°大小。

为便于描述视网膜的结构、病变的位置,将视网膜分成几部分。通过黄斑中央凹小凹做假想的水平线和垂直线,将视网膜分成上半和下半、鼻侧半和颞侧半,视网膜遂分成鼻上象限、鼻下象限、颞上象限、颞下象限。相应地,为了描述视野缺损的情况,视野也分成颞上象限、颞下象限、鼻上象限、鼻下象限。

(二)视网膜的组织结构

视网膜的平均厚度约为 0.5mm。其组织结构共分为 10 层,从外向内依次为:①视网膜色素细胞层;②视杆视锥层;③外界膜;④外核层(外颗粒层);⑤外网层(外网状层、外丛状层);⑥内核层(内颗粒层);⑦内丛状层(内网状层、内网层);⑧节细胞层;⑨神经纤维层;⑩内界膜。

相干光断层成像技术(OCT)可以清晰地显示活体视网膜的各层结构(图 3-4),也可以看到异常的病理改变(图 3-6)。

视觉传导的三级神经元——视细胞(视杆细胞和视锥细胞)、双极细胞、节细胞,所在的位置以及它们之间建立突触联系的具体位置如下:视杆细胞和视锥细胞的胞体位于第 4 层(外核层),它们的树突伸向 2、3 层,轴突伸向第 5 层。双极细胞的胞体位于第 6 层(内核

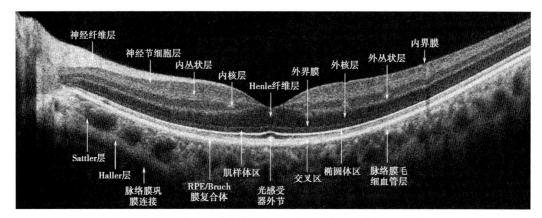

图 3-4　相干光断层成像技术（OCT）显示的视网膜的各层结构

层），它们的树突伸向第 5 层，与视杆细胞视锥细胞的轴突在第 5 层中形成突触；它们的轴突伸向第 7 层。节细胞的胞体位于第 8 层（节细胞层），它们的树突伸向第 7 层，与双极细胞的轴突在第 7 层内形成突触；它们的轴突即视神经纤维，形成第 9 层，这些视神经纤维在第 9 层中向视神经盘集中，通过脉络膜在该处的缺失形成的区域（视盘处没有脉络膜，视神经经此通过），穿过巩膜筛板后，组成视神经。

（三）视网膜的各种细胞

除了上述的三级神经元（视杆细胞和视锥细胞、双极细胞、节细胞），视网膜内还有水平细胞和无长突细胞，它们也是神经细胞。水平细胞与视细胞建立联系，无长突细胞与双极细胞和节细胞建立联系（图 3-5）。这些细胞都会对视觉信息产生影响。可见，视网膜内神经细胞之间的联系相当复杂，远不是一对一，或者几对一这么简单。

色素上皮细胞虽然不是神经细胞，但它们与视细胞关系密切，对视觉生理有一定影响。视网膜内还有很多胶质细胞：星形胶质细胞、放射状胶质细胞（Müller 细胞）、小胶质细胞和血管周围的胶质细胞。它们与中枢神经中的胶质细胞功能一致，起着支持、营养、修复等作用。它们把视网膜内各神经元连同它们发出的突起彼此隔开，避免彼此发生干扰，从而保障视觉信息的顺利传导，使视觉得以保持精确。它们还参与炎症、免疫反应，是视网膜增殖性病变组织的主要成分之一。视网膜血管周围的胶质细胞与毛细血管的内皮细胞之间的紧密连接，共同形成血 - 视网膜屏障。

视网膜各部发出的视神经纤维数量不一样。黄斑部发出的视神经纤维数量最多，组成黄斑视盘束（斑盘束），约占视网膜视神经纤维总数的 65%。视网膜鼻侧半发出的视神经纤维数量次之，视网膜颞侧半发出的视神经纤维数量最少，后两者的比率约为 6∶4。

视网膜共有 1.3 亿多感光细胞（又称视觉细胞、视细胞），其中每侧眼有视锥细胞约 650 万，视杆细胞约 1.25 亿。然而，每侧视神经只有 120 万根视神经纤维。因此，在视网膜中已经开始有视觉信息的前处理——筛选和汇集。

视觉细胞、双极细胞、节细胞之间的突触联系有两种形式：①黄斑部只有视锥细胞，没有视杆细胞。一个双极细胞只与一个视锥细胞建立突触，这种双极细胞被称作侏儒双极细

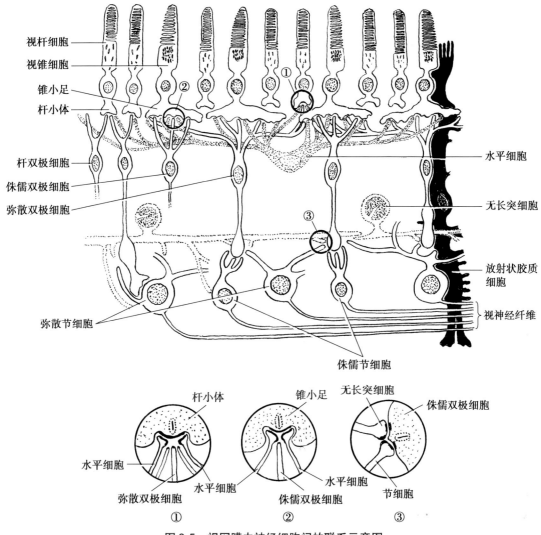

视杆细胞
视锥细胞
锥小足
杆小体
杆双极细胞
侏儒双极细胞
弥散双极细胞
水平细胞
无长突细胞
放射状胶质细胞
视神经纤维
弥散节细胞
侏儒节细胞

杆小体
锥小足
无长突细胞
侏儒双极细胞
水平细胞
弥散双极细胞
水平细胞
侏儒双极细胞
水平细胞
节细胞
①
②
③

图 3-5　视网膜内神经细胞间的联系示意图

胞；一个节细胞也只与一个双极细胞建立突触，这种节细胞被称作侏儒节细胞。这种连接方式没有信息的汇集和筛选。因此黄斑部的视觉最敏锐、分辨力最强。②在黄斑部以外的视网膜中，若干个视杆细胞的轴突和若干个视锥细胞的轴突与一个双极细胞的树突建立突触，这种双极细胞被称作弥散双极细胞；若干个双极细胞的轴突与一个节细胞的树突建立突触，这种节细胞被称作弥散节细胞。

　　视细胞、双极细胞、节细胞、水平细胞、无长突细胞、视皮质来的下行纤维共同建立起复杂的联系。通过这种连接方式，视觉信息除了被汇集、筛选外，必然还有更复杂的信息处理。来自视皮质（包括初级视觉区和视觉联合区）下行纤维，对视网膜的功能进行调控。

（四）视网膜的血液供应概况

　　视网膜的内层（内 5 层）主要由视网膜血管系统供血，视网膜动、静脉的行程大致相同。

各动脉分支之间、动脉分支与静脉属支之间，都没有明显的吻合支。视网膜外层（外5层）由脉络膜血管系统供血。黄斑部没有视网膜血管，其代谢物质的交换通过脉络膜血管系统进行。因此，黄斑部对脉络膜血管的病变比较敏感。老年人常见的年龄相关性黄斑变性就与脉络膜血管的改变有密切关系。病变中可见到新生血管突破视网膜色素上皮细胞层进入视网膜，引起一系列病理改变（图3-6），视网膜的血液供应将在视路的血液供应一节中详述。

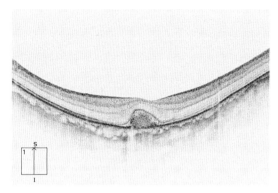

图3-6　新生血管突入视网膜（OCT照片）

（五）视网膜血管在成像过程的影响及消除机制假说

一部分人面对蓝色背景光，可以看到自己眼前不断运动的白色亮点。它们被认为是感光细胞（视细胞）前面毛细血管里白细胞的影像。

极少数人在一定的背景光条件下，能看到自己的眼底。文献中有过这种现象的记载，但是没有进一步的具体解释。

要看到自己眼底，需具备以下条件：①背景光线：强度一般略偏弱、必须是单纯的白色或灰色的背景。背景中必须没有任何物品，否则产生干扰，眼底的图像不会出现。②具体观看：先闭双眼片刻，睁开一只眼，就能看到该侧视网膜像。如果双眼都睁开则看不到眼底的视网膜像。

满足了上述条件后，眼底的视网膜图像可以出现大约1秒多随即消失。再闭眼、睁眼，眼底视网膜图像又出现、消失。这个过程可以重复无数次。

在视网膜图像中，可以看到视神经盘、黄斑、各血管的主干和分支（或属支）。看到的视神经盘是完整的，它的鼻侧缘可看到，鼻侧以外则看不到。视网膜鼻侧上下小动静脉，只能看到其主干和一级分支或属支。视神经盘的其余部分能够完全看到，颞侧的小动静脉，一般可以看到第三、四级分支或属支，甚至可以看到更细微的结构（例如与各血管最细分支末端相连的多角形网眼的网）。黄斑部可以看得很清楚，有时能够看到其中心凹反光。绝大多数情况下看到的图像是黑白的，偶尔看到彩色的。眼底的病理改变如出血也能清楚地看到。

要解释这种现象，包括两个方面：①为什么能够看到；②为什么只持续很短时间。

视网膜血管位于视网膜的表面（最内面），它们是不透明的。光线进入眼球后，必然会在视网膜上留下血管的影子。这些血管影实际上就是一种成像，可被视网膜感知，经视觉通路传入，最终形成视觉。应该是理所当然的。

看到的视网膜图像只持续1秒多，随即消失，应该是神经系统调控的结果。视网膜血管影形成的视觉，如果一直存在下去，无疑会对正常的视觉产生干扰，对生活造成很大的不便。于是它被"消除"、虚化了。这个过程很可能是通过视觉联合区的调控实现的。所有具有眼球和视网膜血管的动物，应该都存在这种"消除"、虚化的功能。所以，从种系发生角度看，这种"消除"、虚化功能，应该是一种相当古老的反射。可以推测，人类的这种反射功能相当强，以致人们还没注意到这种图像就已经被消除掉了。所以，大多数人看不到自己的视网膜血管。即使有些人看到了瞬间即消失的图像，由于它太淡，出现时间太短，又不认识它们，所以根本没注意到它的出现。

生活中，这种消除、虚化的现象并不少。例如看单目镜显微镜，专注于镜下的结构时，另一眼看到的东西就虚化了。射击运动员或狙击手在专注于瞄准时，没用于瞄准目标的另一只眼，看到的东西也被虚化了。我们在仔细观察某个注视目标时，对于注视目标周围的物体必然被虚化，否则难以仔细辨认注视的目标。

做直接检眼镜检查时，一些受检者能清楚地看到检查者所看到的同样图像。它是彩色的，图像略放大了些、颜色淡些。检查者查看眼底的上部分时，受检者看到的是下部分，或者说在视野的下部分；检查者看眼底的下部分时，受检者看到的图像在视野的上部分。鼻侧和颞侧的情况也一样。换言之，受检者看到的图像与检查者看到的是倒置的。检查者看到的是眼底图像，受检者看到的当然是视野中的形象。检查者看到的图像，对于受检者实际上也是一种成像，所以可以被受检者看到。检查者看多久，受检者也能看到多久。它不会被"消除"、虚化掉。

二、视神经

视网膜节细胞的轴突即视觉神经纤维，组成视网膜的第9层。它们向视神经盘集中，视盘处没有脉络膜，它们穿过巩膜筛板，到达眼球后方，组成视神经。它在眶脂体（眶内的脂肪组织）中走向眶尖，穿过视神经管进入颅内，最后连于视交叉。

视神经全长约35～50mm，分为眼内段、眶内段、管内段、颅内段等4段。

（一）眼内段

又称眼内部、视神经头，是最短的一段。它从视神经盘开始，到穿出巩膜筛板为止，长约0.7～1.0mm。这段视神经没有髓鞘（它们穿出筛板后才开始包有髓鞘）。视神经管的口径比较小，视神经纤维穿过筛板时比较拥挤，是视神经盘容易出现水肿和淤血的可能原因之一。视神经盘水肿，旧称视神经乳头水肿，其发生机制有多种理论。这里提到的只是其中的一种可能原因，此外还有轴浆流等理论。视神经的炎症也可能引起视神经盘水肿（图3-7）。

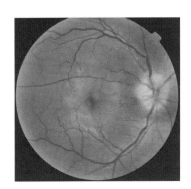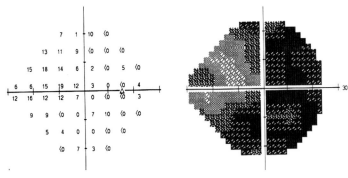

图 3-7　一例视神经炎患者眼底照相及视野表现

患者男性,36岁,因右眼视力下降,伴眼球转动痛1周就诊。眼底照相可见右眼视盘边界不清,充血水肿;视野检查提示右眼视野损害,经糖皮质激素等治疗后好转

视神经眼内段与脉络膜和巩膜之间,有一层神经胶质和纤维结缔组织。这层结构把视神经与脉络膜和巩膜分隔开,对视神经有一定的保护作用。因此,后巩膜炎或脉络膜炎的炎性病变不易侵犯到视神经。

视神经眼内段的血液供应有其特殊性,具体见本章第五节。

(二)眶内段

由巩膜后表面到视神经管眶口,是视神经四段中最长的一段,长约25～30mm。而眼球后极到视神经管眶口的直线距离约18mm。因此,眶内段的视神经在眶脂体内呈轻度的"S"形。这个生理性的弯曲,为眼球在眶内活动不至于受到限制提供了可能。即使是病理性的眼球突出(如突眼性甲状腺肿),在一定时间内也不会因视神经受到牵拉而影响视力。

在球后约2mm处,视神经的蛛网膜下隙有时出现一个略膨大区。此处常作为眶内视神经减压术的手术部位(从眼球鼻侧入路,切断内直肌,向后暴露视神经内侧面,在球后视神经膨大区切开硬脑膜,即可见脑脊液流出。)。

(三)管内段

管内段是视神经位于视神经管内的一段。视神经管过去曾被认为它只是一个孔,名视神经孔。随着眼科学和神经眼科学的不断发展,人们逐渐认识到,它实际上是一个很短的管,因此改称视神经管。其各壁的长度,尤其是上壁的长度,与蝶骨小翼的发育状况关系很密切。上壁平均4～9mm,下壁平均5～6mm,管径平均4～6mm。视神经管越长,管径越小;视神经管越短,管径越大。正常情况下,其管径应该≤6.5mm,如果≥7.0mm,通常则被认为有病理改变。

在视神经管内,视神经的下外侧有眼动脉与之伴行;视神经的内侧面与视神经管的骨壁贴近,并且视神经鞘与该处眶骨膜融合成一层致密纤维结缔组织膜。此处的骨壁较薄,其内侧是蝶窦和后筛窦最后的气房。因此,蝶窦和筛窦后组气房的病变可以累及视神经(球后视神经炎);上组鼻窦手术和经蝶窦行垂体手术时,都容易损伤到视神经。近年来,经鼻腔的内镜手术发展迅速。内镜进入蝶窦后,在蝶窦发育较好的个体,可以在蝶窦外侧壁看到视神经管骨壁形成的隆凸。剥除该骨壁，即可看到视神经鞘与骨膜融合形成的致密纤维结缔组织膜，它包裹着视神经的管内段。手术中需注意避免损伤这层致密纤维结缔组织膜，以免损伤视神经。视神经管骨壁隆起的下方、略偏后，颈内动脉在此处弯转向上进入海绵窦（图3-8）。

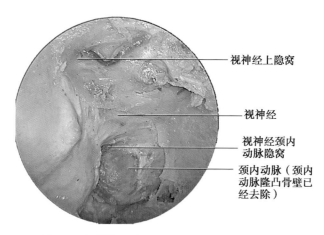

视神经上隐窝

视神经

视神经颈内
动脉隐窝

颈内动脉（颈内
动脉隆凸骨壁已
经去除）

图3-8　经蝶窦探查视神经及其邻近结构（照片）

视神经眶内段和管内段，都包有三层被膜，称作视神经鞘。最外层的视神经外鞘，实际上就是硬脑膜。它的前端与巩膜相连，后端在视神经管与该处的骨膜融合，与眶壁的骨膜和颅内的硬脑膜直接连续。视神经内鞘贴附在视神经表面，实际上就是软脑膜。视神经外鞘和视神经内鞘之间的鞘间隙，被蛛网膜分隔成硬膜下隙（硬膜下腔）和蛛网膜下隙（蛛网膜下腔）。硬膜下隙与蛛网膜下隙的前端均为盲端，止于眼球巩膜的后表面；它们向后，与颅内的硬膜下隙和蛛网膜下隙直接连通。视神经鞘内的蛛网膜下隙也被脑脊液充满。颅内压增高时，视神经鞘内的脑脊液压力也一起增高。视神经脑膜瘤即是起源于蛛网膜上皮细胞的肿瘤，围绕视神经生长（图3-9）。

视神经本身没有一般感觉神经纤维分布、一般感觉迟钝；但其被膜则有丰富的感觉神经分布，一般感觉十分敏锐。内直肌和上直肌的起点靠近视神经鞘，在球后视神经炎或眼眶炎症时，眼球运动时会出现钝痛。

在视神经管的内上部，视神经鞘的三层结构与该处的骨膜融合一起，在该处不再分层，使视神经固定在视神经管的骨壁上；而在视神经管的其余部分，视神经的三层被膜不融合，鞘间隙保持通畅。当颅内占位性的肿物从外下方压向视神经管时，患侧的鞘间隙被完全堵住。此时，占位性病变造成颅内压增高。对侧的鞘间隙通畅、鞘间隙内脑脊液压力升高，出现视神经盘水肿；患侧的鞘间隙被堵住、鞘间隙内脑脊液压力不升高，不出现视神经盘水肿，而出现视神经盘萎缩。此现象称为 Foster-Kennedy 综合征。

病例与分析

患者为 65 岁女性，因"右眼视物遮挡"就诊。体格检查：双眼眼压高。视野计检查见右眼下方弓形视野缺损，左眼视野正常（图3-9C、D）。随访过程发现双眼眼压控制良好，但右眼缺损进行性扩大。MRI检查显示右侧视神经增粗，周围鞘膜环形增厚，呈等信号；视神经鞘膜中等程度强化，呈轨道样改变，累及视神经眶内段和管内段（图3-9A、B）。诊断为"右眼青光眼合并视神经脑膜瘤"。

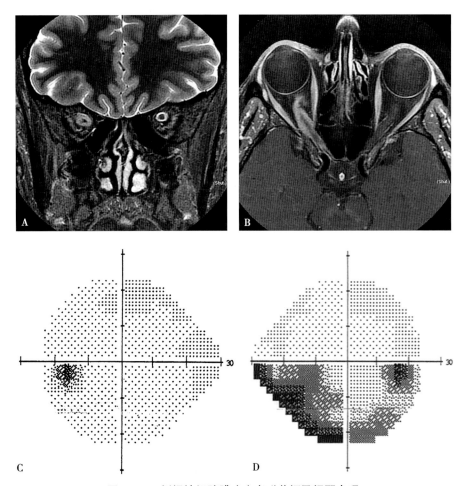

图3-9　一例视神经脑膜瘤患者磁共振及视野表现

A．MRI检查可见冠状位T2压脂像示右侧视神经增粗，周围鞘膜环形增厚，呈等信号
B．轴位T1增强示右侧视神经鞘膜中等程度强化，呈轨道样改变，累及视神经眶内段和管内段　C、D. 视野检查见右眼下方弓形视野缺损，左眼视野正常

（四）颅内段

由视神经管颅腔口到视交叉，长约10mm，全长位于颅内蛛网膜下隙内。视神经眶内段和管内段呈圆索状，而颅内段则为扁索状。其后外侧有颈内动脉，下方有眼动脉，上方是额叶下面（底面）的结构，主要有前穿质、嗅束，以及大脑前动脉。大脑前动脉与前交通动脉，是血管瘤好发部位，发生血管瘤时常累及该段视神经，患者常以单眼视野缺损就诊（图3-10）。

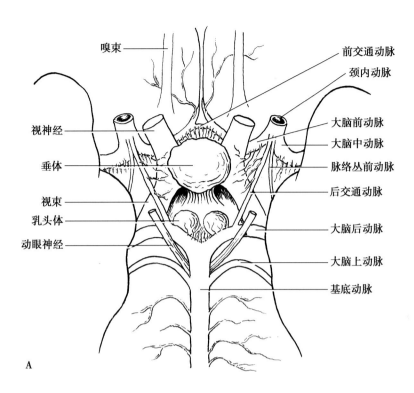

嗅束

前交通动脉

颈内动脉

视神经

大脑前动脉

大脑中动脉

垂体

脉络丛前动脉

视束

后交通动脉

乳头体

大脑后动脉

动眼神经

大脑上动脉

基底动脉

A

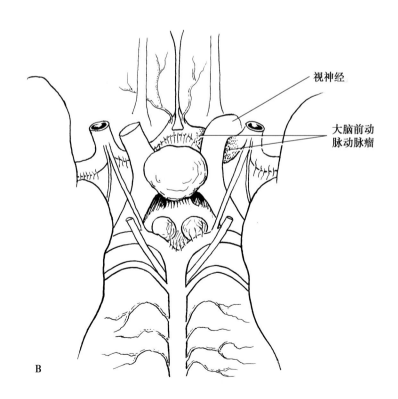

视神经

大脑前动
脉动脉瘤

B

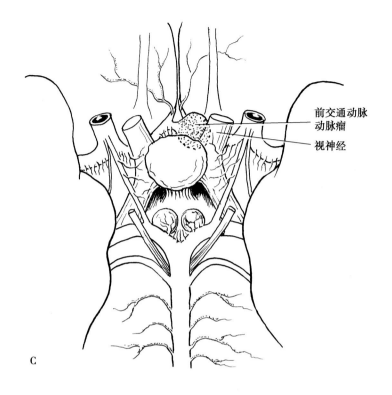

前交通动脉
动脉瘤

视神经

C

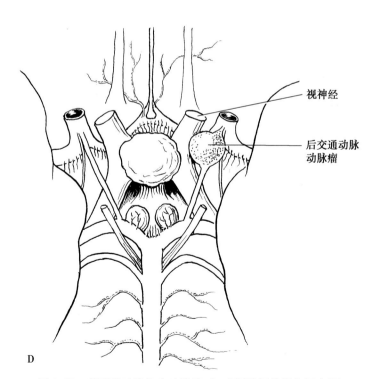

视神经

后交通动脉
动脉瘤

D

图 3-10　邻近的动脉发生动脉瘤时，对视神经的损伤示意图
A. 正常　B. 大脑前动脉动脉瘤　C. 前交通动脉动脉瘤　D. 后交通动脉动脉瘤

三、视交叉

视神经颅内段走向后内侧，连于视交叉（optic chiasm）。视交叉的外形呈四边形或椭圆形，其正中矢状切面为椭圆形、中部冠状切面为较扁的椭圆形。其大小的个体差异很大，前后径约8mm（4～13mm），横径约13mm（10～20mm），上下径（厚）约35mm。其前部的位置较低、后部较高。视交叉前下部的表面覆以软脑膜，周围是交叉池的脑脊液，脚间池紧接交叉池的后方（有作者把交叉池和脚间池合称鞍上池）（注：蛛网膜下隙局部增大的部分称作蛛网膜下池，简称池）；视交叉后上部构成第三脑室底的一部分，表面覆以室管膜上皮，第三脑室中也是脑脊液。因此，视交叉的周围都有脑脊液（图3-11）。

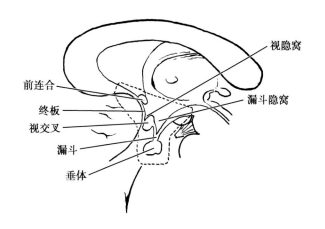

视交叉与视神经连接处，是视交叉的前角，左右各一。双侧前角之间的视交叉前下缘是视交叉前连合。视交叉与视束连接处是视交叉后角，左右各一。双侧后角之间的视交叉后上缘是视交叉后连合。

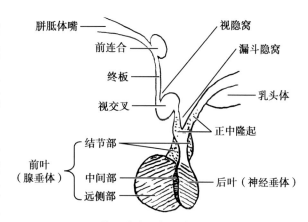

图3-11 第三脑室下部正中矢状切面示意图

（一）视交叉的变异

视交叉的变异主要是位置的个体差异，取决于视神经颅内段的长度。视神经颅内段较长，视交叉的位置靠后，反之则偏前。视交叉位于交叉前沟内，即前置位，仅占5%；视交叉全部位于蝶鞍上方的占12%；视交叉大部分位于蝶鞍上方，仅其后缘跨于鞍背上方的，最为常见，占79%；视交叉后部到了鞍背的上方，称作后置位，占4%（图3-12）。

垂体肿瘤是否会压迫到视交叉，与视交叉的位置有很大关系。当视交叉全部或者接近全部位于蝶鞍上方，肿瘤可以从下向上压迫到视交叉的中部，则可能出现典型的视交叉型视野缺损，即双眼颞侧偏盲。当视交叉为后置位时，肿瘤从两侧视神经之间向上生长，可以完全不侵犯视交叉，或者仅累及它的前缘，此时视神经可能也被侵犯。当视交叉为前置位时，肿瘤不仅可以压迫视交叉还可以压迫视束。

鞍膈的厚度和坚实程度，对垂体肿瘤的发展方向有一定影响。如果鞍膈较厚、较坚实，垂体肿瘤难以突破鞍膈向上扩展，遂转向前、或向两侧扩展。如果鞍膈较薄、不坚实，垂体肿瘤则容易突破鞍膈向上扩展,这时,由于鞍膈上方是交叉池,后面连接脚间池的前部。视交叉与鞍膈之间的距离约为 5～10mm,肿瘤波及视交叉还需要一段时间,有一定的缓冲余地。因此可以有相当一段时间不出现视交叉压迫症状。

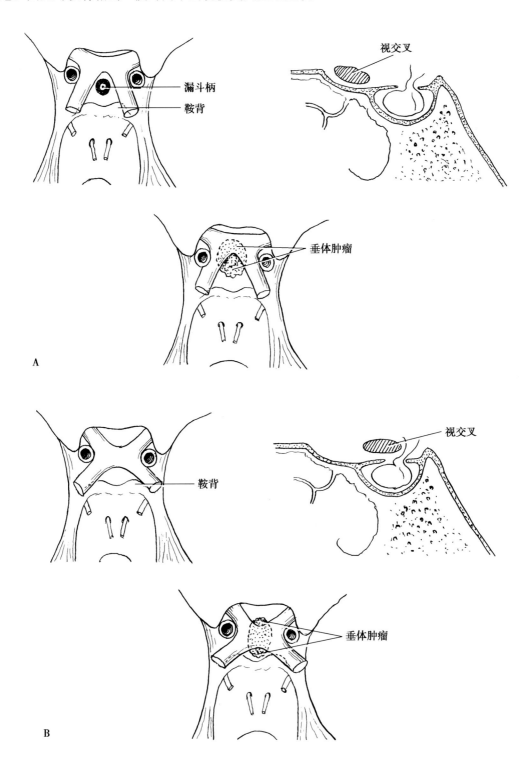

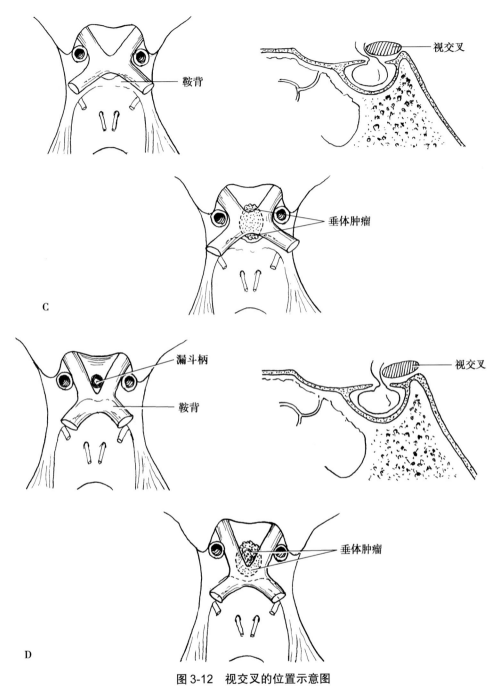

图 3-12　视交叉的位置示意图

A. 前置位：视交叉位于交叉前沟内（占 5%）　B. 视交叉全部位于垂体窝上方（占 12%）　C. 视交叉的大部分位于垂体窝上方，仅其后缘位于鞍背上方（占 79%）　D. 后置部：视交叉的后部位于鞍背上方（占 4%）

（二）蝶鞍和鞍膈的解剖学

颅中窝由中部和两侧部组成。中部较小，位置较高，与间脑腹侧面的结构邻近。两侧部比中部大得多，位置较低，呈凹形，容纳端脑颞叶。

颅中窝中部是蝶骨体的上面。中部的凹陷是垂体窝（图 3-13）。紧接垂体窝前方、中线两旁有一对隆起，其边界不清楚，称为鞍结节。在鞍结节前方的横行浅沟是交叉前沟，旧称交叉沟，因可能容纳视交叉而得名。其两端向前外侧连于视神经管颅腔口。蝶骨小翼的后缘为一游离缘，其内侧端形成前床突。前床突伸向后，位于视神经管颅腔口的上方。在鞍结节的后方或后外侧，可能看到伸向后或后外侧的中床突。它一般不明显，甚至可能完全辨认不出。垂体窝后方是一个大致垂直的横位骨板，名鞍背，是蝶骨体的一个结构。鞍结节、中床突、垂体窝和鞍背，合称蝶鞍（sella turcica）（图 3-14A）。鞍背上缘左右两端各向下外侧伸出一个突起，即后床突。紧接垂体窝两侧、呈矢状位（前后方向）的浅沟是颈动脉沟，又名海绵窦沟，容纳海绵窦。颈动脉沟的前端靠近眶上裂的内侧端；后端邻近破裂孔。破裂孔位于蝶骨、颞骨和枕骨的邻接处，是一个不规则间隙，大致呈三角形，由颅底基底软骨板封闭。颞骨岩部内的颈动脉管的内口紧接破裂孔的后外侧缘。颈内动脉在颈动脉管中前行，穿出颈动脉管后，在基底软骨板上方弯转向上，进入海绵窦。

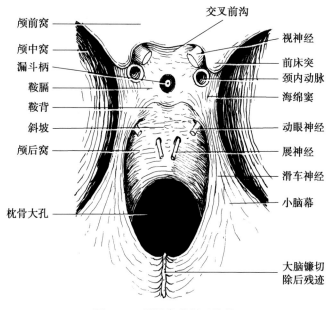

图 3-13　蝶鞍及其邻近结构

　　小脑幕游离缘的前端附于后床突。它继续向前延伸，成为附于后床突与前床突之间一片增厚的硬脑膜，构成海绵窦的上界。

　　椎管内有硬膜外腔，位于椎骨骨膜与硬脊膜之间，内有椎内静脉丛、脊神经根、脂肪组织和疏松结缔组织。硬膜外麻醉就是将麻醉药物注入此腔隙中。颅内没有硬膜外腔。原因是颅腔骨壁表面的骨膜，绝大部分与硬脑膜紧密融合，难以剥离。这层骨膜与硬脑膜融合为一层致密结缔组织膜，仍然被称作硬脑膜。其外层，即骨膜部分，一直贴附在骨面上；而内层，即硬脑膜部分，则在一些部位向内突入、折叠，形成大脑镰、小脑幕、小脑镰、鞍膈等结构。在硬脑膜静脉窦处，骨膜与硬脑膜也没融合，它们将硬脑膜静脉窦紧密包住。

　　交叉前沟、鞍结节、中床突、垂体窝等处的骨面都覆以紧密融合的硬脑膜内层和外层（即骨膜与硬脑膜）。在鞍结节、鞍背，以及海绵窦的上内侧界，内层的硬脑膜向内突入、折叠,形成鞍膈(图3-14B)。鞍膈与垂体窝围成的腔容纳垂体。鞍膈的中央有一孔,漏斗的下端逐渐变细(被称作垂体柄)从中通过。在垂体的周围以及漏斗柄的周围都包绕着蛛网膜下隙,与鞍膈以上的交叉池直接连通,交叉池与其后上方的脚间池相连,都充满脑脊液。

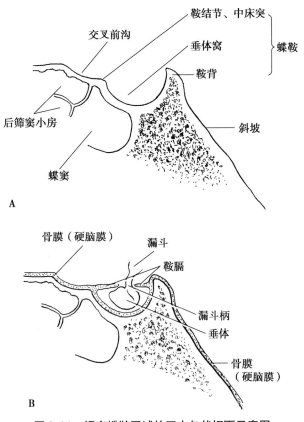

图 3-14 颅底蝶鞍区域的正中矢状切面示意图

A. 交叉前沟与蝶鞍 B. 鞍膈

临床上见到的空蝶鞍,由垂体萎缩造成,多见于老年妇女,常伴有鞍膈薄弱。垂体萎缩后,垂体窝内的蛛网膜下隙增大,交叉池内的脑脊液随即流入垂体窝内的蛛网膜下隙中。患者可发生多种视野变化,其中最常出现的是双眼鼻侧偏盲。有作者认为其发生机制是:①视交叉被挤向下,卡在鞍膈中间的孔内;②第三脑室前部疝入垂体窝内,引起视神经扭曲;③视交叉嵌塞在鞍背嵴上。这些都是假说,从解剖学角度考虑,这三种可能都难以解释,有待今后进一步探讨。

(三)视交叉的毗邻关系

前上方有大脑前动脉和前交通动脉。

后上方是第三脑室,视交叉构成第三脑室底的一部分,它的前方和后方各有一个隐窝。前面的隐窝是视隐窝,位于视交叉与终板之间;后面的是漏斗隐窝,其下端伸向漏斗柄。(见图3-11)。

下方是鞍膈和垂体。下外侧是海绵窦。

外侧是从海绵窦穿出的颈内动脉,以及与之相连的大脑前动脉起始部、后交通动脉的前段。此处颈内动脉与视交叉外侧缘的距离约为 4mm。

外上方是内侧嗅纹。

后方有正中隆起、漏斗、灰结节、乳头体。漏斗向下延伸、变细,被称作漏斗柄(垂体柄),它穿过鞍膈中间的孔向下,连于垂体后叶(神经垂体)。

这些毗邻结构的病变都可能影响到视交叉,从而出现相应的视野改变。由于视交叉病变的范围可能较小、病变的位置也各种各样,因而其表现大多很不典型。典型的视交叉损伤表现——双眼颞侧偏盲,只见于视交叉中部的损伤(图 3-15)。

颅咽管瘤,与垂体肿瘤难以区分的肿瘤,约占颅内肿瘤的 3%,均为良性,男性多于女性,各种年龄均可发生,但儿童与少年多见。它可以位于鞍上或鞍内,鞍上较多见。视力障碍是最常见的表现,以双眼颞侧偏盲最多见。其他症状还有颅内压增高的表现、内分泌功能紊乱。多数患者有垂体功能低下,其程度取决于下丘脑与垂体被压迫的程度。它起源于胚胎期颅颊囊的残余鳞状上皮(图 3-16),生长较慢,因此病程较长。

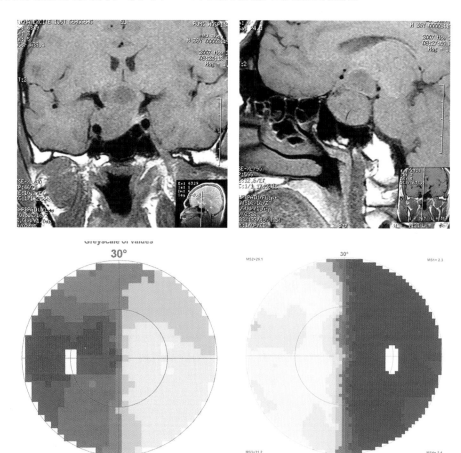

图 3-15 一例垂体腺瘤患者 MRI 及视野表现

患者女性,36 岁,蝶鞍部增强 MRI 提示垂体腺瘤,可见束腰征,压迫视交叉(上图);视野检查提示双颞侧偏盲,以右眼为重

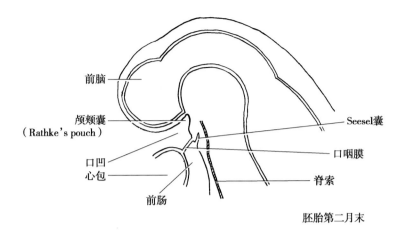

前脑

颅颊囊
（Rathke's pouch）

口凹
心包

前肠

Seesel囊

口咽膜

脊索

胚胎第二月末

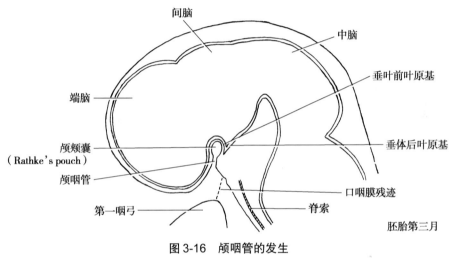

间脑

中脑

端脑

垂叶前叶原基

颅颊囊
（Rathke's pouch）

颅咽管

垂体后叶原基

口咽膜残迹

第一咽弓

脊索

胚胎第三月

图 3-16　颅咽管的发生

四、视束

视束（optic tract）是视交叉与外侧膝状体之间的粗大纤维束，扁束状，长约 40～50mm。它从视交叉后部开始，经灰结节和前穿质之间走向后外侧，绕过大脑脚继续向后，末端分为内侧和外侧两束。外侧束很大，其中约 80% 的纤维为粗纤维，视觉传导的全部纤维位于其中。它走到丘脑的后外侧，终止于外侧膝状体。终止前，约有 20% 视觉纤维经上丘臂终止于上丘和顶盖前区，其中可能有瞳孔对光反射的传入纤维。内侧束较小，其纤维的功能性质还不很明确，一些作者认为它与视觉传导和视反射都没有关系，也有作者认为视束中经上丘臂到上丘和顶盖前区的纤维走在内侧束中。

视束的毗邻关系：视束的上方是苍白球、豆状核以及它们之间的内囊后肢（内囊后脚）。在此处，它与内囊后肢中的锥体束（皮质脊髓束）以及与之相邻的感觉纤维（感觉辐射）靠近。因此，此处病变除了可出现视觉和视反射功能障碍外，还可同时出现肢体运动障碍和感觉障碍。视束的下外侧为侧脑室下角。视束绕过大脑脚后，沿着颞叶的边缘向后走，随即被颞叶掩盖。

五、外侧膝状体

外侧膝状体(lateral geniculate body)属于间脑的后丘脑,位于丘脑枕(丘脑后端的膨大部分)的后外下方、大脑脚上端的外侧;内侧膝状体紧接其内侧。外侧膝状体是视束后端的一个隆起,距正中矢状面平均约24mm。

大多数哺乳动物的外侧膝状体有一个背侧核和一个腹侧核。背侧核与丘脑的腹侧核、丘脑枕、皮质纹状区相联系;腹侧核是下丘脑的结构,隶属于未定带。人类的外侧膝状体与动物的外侧膝状体背侧核相当。而动物外侧膝状体的腹侧核在人类则形成膝状前核,位于外侧膝状体主核的嘴侧。

动物的前后、与人类的上下相当;动物的上下,在人类与后前相当。为便于进行比较,神经解剖学和比较解剖学名词中,不使用容易混淆的前后、上下这样的描述,统一用嘴侧和尾侧,腹侧和背侧。嘴侧,又称吻侧、头侧、颅侧,由于很多动物的鼻和口向前方伸出,称为吻部(动物学名词),所以有吻侧这个方位术语。

外侧膝状体的外形呈马鞍状,其背外侧部分较大,明显隆起;腹侧部分较小,略凹陷。其腹内侧面贴附在大脑脚外侧面最上端。在脑的水平剖面上,外侧膝状体的前端是视束纤维终止的部位;外侧膝状体的外侧是内囊的豆状核后部和豆状核下部的纤维(豆状核后部中有丘脑后辐射和视辐射。豆状核下部中有枕颞桥束和听辐射);内侧毗邻内侧膝状体;后方是海马回;后外侧是侧脑室下角。

外侧膝状体由灰质和白质相间、形成分层的结构。由腹内侧向背外侧,分为6层细胞(灰质层)(图3-17)。第1、2层是腹侧核,又称大细胞部,与视觉传导无关,是视觉反射性质的。第3~6层是背侧核,又称小细胞部,是第三级视觉纤维(视束纤维)终止、视辐射纤维发出的部位,因此称作外侧膝状体的主核。外侧膝状体并不是所有部位都有6层细胞,有些部位的细胞层发生融合,其间的白质层消失,于是该处的灰质少于6层。例如,外侧膝状体嘴侧部分和最周边部分都只有2层,内侧部分和最外侧部分有4层。

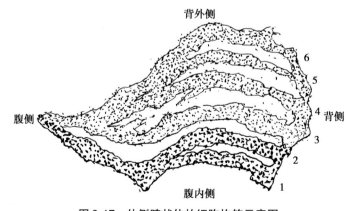

图3-17 外侧膝状体的细胞构筑示意图

　　在种系发生过程中,外侧膝状体最初分化出来的是3层灰质的结构。视交叉出现后,才形成6层灰质。其中交叉纤维与非交叉纤维终止于各自的3层灰质。

　　在中枢神经系统中,灰质出现分层,以及出现大细胞部和小细胞部,意味着该部分灰质有了进一步的分化,它们的功能必然有相应的发展,不再是原有的简单功能。

　　由于外侧膝状体的腹侧核与视觉传导无关,仅介绍外侧膝状体背侧核的神经元。

　　外侧膝状体背侧核中的神经元有两种:①主神经元(principal neurons),又称中继神经元(relay neurons),占87%,它们发出长的轴突即视辐射纤维,投射到视皮质,主要投射到第一视觉区(Brodmann 17 区),可能有少量纤维投射到18 区(有争议)。②中间神经元(intermediate neurons),又称联络神经元,包括高尔基Ⅱ型神经元(GolgiⅡ型神经元)和小型锥体细胞。GolgiⅡ型细胞的轴突很短,只分布在范围不大的局部区域,与该层中的多个主神经元建立联系,起层内联系作用;也有些GolgiⅡ型细胞与邻近灰质层中的几个主细胞建立联系,起层间联系作用。小型锥体细胞的轴突长些,与同侧外侧膝状体的不同部位建立联系。视束来的纤维末端、视皮质来的纤维、主细胞的树突、中间神经元等共同形成一种复杂的突触复合体(图3-18)。

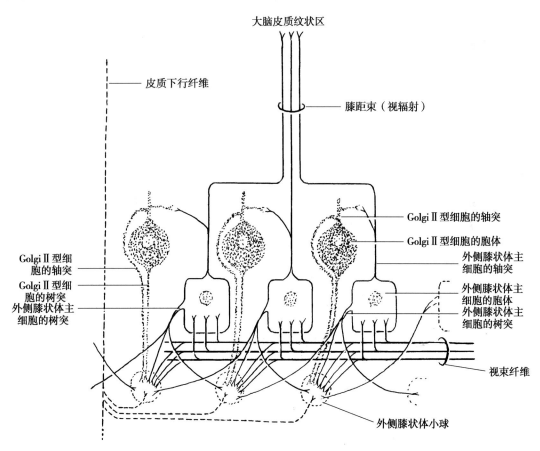

图 3-18　视束神经纤维与外侧膝状体细胞间的连接示意图

　　视束中的每一根视觉纤维只终止于一个灰质层,与其中的主神经元和各种中间神经元都有联系。它在到达相应的细胞层后,分出5～6个小分支,每个小分支与该层内的一个主神经元建立突触。每个主神经元可以与不止一根视束纤维建立联系。此外,视束纤维还和各种中间神经元建立突触联系,通过这些中间神经元,影响到更广泛的区域。通过上述联系,视网膜的任一点在外侧膝状体都有边界清楚的投射区(又称作接受区、接受野)。这些投射区由外侧膝状体的各种细胞组成,与大脑皮质的细胞柱类似。来自两眼视网膜相同功能部位的交叉和非交叉纤维,分别终止在外侧膝状体的相邻细胞层。这种分层投射,保证双眼视网膜信号是独立的。每个主神经元只接受一侧眼直接来的传入纤维,保证该眼接受的视觉信号不受干扰。通过联络神经元的层间联系,允许来自双眼的视觉冲动间接地传递到同一个主神经元。因此,外侧膝状体有双眼视像融合、形成立体感(深度觉)的功能。双眼视像融合是把两眼分别得到的视像准确地叠加在一起,不产生复视,形成单一、完整的三维视像,这个结果被称作双眼单视。一般认为,视觉的形成过程是从外侧膝状体开始的,其原因就在于此。但是,外侧膝状体的视觉融合和立体感的形成这两方面的功能仅仅是初步的,最终要通过大脑视皮质(包括纹状区和视觉联络区,主要是纹旁区,即第二视觉区、18区的大部分)的进一步整合,才能产生完整的双眼单视、有立体感的视觉。

外侧膝状体的传入纤维包括:视束纤维、反射性联系的传入纤维、视皮质来的纤维、脑干网状结构和间脑来的纤维等。第一视觉区来的纤维终止于外侧膝状体所有各层灰质和白质层,实现视皮质对视觉皮质下中枢的反馈性调控。一般认为,第一视觉区到外侧膝状体主核的纤维是主要的反馈通路,但有作者发现第二视觉区来的这种纤维比第一视觉区还多。这些皮质下行纤维,曾经被认为主要终止于腹侧核,是视皮质对皮质下视反射中枢的反馈性调控通路。现已明确,其功能远不止这些,它们对外侧膝状体主细胞的活动有重要的调节功能,因而对视觉传导产生重要作用。它们的末梢与外侧膝状体主细胞、高尔基Ⅱ型细胞(Golgi Ⅱ型细胞)、视神经纤维末梢形成一种突触复合体——外侧膝状体小球(图3-19)。

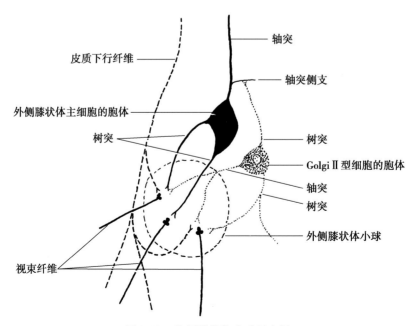

图3-19 外侧膝状体小球示意图

皮质下行纤维通过 Golgi Ⅱ型细胞等复杂的联系，调控视束纤维对外侧膝状体主细胞的抑制作用。当均匀的光照射视网膜时，外侧膝状体主细胞的活跃性较低，甚至可能完全不出现动作电位；而具有明暗反差强烈的光照射到视网膜时，外侧膝状体主细胞的活跃程度明显强很多。这种现象是上述皮质下行纤维对外侧膝状体主细胞调控的结果。

六、视辐射

视辐射（optical radiation），又名膝距束、后视路。其中的视觉传导纤维发自外侧膝状体背侧核（即第 3～6 层），走向外侧，从内囊与外侧膝状体之间的 Wernicke 带（Wernicke's zone）穿过，走到侧脑室侧副三角（侧脑室体部、后角和下角三者连接处）的前方，在此处形成一个密集的纤维束，称为视脚（optic peduncle）。它的纤维随即散开，紧贴着侧脑室侧副三角的外侧壁向后走，经过顶下小叶和颞叶后部的深部，到达枕叶，纤维逐渐聚拢。视辐射位于侧副三角外侧壁、顶下小叶和颞叶后部的深部的部分，大致呈垂直位的弯曲板状。它在后行过程中逐渐转变为水平方向的板状，逐渐分散开终止于枕叶皮质初级视觉区。视辐射分成背侧部、外侧部和腹侧部，中部的纤维比较分散（图 3-20）。视辐射腹侧部的纤维在颞叶中部沿着侧脑室下角的外侧壁走向前下，到达侧脑室下角前端再弯转走向后上，形成一个纤维祥，称作颞环，又称颞祥、Meyer 祥，最后终止于枕叶第一视觉区（初级视皮质）的前部。

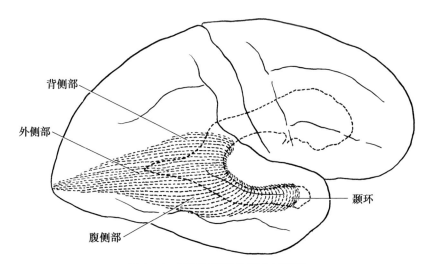

图 3-20　视辐射的整体形态示意图

由于视辐射相当大一部分纤维走在顶叶深部，顶叶深部的病变可能累及这部分视辐射纤维，造成相应的视野缺损。颞叶深部的病变，可能累及颞环，造成双眼视野对侧上象限周围部缺损（例如，右侧颞叶深部病变累及颞环时，右侧视野的左上象限周围部缺损，即鼻上象限周围部缺损；左侧视野的左上象限周围部缺损，即颞上象限周围部缺损）。患者有时这样形容：睁开两个眼睛往前看时，左上方像是缺了一块。两个眼睛分开看（不论只用左眼还是右眼），都是左上方缺一块。这种表现对于视路损伤的定位诊断有一定意义（图 3-21）。

病例与分析（图3-21）

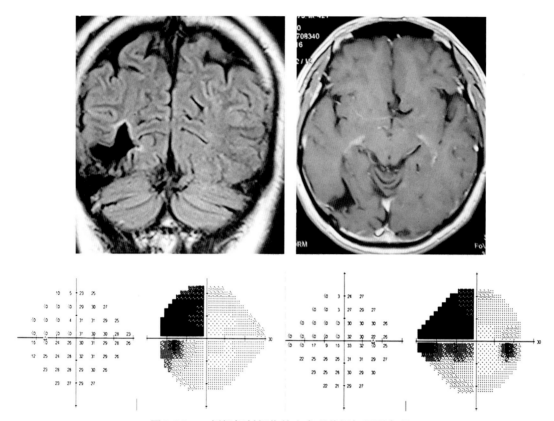

图3-21　一例视辐射损伤的患者磁共振与视野表现

患者男性，42岁，头颅MRI显示右侧颞叶脑软化灶，累及视放射（上图）；视野检查见双左侧同向象限性缺损，以右眼鼻上象限和左眼颞上为主（下图），符合右侧视放射腹侧纤维损害所致双眼同向象限性缺损

　　视辐射中除了有大量的视觉传导纤维，还有发自视皮质的传出纤维，它们对视觉传导的皮质下中枢、双眼联合运动的皮质下中枢进行调控，以及各种反射性联系等。

【附】　内囊的结构

　　端脑深部有基底核（过去称之为基底神经节，由于神经节指的是周围神经中神经元胞体聚集形成的结构，中枢神经内神经元胞体聚集形成的结构应该叫作核，所以统一改称基底核）。与内囊有关的主要是豆状核和尾状核，它们和丘脑之间的白质，称为内囊。在脑的水平剖面上，内囊呈"<"形。其前部位于尾状核头与豆状核之间的部分是内囊前肢（旧称前脚），位于丘脑与豆状核之间的部分是内囊后肢（旧称后脚）。内囊后肢又分为三部分：位于丘脑与豆状核之间的部分称为丘脑豆状核部，位于豆状核后方的部分称为豆状核后部，位于豆状核下方的部分称为豆状核下部。内囊前脚与后脚相连的部分是内囊膝。在显示内囊的脑水平剖面标本上，内囊看上去有一些横行的纹路，是一些联络性质的纤维。内囊是端脑与脑干、小脑、脊髓之间往返联系纤维最集中的部位。在内囊前肢内有额桥束、丘脑前辐

射；内囊膝是皮质核束通过的部位（皮质核束又称皮质脑干束、皮质延髓束，是锥体束的一部分）；内囊后肢的丘脑豆状核部由前内侧到后外侧，依次有皮质脊髓束（锥体束的另一部分）与皮质红核束、顶桥束、丘脑中央辐射（其中包括感觉辐射）。豆状核后部内主要是丘脑后辐射和视辐射；听辐射则位于豆状核下部（图3-22）。有作者认为，视辐射和听辐射都位于豆状核下部。内囊中所有这些上、下行纤维在内囊以上散开，连到整个大脑皮质，形成辐射冠。

内囊是脑出血常见的发生部位。内囊出血后，出现典型的"三偏"症状：偏瘫、偏身性感觉障碍、偏盲。

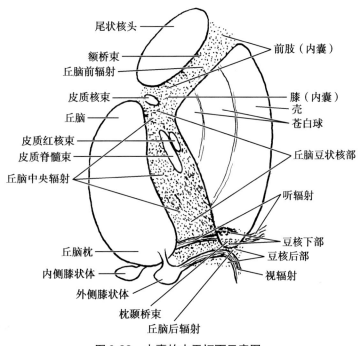

图3-22　内囊的水平切面示意图

七、视皮质

视皮质（visual cortex）包括初级视皮质和视觉联络区。

（一）初级视皮质

初级视皮质（primary visual cortex）：又称第一视区、纹状区，也有作者称之为距状皮质，相当于 Brodmann 17 区。它位于大脑内侧面后部的距状沟的上方和下方，包括距状沟上壁、下壁，以及距状沟底部上、下壁外侧缘彼此相连的部分，全长约50mm，从胼胝体压部的下方，向后延伸到大脑半球枕极的外侧面（图3-23）。

距状沟旧称距状裂，从胼胝体压部下方向后延伸到枕极，并继续延伸到枕极的外侧面一小段。它的前1/3段较深、后段2/3段较浅，平均深度约为18mm。

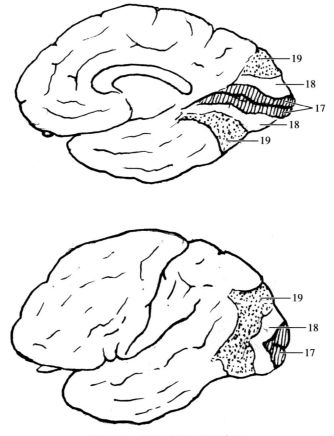

图 3-23　视皮质的位置示意图

　　初级视皮质之所以被称作纹状区，是由于来自视辐射的有髓纤维在第Ⅳ层中比较密集，形成白色条纹的缘故。该条纹是 Gennari 于 1776 年最早发现的，被命名为 Gennari 纹。初级视皮质是大脑皮质中最薄的，但神经元胞体密度很大，主要由颗粒细胞和小锥体细胞组成。颗粒细胞，又名星形细胞，数量比小锥体细胞多很多。颗粒细胞的树突伸向周围各个方向，轴突长短不一，长轴突较多，其走向与皮质表面大致垂直，与皮质内各层细胞之间建立联系；短轴突很短，只在它附近分支终止。小锥体细胞，与皮质其他部位的锥体细胞一样，其树突分支很多，遍布树突棘（形成轴突 - 树突型突触的结构）。此外，它的胞体和轴突起始部也与其他神经元的轴突形成突触（轴突 - 胞体、轴突 - 轴突）。一个锥体细胞可以形成的突触可数以千计，联系是非常广泛的，小锥体细胞的轴突，大多在皮质内走向皮质表面。从皮质发出、到达皮质下结构的纤维，则是较大的锥体细胞的轴突。

　　初级视皮质是新皮质，与其他部位的新皮质一样，都有 6 层结构，也形成垂直方向的皮质细胞柱。皮质细胞柱是大脑皮质的基本结构，也是功能单元。初级视皮质和视觉联络区的皮质细胞柱数量大，功能十分复杂。

　　其他灵长类，如猴，双侧纹状区破坏后，视觉虽然严重损伤，但仍然可以对视野中某些特殊部位的移动光线做出反应——眼球朝向视野该特定部位扫视。这个反应被认为是丘脑的功能，并把有关的通路看作是外侧膝状体 - 纹状区系统之外的视觉传导通路。部分作者认为，人类双侧纹状区破坏后虽然全盲，患者确实完全看不见任何光亮，但是"刺激视辐射、海马后部、脑干，可以记录到主观的视觉现象"，尽管患者否认看见光亮，临床上也无法证实。此问题有待进一步研究。

（二）视觉联络区

在初级视皮质（第一视区）周围的皮质区是视觉联络区，又称视觉联合区，包括纹旁区、纹周区、第四视区。纹旁区，即第二视区，占据 Brodmann 18 区的大部分。Brodmann 18 区的周缘，靠第四视区的狭长部分，是纹周区，即第三视区。Brodmann 19 区是第四视区，它在枕叶外侧面占据的范围很大，一直扩展到邻近的顶叶和颞叶的后部。纹旁区（第二视区）、纹周区（第三视区）、第四视区合起来的范围比纹状区（第一视区）约大 3 倍。

视觉冲动投射到初级视皮质，经过整合，产生最初步的视觉。这种最初步的视觉，仅是看到了，并不认识看到的是什么。

（三）初级视皮质与视觉联络区的联系

视觉联络区（第二、三、四视区）对于视觉信息的整合非常重要，与视觉的记忆以及反射性的双眼联合运动都有关系。传统的看法是：18 区是视觉认识区，主要是对物体的识别，其上部与识别生物有关，下部与识别非生物有关。19 区则与影像的再现（视觉记忆）有关，其上部与生物的影像再现有关，下部与非生物的影像再现有关。

近来，多数学者的看法倾向于：

1. 18 区对 17 区传来的视觉冲动进一步整合，加深了对看到物体的认知程度。

2. 双侧 18 区之间，通过胼胝体压部中的连合纤维进行联系，将双侧视野的图像综合形成单一的三维图像（双眼单视）。这个过程可能主要是在双侧 18 区进行的。不仅双眼单视，还有形象的辨认、视觉记忆等，目前被认为主要是由 18 区实现的。此外，18 区也是非意识性双眼联合运动的中枢、其中包括平稳跟踪反射（smooth pursuit reflex）（请参阅第四章）。

颜色的分辨、面部辨认、认知记忆都是在第三视区（18 区的周缘部分）进行的。

3. 19 区被认为是视觉运动分辨区，是比 18 区更高等级的视觉联合区。视觉信息从 17 区和 18 区传导到 19 区后，经过整合，视觉达到更高的水平。这个复杂的整合过程很可能是 18 区和 19 区共同完成的，很难区分究竟哪部分是 18 区或 19 区单独完成的。可以肯定的是，19 区起到了更关键性的作用。

4. 19 区整合后的视觉冲动，再经过位于颞顶区后部更高一级的联合区整合，形成视觉记忆和过去对此做出反应的记忆。借助视觉记忆和对反应的记忆，个体得以对看到的物体进行辨认。18 区和 19 区（第二、三、四视区）损伤后，出现"心理性盲"，患者能够看见物体，但完全不认识、不理解看到的是什么。

上述视觉联合区的活动，左右两侧的作用并不相等。例如，左侧初级视皮质、视觉联合区和胼胝体压部病变时，出现对侧偏盲。患者右侧视皮质（包括初级视觉区和视觉联合区）

并未损伤，双眼视野的左侧半也没有出现缺损。但是对于来自视野左侧半的视觉刺激，患者的辨认能力出现障碍。表现为：患者容易迷路、混淆家人、物品放错地方等，不能做熟练的有目的性的动作，如化妆、用透明或半透明的白纸蒙着描绘图表等，但精细的书写能力仍然正常，没有运动障碍，更没有瘫痪，也没有共济失调或感觉障碍，这种现象称为视觉分离（visual disconnection）。

各种意识性感觉的皮质区，都有初级感觉皮质和感觉联合区（联络区）。感觉冲动到达初级感觉皮质，或者称作初级感觉区，经过整合，产生初步的感觉。由初级感觉区发出纤维到相应的感觉联合区（联络区、次级感觉区），经过整合，使该种感觉进一步深化，有了分辨与理解。唯一的例外是嗅觉。嗅觉也有初级皮质区和次级嗅皮质区（嗅觉联络区）。由于人类的嗅觉退化，对嗅觉进行整合的最高级部位就是初级嗅觉皮质区。次级嗅觉皮质区（嗅觉联络区）与嗅觉功能不再存在联系，而发展成为调节内脏活动的皮质区。

次级感觉区（联络区），分为低等级的和高等级的。它们的活动涉及两个方面：感觉的记忆，又称感觉的再现；对该种感觉做出反应的记忆。这两个方面的记忆中，每一个最简单的视觉记忆或反应记忆，都由一系列神经元（神经元链、回路）的活动完成。辨认物体时，需要视觉记忆（视觉再现）和反应的记忆，就要重新启用所有参与这些记忆的神经元链（回路）。

感觉记忆和反应的记忆很重要，它们是智力活动的基础。以视觉为例，只有上述这两种功能都正常，才可能做到"看见过""认得"这样的认识水平。

上面谈到的各种感觉的初级皮质区和次级皮质区的功能，都只局限于一种感觉。但是，在生活中分辨、认识物体单靠视觉不一定能够完成。往往还需要借助触觉、压觉、本体感觉。多种感觉的整合不可能由视觉联络区完成，是比视觉联络区更高级的联络区的功能。

（四）韦尼克区

牵涉到其他功能，就要在更高级的中枢进行整合。其中还包括各种活动的程序安排和调控，或者说编程和调整，其过程当然更加复杂。

如果还要说出来、写出来，通过语言、文字、符号等第二信号系统与其他人进行交流，就要涉及更高级的联络区，即说话中枢、听话中枢、写字中枢等。它们都位于韦尼克区（Wernicke's area）及其附近（颞顶区后部）（图 3-24）[这里的 Wernicke 区域与 Wernicke 带（Wernicke's zone）（见第 45 页）不是一回事]。

韦尼克区位于左半球外侧面，包括顶下小叶的绝大部分、颞上回的后部、颞中回中部和后部、枕叶的前部。有作者提出的颞顶后区，又称颞顶后区（posterior temporo-parietal region），其范围与韦尼克区大致相同。绝大多数的感觉高级联合区位于其中。各种语言中枢也基本上都位于其中。

韦尼克区的病变，会造成各种各样的功能障碍，如失认（agnosia）、失语（aphasia）、失写（agraphia）、失用（apraxia）等。患者的各种感觉、运动功能都是正常的，也没有共济失调。主要的问题是编程和调控方面的功能障碍。

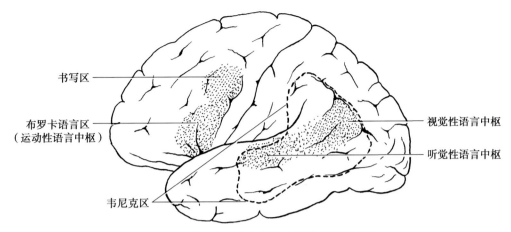

图 3-24 韦尼克区和各语言中枢的位置示意图

如果更复杂些,如各学科的研究探讨,就牵涉到更高级的皮质区。各种级别的高级思维活动涉及皮质区极其广泛。有不少作者认为,很可能涉及整个大脑皮质。其中就包括被认为"没有定位诊断意义"的皮质区、"静止区""可以切开,甚至切除的皮质区"。把它们看作"没有用"或"可有可无",显然很不恰当。因为只是考虑到患者是否能够存活下去,并没有考虑到对患者日后的智力活动的影响。

很多年以来,人们一直认为布罗卡语言区(speech area of Broca)是说话中枢。它位于左半球额下回的岛盖部(额叶岛盖部)和三角部。现已明确,说话功能与布罗卡区的关系并不像过去说的那样重要,其重要性远不如韦尼克区(颞顶后区)。特别是已经有多年说话功能的个体,布罗卡语言区被病变或手术损坏后,说话功能几乎没有明显的影响。至于婴幼儿学说话期间,布罗卡语言区起什么作用,还不清楚。

终止于 17 区的双眼视觉冲动,严格按照局部定位关系排列。17 区的每个局部在双侧视野的感受区是一致的、相对应的。然而,信息从 17 区传到 18 区,则不是准确地位于两眼视野的对应点上。18 区的一些细胞只对于某种距离的物体产生最佳反应,也有些细胞专门对物体的移动产生反应。这对视觉中的深度辨认、物体在三维空间位置变化的辨认可能具有意义。

(五)视路各级神经纤维的电生理特点

在教学中使用的解剖学教材和相关学科的教材中描述的视觉传导通路,对分析和理解视觉传导通路各种病变的表现,无疑是重要的。

视觉细胞(视锥细胞和视杆细胞)的冲动,经双极细胞传导到节细胞的过程,包含视觉冲动的汇聚、筛选等,已如前述。

每个节细胞都接受来自视网膜特定范围的视觉冲动,或者说视野特定范围的光线刺激。这个视网膜特定范围,或视野特定范围,就是该节细胞的接受野。节细胞的接受野呈圆形。其中心区域(也是圆形)有两种。一些节细胞的中心区域为兴奋性的,简称为"开";另一些节细胞的中心区域为抑制性,简称为"关"。在"开"的周围是抑制性的区域;"关"的周围是兴奋性的区域。这种形式的接受野被称为同心圆形的。对于中心区域是

"开"的节细胞，如果光线只局限地照射在"开"时，该节细胞被激动，产生动作电位。即使光线刺激已经停止，该节细胞仍然继续以稳定的频率发放动作电位，直到它的接受野抑制区受到光线刺激为止。如果光线只局限地照射在"开"周围抑制性范围，则该节细胞呈抑制状态，不产生动作电位；或者使该节细胞原来的发放动作电位逐渐减弱，直至停止。对于中心区域是"关"的节细胞，如果光线局限地照射在"关"周围的区域，则节细胞的动作电位发放增强。如果用照射"开"同样强度的光线照射整个视网膜，则所有节细胞都不出现反应。

外侧膝状体细胞的生理特点与视网膜节细胞相似。每个外侧膝状体细胞都有各自的同心圆形的接受野。其接受野也有"开"或"关"的中心区域和作用相反的周围区域，它们对光线的变化似乎更敏感。它们一般只接收一侧眼来的视觉冲动。至于视觉冲动来自哪侧眼，则以终止于该处的视束纤维是交叉纤维还是非交叉纤维而定。只有少数外侧膝状体细胞接受双眼来的视觉冲动。

（六）视皮质细胞组成

视皮质（包括初级视觉区和视觉联络区）的结构和功能，远比视网膜和外侧膝状体复杂得多。它们都只对视网膜接受的光线中某些特定的光线产生反应。这种特定的光线，或者说它们的适宜刺激是：光束的横断面呈窄而长的长方形（简称裂隙状）、亮背景中的黑色直线（简称黑线条）、明暗度不同的两个面的直线交界（简称直边缘）。这3种光束在视网膜（接受野）上的成像都是长条形的，其长轴的方向就是这3种光束的轴向。视皮质细胞也有自己的接受野的长轴特定方向（the receptive field axis of orientation），简称方向轴、轴向，它们只对与自己轴向相同的上述3种光束产生反应。

皮质细胞柱是大脑皮质的基本结构和功能单位。它们从脑的表面延伸到大脑白质的边缘，其中轴与脑表面大致垂直。

初级视皮质的一个皮质细胞柱内所有细胞的轴向都是相同的。各个皮质柱的接受野轴向则不相同，有垂直的、水平的、斜的，各种朝向都有。有作者认为，相邻皮质柱的轴向相差约10°。没有哪种轴向的皮质柱数量多些，各种轴向的皮质柱数量大致相同。视觉联络区细胞柱的情况比较复杂。

视皮质的神经元，按其生理功能分为"简单型"细胞和"复杂型"细胞。

1. "简单型"细胞（simple type cells） "简单型"细胞的接受野不呈同心圆形，它只有一种类型的接受野。在同一个接受野内，"开"排列成一直线，而"关"则位于"开"的两旁。其"开"的方向（长轴）就是该细胞的轴向，它所占的区域即轴向区。当一束裂隙状的光线恰好填满"简单型"细胞的整个轴向区，或者光束沿着轴向扫过该区，该细胞产生强烈反应。光束略偏转，一部分落在轴向区、另一部分落到轴向区两侧的抑制性区域，则该细胞的反应较弱。如果光束的长轴与轴向区呈直角关系，则该细胞因兴奋性与抑制性反应大致相等而完全不出现反应。

每个"简单型"细胞接受很多个外侧膝状体细胞发来的冲动。这些外侧膝状体细胞接受野的"开"排列在一条直线上。于是，当视网膜的一个区域受到光线照射时，每个轴向的光束都会驱动一条"开"排列在一条直线上的外侧膝状体细胞，从而使得纹状区一套特定的"简单型"细胞产生反应。轴向略有不同的光束，就会使另一套"简单型"细胞产生反应。日常生活中，眼球接收到的光线千变万化。究竟会涉及纹状区多少套"简单型"细胞，难以估计。换言之，纹状区中总共具有多少套"简单型"细胞，实在难以估计。

2. "复杂型"细胞（complex type cells） 其适宜刺激与"简单型"细胞相同，也是特定轴向的裂隙状、黑线条、直边缘等3种光束。它也有接受野和接受野的轴向，但是在它的接受野中无法确定"开"和"关"的区域。与"简单型"细胞不同的是：光束沿着轴向朝某个方向移动时，"复杂型"细胞的兴奋增强，光束朝相反方向移动则"复杂型"细胞的兴奋下降；据信，一个"复杂型"细胞的传入冲动来自很多个"简单型"细胞，它们都有相同的轴向。视野中的每个区域的光线可以有各种不同轴向的光束，所以必然会影响到轴向各不相同的无数个皮质细胞柱。

3. "超复杂细胞"（hypercomplex cells） 是功能更为精细的细胞。它又分为低等级（lower order）和高等级（higher order）两种。"低等级超复杂"细胞的传入冲动来自两套"复杂型"细胞。"高等级超复杂"细胞则接受很多"低等级超复杂"细胞发来的冲动。

纹状区（17区）的细胞基本上都是"简单型"细胞；纹旁区和纹周区（18区）中超过90%的细胞是"复杂型"细胞，其余的是"超复杂"细胞；第四视区（19区）中都是"超复杂"细胞，"低等级超复杂"细胞和"高等级超复杂"细胞各半。19区中有些皮质柱，其中的一些细胞具有某个轴向，而另一些细胞的轴向与前者相差90°，还有些细胞对这两种轴向的光束都做出反应。

17区的皮质接受来自双眼的视觉冲动，而17区中的细胞超过80%只接受一个眼来的视觉冲动。至于视觉冲动来自哪侧眼，则以终于该处的视束纤维是交叉纤维还是非交叉纤维而定，已如前述。

双眼接受的视觉冲动最终汇聚成统一的视觉，形成"双眼单视"。17区中的少量接受双眼来的视觉冲动的细胞，或者称之为由双眼光线驱动的细胞，有两个接受野。它们在双侧视网膜的位置是相应的、对称的。不仅要它们的位置相同、轴向相同、还要同时接受的光束轴向也都相同的条件下，才可能参与实现双眼视觉的汇聚。有作者指出，18区和19区中接受双侧眼视觉冲动的细胞，两个接受野的位置并不在对称的、相应的位置。18区和19区中接受双眼光线驱动的细胞对于双眼视觉汇聚的具体作用，目前还不清楚。

第一视区（17区）发出的纤维投射到双侧第二、三、四视觉区（18区、19区），其中的越边纤维经胼胝体压部到达对侧。第一视区是唯一直接接受来自外侧膝状体纤维的（有争议），所以，第二、三、四视区接受的视觉冲动是经第一视区传导过来的。此外，第一视区（17区）还发出下行纤维到外侧膝状体，对外侧膝状体的功能进行反馈性调控。有作者认为第二视区（18区）发出的这种纤维数量更多。18区是具有6层结构的无颗粒性皮质，没有Gennari纹。它的嘴侧端与19区融合，彼此间没有明确界限。此区借联合纤维（associated fibers）与同侧17区和19区互相联系，借连合纤维（commissural fibers）与对侧17区、18区和19区相互联系。此外，18区还发出纤维加入上纵束和下枕额束（它们都是同侧半球各结构之间的联合纤维）。

涉及语言文字等第二信号系统的高级联络区，绝大多数人都位于左半球（被称作"优势半球"）。习惯于用左手写字、使用筷子等工具的人（左利手），其"优势半球"也位于左半球。因为，"优势半球"是人类长期进化过程中形成、并遗传下来，并不是哪个个体形成的。现已明确不存在哪侧半球是优势的，只是两侧半球的分工不同。

与视觉关系较密切的是视觉性语言中枢，又称阅读中枢，位于左侧顶下小叶后部的角回（图3-24）。它损伤后患者视觉正常，但是不能识别手写的和印刷的文字、以及各种符号（如音符、红绿灯、各种危险与安全符号等），称为失读症。在它的前下方、颞上回的后部，有听觉性语言中枢，又称听话中枢。听话中枢损伤后，患者的听力正常，但是对于听到的语言、音乐以及各种声音信号（例如汽笛声、警报声等）都不能识别。大多数书刊的插图中，都把它们画得界限分明、彼此不相连接。事实上，它们的分界并不清楚。它们都位于韦尼克区（颞顶区后部）内（图3-24）。此区受损后出现严重的感觉性失语。患者既听不懂别人说的话、也看不懂人家写给他的东西，因此，与人交往困难很大。患者在相当长的时间内虽然还可以说话，但是他也听不懂自己说的话，只是凭借记忆说出来。随着时间的推移，患者这方面的记忆逐渐消退，说出的话越来越含糊不清，有可能最终没有人能听懂他的话，等于丧失了说话功能。如果病变范围也累及了运动性语言中枢和写字中枢（位于额中回后部），则说话写字也都出现障碍。既看不懂、听不懂，也说不出、写不出。患者与人交往就很难实现了。

如前述，韦尼克区的功能远不止这些，还包括识别（辨认）、运用等。

以上谈到的视觉活动，都是兴奋性的，或者称之为阳性的。它们从最初级的视觉，逐级提高，最终达到视觉的认识。这当然是非常重要的。然而，视觉活动中还有大量抑制性的，或者称之为阴性的活动。兴奋性的和抑制性的视觉活动一直互相伴随，同时出现。例如，狙击手瞄准时，注视目标的眼看到的图像是兴奋性的，同时另一只眼似乎看不到、虚化了的图像则是抑制性的、阴性的。我们注意观察某个物体的细节，例如分辨某个印得很小繁体字的具体笔画，当然用的是双眼视力。这时，被注视细节周围的图像都看不清了，被抑制、"虚化"了。反之，如果我们观察的是整体的景象，而不是个别具体细节，那么视野中心观察到的图像被抑制、"虚化"了。总之，要么关注整体景象，要么关注具体细节，不可能两者同时进行。只有这样，我们才能获得完整的整体形象，或者精细的具体细节。这是我们得以清晰地认识周围物体的基本条件。可见，抑制性的、阴性的视觉活动（视觉现象），也是整个视觉活动的重要组成部分。抑制性的、阴性的视觉活动与兴奋性的、阳性的视觉活动相伴实现，是视觉联合区功能活动的结果。在漫长的生物进化过程中，阳性视觉反应与阴性视觉反应是同时形成的。视觉传导通路是四级传导当然并没有错。前面介绍的视网膜内、外侧膝状体内，各种神经元之间的复杂联系，还有视皮质的各种神经元复杂的功能特性等，主要目的是提供一种感性认识条件，从而容易理解更深层的视觉活动状况。作为临床眼科工作者，或许不需要完全记住它们。但是，一定要理解它们。理解其复杂性、以及抑制性（阴性）视觉现象对于视觉生理的重要意义。

第三节　视觉传导通路中的纤维排列

视觉传导通路的所有各部分中，纤维都是严格按照局部定位关系排列的。视觉传导通路中任何微小的病变都会造成视觉障碍。了解视觉传导通路中纤维排列的具体情况，对视路病变的定位诊断非常必要。神经内外科患者首诊于眼科的现象，常可遇到。

一、视网膜的纤维排列

视网膜颞侧半发出的纤维在视交叉不越边（不交叉），走到同侧视束中，这部分纤维被称作不交叉纤维（非交叉纤维）。视网膜鼻侧半发出的纤维在视交叉越边（交叉），走到对侧视束中，这部分纤维被称作交叉纤维。划分视网膜颞侧半与鼻侧半的分界线是通过黄斑中心小凹的垂直线。通过黄斑中央小凹的水平线则把视网膜分为上下两半。通过黄斑中央凹小凹的这两条假想线（垂直线和水平线）上，视神经纤维数量略少，略呈窄缝隙状。视网膜各部的节细胞发出的轴突，即视神经纤维，向视神经盘汇集。

二、视神经的纤维排列

视神经内没有神经内丛。在视神经的不同部位，视神经纤维的排列是有变化的（图3-25）。

视神经眶内段的最前端、与眼球连接处：来自黄斑部的纤维并不位于视神经的中央，而是位于其外侧部。其中来自黄斑部上部的纤维位于其上半，来自黄斑部下部的纤维位于其下半。来自视网膜鼻侧半的纤维位于黄斑部纤维的内侧，其中来自鼻上象限的纤维位置在上部，来自鼻下象限的纤维位置在下部。来自视网膜颞侧半的纤维分成两部分，位于视神经的上部和下部。来自颞上象限的纤维位于上部，来自颞下象限的纤维位于下部。来自视网膜鼻侧半最靠鼻侧边缘部分的纤维，位于此处视神经最鼻侧（内侧）的边缘部分，其中来自鼻上象限边缘部分的纤维位于上部，来自鼻下象限边缘部分的纤维位于下部。

从此处向后，黄斑部纤维逐渐向视神经的中央移动。到眼球后方10~15mm处，来自黄斑部的纤维已经转移到视神经的中部，其中来自黄斑部上部的纤维仍然位于上部，来自黄斑部下部的纤维还位于下部。来自视网膜颞侧半的纤维包绕在黄斑部纤维的外侧，来自上象限的纤维在上部，来自下象限的纤维在下部。来自视网膜鼻侧半的纤维包绕在黄斑部纤维的内侧，来自上、下象限的纤维分别位于上、下部。来自视网膜鼻侧半最边缘部分的纤维位置基本没有变化，仍然位于视神经最鼻侧（内侧）边缘处，来自上、下象限的纤维分别位于上、下部。

视神经最后端、靠近视交叉处：此处视神经纤维的排列顺序与眼球后方10~15mm处的排列顺序基本相同。

但是向鼻侧旋转约45°（所有视神经纤维整体旋转，它的上面转向鼻侧，即向内侧转45°）。来自视网膜鼻侧半的纤维与来自视网膜颞侧半的纤维之间，由视神经表面的软膜伸出一薄片，将它们分隔开。这个由软膜形成的间隔没有延伸到视交叉内，因此它的存在与否，被看作视神经与视交叉的分界标志。

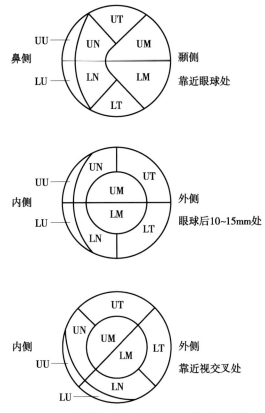

图 3-25 视神经纤维的局部定位排列示意图

UM：黄斑部上半来的纤维 　LM：黄斑部下半来的纤维 　UT：视网膜颞上象限来的纤维 　LT：视网膜颞下象限来的纤维 　UN：视网膜鼻上象限来的纤维 　LN：视网膜鼻下象限来的纤维 　UU：视网膜鼻上象限边缘部分来的纤维（双眼视野不重叠部分下半部的单眼视觉） 　LU：视网膜鼻下象限边缘部分来的纤维（双眼视野不重叠部分上半部的单眼视觉）

三、视交叉内的神经纤维走向

只有来自视网膜鼻侧半的纤维在视交叉中越边（交叉），进入对侧视束；来自视网膜颞侧半的纤维在视交叉中不越边，进入同侧视束。

来自视网膜颞侧半的纤维走在视交叉的外侧缘。其中来自颞上象限的纤维在背侧，颞下象限来的纤维位于腹外侧（图 3-26）。

来自视网膜鼻侧半的纤维在视交叉中的行程是弯曲的。来自视网膜鼻下象限的纤维沿着视交叉的前缘走向对侧，在对侧视神经与视交叉连接处形成一个突向前的弯曲，突入对侧视神经末端。此弯曲称作交叉前膝（Wilbrand 前袢），然后再沿着视交叉的外侧缘向后走，进入对侧视束的腹外侧部（图 3-27）。来自视网膜鼻上象限的纤维进入视交叉后，先向后走，进入同侧视束的起始部，形成一个凸向后的弯曲，称作交叉后膝（Wilbrand 后袢），然后沿着视交叉的后缘走向对侧，进入对侧视束的背内侧部（图 3-27）。交叉后膝不如交叉前膝明显。

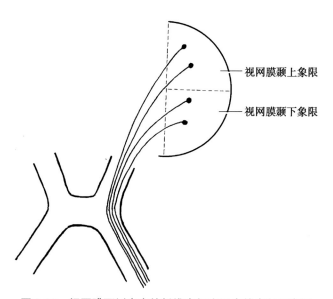

图 3-26　视网膜颞侧半来的纤维在视交叉内的走向示意图

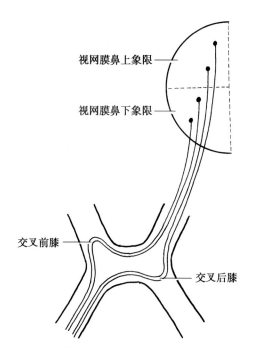

图 3-27　视网膜鼻侧半来的纤维在视交叉内的走向示意图

　　有作者认为不存在交叉后膝。也有作者认为交叉前膝也不存在,因为最初发现交叉前膝的标本是该侧眼球已被摘除的个体,交叉前膝可能是由于该侧视神经已经变性,从而促使对侧视神经异常生长造成的。笔者认为,实际上,交叉前膝和交叉后膝的出现很可能是来自视网膜鼻侧半的纤维在走向对侧的过程中,纤维分散开来,一些走得最分散、行程变得更远的纤维可能突入对侧的视神经后端,或者突入同侧视束的前端;而有些个体,这种纤维分散的程度没有这么明显,于是交叉后膝可能没出现,或者交叉前膝不那么突出。这些应该都属于个体差异。

交叉前膝和交叉后膝如果都存在，当一侧视神经与视交叉连接处受损伤时，除了患侧眼全盲外，还会出现另一侧眼的视野颞上象限周围部分缺失。一侧视束与视交叉连接处损伤是除出现双眼对侧偏盲外，患侧眼视野的颞下象限周围部分也会缺失。

黄斑部的纤维也分为鼻侧半和颞侧半。与视网膜其余部分来的纤维一样，只有鼻侧半来的纤维在视交叉中越边。黄斑部鼻侧半来的纤维走在视交叉后部靠近上面的部位，在该处越边，然后进入对侧视束。有作者把双侧黄斑部鼻侧半来的纤维形成的交叉称作视交叉中的小视交叉。

综上所述，视交叉中部只有交叉的纤维；视交叉的两侧部分则既有不交叉的纤维、也有交叉的纤维。由于视网膜鼻侧半来的纤维比颞侧半来的纤维多，所以，视交叉中交叉纤维多些（交叉纤维约占53%，不交叉纤维约占47%）。视交叉损伤最典型的表现是双眼颞侧偏盲，由于视交叉中部被损坏造成。然而实际情况复杂得多。视交叉的位置、毗邻结构的病变、视交叉血液供应障碍等，都会造成视交叉损伤部位的各种差异，因而视觉障碍随之出现较大差异。

四、视束中的纤维排列

视束中的纤维来自同侧视网膜颞侧半和对侧视网膜鼻侧半，共有6种：①来自同侧视网膜黄斑部颞侧半的未交叉纤维；②来自对侧视网膜黄斑部鼻侧半的已交叉纤维；③来自同侧视网膜颞侧半周围部的未交叉纤维；④来自对侧视网膜鼻侧半周围部的已交叉纤维；⑤来自对侧视网膜鼻上象限边缘部分的已交叉纤维；⑥来自对侧视网膜鼻下象限边缘部已交叉纤维。这6种纤维中，来自黄斑部上半的纤维合并在一起（包括来自同侧黄斑部颞侧半的上半部的纤维和来自对侧黄斑部鼻侧半的上半部的纤维）。来自黄斑部下半部的纤维合并在一起（包括来自同侧黄斑部颞侧半的下半部的纤维和对侧黄斑部鼻侧半的下半部纤维），同样，来自视网膜周围部分的纤维也是上半部（上象限）合在一起、下半部（下象限）的纤维合在一起。即：来自同侧视网膜颞侧半上象限周围部分的纤维与来自对侧视网膜鼻侧半上象限周围部分的纤维合在一起；来自同侧视网膜颞侧半下象限周围部分的纤维与对侧视网膜鼻侧半下象限周围部分的纤维合在一起。来自对侧视网膜鼻侧半上象限边缘部分的纤维、来自对侧视网膜鼻侧半下象限边缘部分的纤维，没有同侧相应的纤维与之合并（视网膜鼻侧半最边缘部分发出的纤维不可能加入同侧视束中），因此它们单独在视束中占有位置（图3-28）。

由于每侧视束中都有来自双侧视网膜的纤维，因此，一侧视束损伤后，双眼都会出现视觉障碍。例如，左侧视束损伤后，左侧视网膜颞侧半发出的视神经纤维被破坏，造成左眼鼻侧偏盲；右侧视网膜鼻侧半发出的视神经纤维被破坏，造成右眼颞侧偏盲。病变在左侧（左侧视束），双眼的偏盲都出现在右侧（左眼鼻侧偏盲、右眼颞侧偏盲），所以称作对侧偏盲。两眼都是从右侧来的光线看不见，是同一个方向来的光线看不见，所以称作同向性偏盲。总起来，完全的说法是：对侧同向性偏盲。视束和视束以后的视觉通路的一侧性损伤，都会造成对侧同向性偏盲。

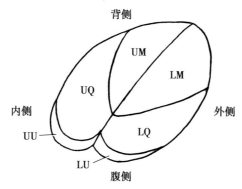

图 3-28　视束后部内的纤维局部定位排列示意图

UM：来自同侧视网膜黄斑部颞侧半上部和对侧视网膜黄斑部鼻侧半上部的纤维　　LM：来自同侧视网膜黄斑部颞侧半下部和对侧视网膜黄斑部鼻侧半下部的纤维　　UQ：来自同侧视网膜颞上象限周围部和对侧视网膜鼻上象限周围部的纤维　　LQ：来自同侧视网膜颞下象限周围部和对侧视网膜鼻下象限周围部的纤维　　UU：来自对侧视网膜鼻上象限边缘部分的纤维（双眼视野不重叠部分下半部的单眼视觉）　　LU：来自对侧视网膜鼻下象限边缘部分的纤维（双眼视野不重叠部分上半部的单眼视觉）

五、外侧膝状体内视神经纤维终止的定位排列

视束中的交叉纤维终止在外侧膝状体的 1、4、6 层；非交叉纤维终止于 2、3、5 层。黄斑部来的纤维终止区域占据外侧膝状体约 3/4 部分。其中来自黄斑部上半的纤维终止于外侧膝状体的背内侧部分；黄斑部下半的纤维终止于外侧膝状体的背外侧部分。黄斑部以外的视网膜上象限来的纤维终止于外侧膝状体的腹内侧部；黄斑部以外的视网膜下象限来的纤维终止于外侧膝状体的腹外侧部。对侧视网膜鼻侧最边缘部分来的纤维终止于外侧膝状体最前端的狭窄小区域，其中上象限来的纤维终止于内侧份、下象限来的纤维终止于外侧份（图 3-29）。

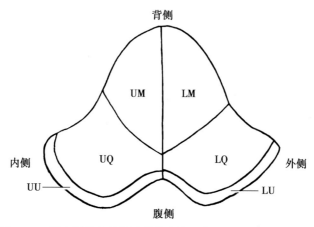

图 3-29　视束纤维在外侧膝状体内终止的局部定位排列示意图
图中英文缩写代表的纤维来源与图 3-28 相同

六、视辐射内的局部定位排列

视辐射背侧部传导的视觉冲动，来自视网膜上象限；腹侧部传导的视觉冲动来自视网膜下象限；外侧部传导从黄斑部来的视觉冲动；传导对侧视网膜鼻上象限最边缘部分来的视觉冲动的纤维在最上部；传导对侧鼻下象限最边缘部分来的视觉冲动的纤维在最下部（图3-30）。

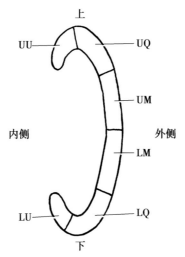

图 3-30 视辐射内的纤维局部定位排列示意图
图中英文缩写代表的纤维来源与图3-28相同

七、初级视皮质（纹状区、17区）的局部定位排列

传导视网膜黄斑部来的视觉冲动的视辐射纤维终止于纹状区的后部，包括距状沟顶壁和底壁的皮质，并延伸到半球外侧面（枕叶外侧面）约2cm，其范围约占纹状区的一半；传导视网膜周围部来的视觉冲动的视辐射纤维终止于纹状区的前部，也包括距状沟顶壁和底壁的皮质。双眼同侧上象限来的视觉冲动投射到距状沟以上的皮质；双眼同侧下象限来的视觉冲动投射到距状沟以下的皮质（图3-31）。

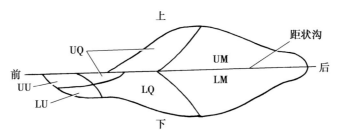

图 3-31 视辐射纤维终止于初级视皮质的局部定位排列示意图
图中英文缩写代表的纤维来源与图3-28相同

外侧膝状体、视束、初级视皮质的一侧性损伤，都会造成对侧同向性偏盲。但是，损伤情况大多数是不完全的，因此，典型的、完全的对侧同向性偏盲并不多见。由于病变的情况

各不相同,所以临床表现也是多种多样的。尽管如此,其表现必然是对侧同向性偏盲的一部分,不会出现这个范围之外的视野改变。

患者对自己的对侧同向性偏盲通常察觉不到,只是抱怨时常不自觉地碰撞位于偏盲侧的物体。

一侧外侧膝状体、视束或视辐射损伤造成对侧同向性偏盲,视野的缺损部分和保留部分之间的分界线呈一直线,黄斑部视力也丧失一半(见图 3-5)。一侧初级视皮质损伤造成的对侧同向性偏盲,其视野缺损部分和保留部分之间的分界线不是一条直线,整个黄斑部视力(中心视力)被保留下来(见图 3-3)。这个现象,临床上称之为黄斑回避现象。它是初级视皮质损伤的特有表现。

在人类,双侧纹状区被破坏,造成双眼全盲。如单侧损害则出现单侧后视路损害的视野特征,即对侧同向偏盲,伴黄斑回避(图 3-32)

病例与分析(图 3-32):

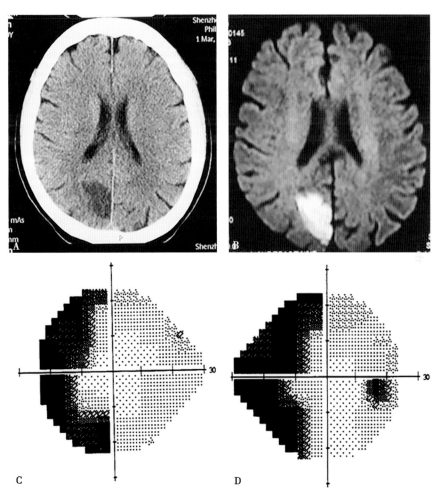

图 3-32 一例双左侧偏盲伴黄斑回避患者 MRI 与视野表现

患者女性,70 岁,右侧枕叶梗死,头颅 CT 提示右侧枕叶片状低密度影(A);头颅 MRI DWI 检查显示右侧枕叶片状高信号(B);视野检查提示双左侧偏盲,伴黄斑回避(C、D)

对于黄斑回避现象的解释,有多种假说。被大多数学者接受的是:初级视皮质的主要动脉是大脑后动脉的分支——距状沟支。大脑半球外侧面的绝大部分由大脑中动脉分支分布。纹状区的后端一直延伸到枕叶外侧面。那里是大脑后动脉和大脑中动脉分布区的交界处。在脑表面的软脑膜内,动脉进入脑实质之前,分支之间有吻合支,能够建立一定程度的侧支循环。因此,大脑后动脉或距状沟支栓塞后,可以通过它们之间的吻合支建立侧支循环。于是纹状区后部的功能(黄斑视力)得以保留下来。而纹状区的其余部分则没有这种建立侧支循环的条件,功能丧失。有作者报道,纹状区后端的血液供应(血供)主要来自大脑中动脉的分支。所以,距状沟支栓塞后,即使没能建立侧支循环,纹状区后端的血供也没有问题,中心视力当然得以保存。

视束中参与视反射的纤维在视束后端离开视束,没有到达外侧膝状体。所以,在视束末端以前的病变,视觉传导和视反射通路都被阻断。视束后端以后发生病变,则只累及视觉传导,视反射不受影响。因此,一侧视束病变时,用偏盲方向来的光束照射任一侧眼,都不会出现瞳孔缩小的反应。一侧外侧膝状体、视辐射、初级视皮质病变时,用偏盲方向的光线照射任一侧眼,都会出现双侧瞳孔缩小的反应。用此办法可以鉴别视束损伤和视束以后损伤。

第四节　视觉反射和视觉活动

视觉反射简称视反射,包括所有由光线刺激引起的反射。主要有瞳孔对光反射、调节反射(又称近反射、调视反射)、视体反射等。前两个反射与动眼神经、滑车神经、展神经关系更密切,在第三章中详细叙述。现仅介绍视体反射。

视体反射是视觉刺激引起躯体运动的反射。例如:突然受到强光刺激时,闭眼、头颈部转向避光方向、抬起手臂遮拦光线、甚至全身蜷缩等。

视觉神经冲动经视网膜、视神经、视交叉,到达视束。在视束后端,构成此反射弧的传入纤维离开视束,走向内侧,止于上丘。上丘发出顶盖脊髓束,随即越边(跨越中线至对侧),经中脑大脑脚被盖部、脑桥被盖部、延髓,在靠近中线的两侧下行进入脊髓,走在前索内。沿途终止于相应的下运动神经元。

闭眼,是眼轮匝肌的运动,由面神经支配,顶盖脊髓束在脑桥被盖部终止于面神经核(中间群)。头颈部转向躲避光线的方向,由颈部肌完成此动作,由相应的颈神经支配,顶盖脊髓束终止于脊髓颈段的前角。臂部抬起,遮挡光线的动作,由肩带肌和臂部肌完成,颈神经丛和臂丛的分支支配,顶盖脊髓束终止于脊髓颈段的前角。全身性的蜷缩动作,涉及的肌很多,都是脊神经支配的,顶盖脊髓束止于相应的脊髓前角。

阅读时,双眼不自主地沿着文字排列的方向扫视,逐行逐字地阅读。这种运动被认为是一种反射。笔者分析,最初做双眼扫视运动应该是随意运动,主要由锥体系调控,锥体外系起配合作用。这种动作熟练后,可以不用再去注意如何运作,成为一种"半自动运动",由锥体外系调控。与其他经过学习、熟练了的运动,性质和形成过程是一样的。

第五节　视觉传导通路的血液供应

一、视网膜的血液供应

分布于视网膜的动脉有视网膜中央动脉和睫状后动脉。它们都是眼动脉的分支。

视网膜中央动脉：颈内动脉在穿出海绵窦附近发出眼动脉。眼动脉伴随在视神经的下外侧、穿过视神经管进入眼眶。随即发出视网膜中央动脉。视网膜中央动脉在眼球后9～12mm处穿入视神经，沿着视神经中轴前行，直到视神经盘（视盘）。在视盘中部附近，先分成上下两支，每支再分成内侧与外侧两支，形成鼻侧上小动脉、鼻侧下小动脉、颞侧上小动脉、颞侧下小动脉。它们走在视网膜神经纤维层内，不断分支，供应视网膜内 5 层结构，黄斑部中部除外。（图 3-33，图 3-34）视网膜的外 5 层的血液供应由脉络膜血管丛提供。

黄斑部本身没有血管分布，其代谢物质交换也是通过其深侧的脉络膜血管网进行的。

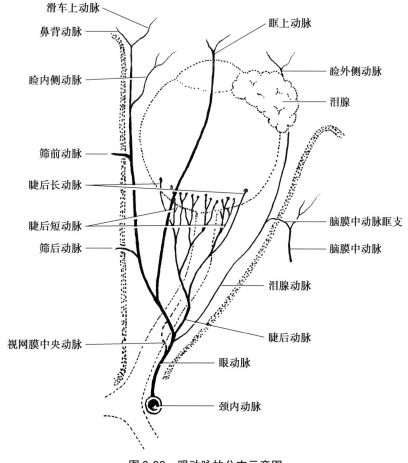

图 3-33　眼动脉的分支示意图

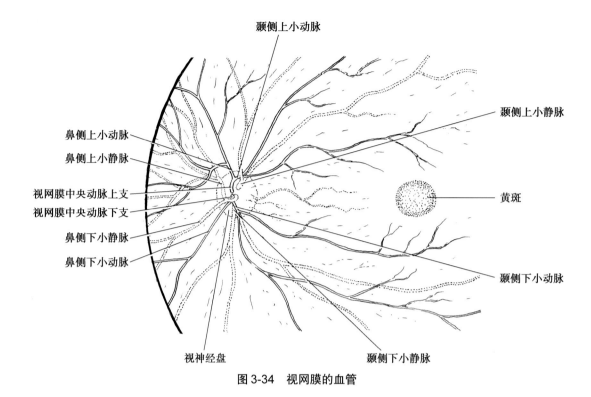

图 3-34　视网膜的血管

睫后动脉：又称睫状后动脉，发自眼动脉。眼动脉发出视网膜中央动脉和泪腺动脉后，发出睫后动脉。它常以两支（鼻侧支和颞侧支）发自眼动脉。在视神经的周围分成 20 多个小分支，穿入巩膜进入眼球。其中鼻侧最内侧的一支和颞侧最外侧的一支，穿入巩膜的位置距离视神经较远，是睫后长动脉（睫状后长动脉）。其余的都是睫后短动脉（睫状后短动脉）（见图 3-33）。睫后长、短动脉在眼球血管膜内不断分支形成脉络膜血管网。在脉络膜中，鼻侧支的分支分布区域和颞侧支的分支分布区域之间，有明显的分水带（watershed zone）。

二、视神经的血液供应

关于视神经的血液供应争议比较大，其焦点是，视神经的主要供血动脉是什么动脉。

20 世纪 50 年代中期，Francois 和 Neetens 等提出，"眼动脉在发出视网膜中央动脉之后不久，又发出一支视神经中央动脉。后者也走在视神经中轴线上，是视神经的重要供血动脉。视网膜中央动脉在视神经内的行程中没有分支，不分布于视神经。"Hayreh 等多位作者分别进行过仔细研究，始终无法找到这个视神经中央动脉。Francois 最后也承认，无法拿出确切的证据证实视神经中央动脉的存在。所以，一度被广泛采纳的视神经中央动脉的说法，很少再被提及了。

概括地说，视神经的动脉分布有两种形式：离心性的、向心性的。由视神经中轴线上的视网膜中央动脉，发出若干细小分支，分布于视神经中轴附近。这种分布方式是，血管从视神经的深部走向视神经浅部，是离心性的分布。视神经表面的视神经内鞘（实际上就是软脑膜)其中的动脉血管网,发出细小的分支伴随纤维结缔组织、沿着视神经中的神经束膜进入视神经,分支分布于视神经。由于它们是从视神经表面走向深部的,是向心性的分布。视神经内鞘中的动脉血管网由附近动脉的分支形成。例如睫后动脉、进入视神经之前的视网膜中央动脉以及邻近的其他动脉。在视神经内,视网膜中央动脉分布于视神经的分支很少。所以,视神经的动脉分布以向心性分布为主。

睫后动脉进入巩膜后,在巩膜内发出细小的分支,在视神经周围彼此吻合,形成一个形状不规则的环,有时不完整,称为视神经动脉环(Haller-Zinn circle)。从视神经动脉环也发出细小分支分布于视神经的最前部——眼内段。

Hayeh 对视神经眼内段的血供进行了多年的细致研究。他把视神经眼内段称作视神经头,分为 4 个区,从前到后依次为:表面的神经纤维层、筛板前区、筛板区、筛板后区(图 3-35)。

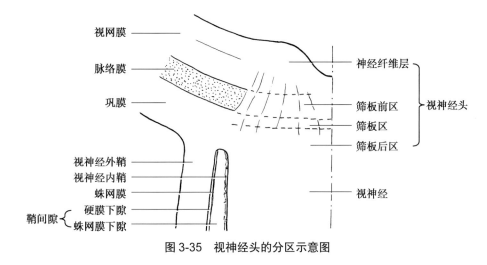

图 3-35　视神经头的分区示意图

睫后短动脉分为两种:一种是进入巩膜的位置靠近视神经,称作视神经旁支;另一种是行程和进入巩膜的位置距视神经稍远的,称作视神经周围支(又称视神经远侧支)(图 3-36)。

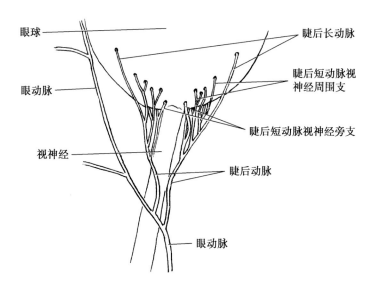

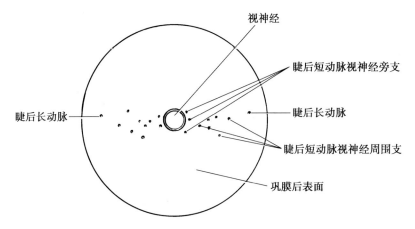

图 3-36 睫后动脉的分支与各分支进入眼球的位置示意图
上图为睫后动脉分支情况,下图为各分支穿入巩膜的位置

视神经头的神经纤维层,由视网膜血管供血;筛板前区由脉络膜血管网的分支供血;筛板区主要由睫后短动脉的视神经旁支供血,视神经动脉环也发生小分支到筛板区;筛板后区由视神经动脉环的分支和睫后短动脉的视神经旁支供血(图 3-37)。Hayeh 认为,睫后短动脉视神经旁支,对于视神经头的供血非常重要,它是功能性终动脉。各个睫后短动脉视神经旁支在筛板的分布区之间,都有分水带,是血液循环的薄弱区。一旦某支睫后短动脉视神经旁支发生病变,不可能建立起有效的侧支循环。于是,必然发生供血不足甚至供血中断,造成该分布区内视神经纤维损害,出现相应的扇形的或象限性的视野缺损。他认为,睫后短动脉视神经旁支的病变,是致盲的重要原因之一。以上研究对我们认识视神经病变,特别是缺血性视神经病变有一定的意义。

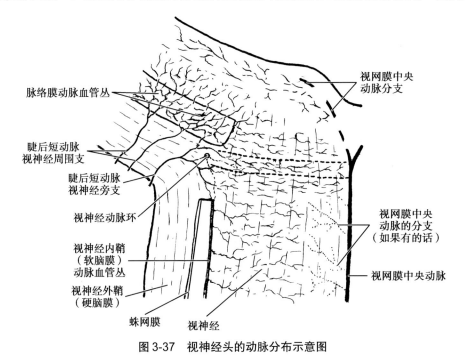

图 3-37 视神经头的动脉分布示意图

三、视交叉的血液供应

视交叉的动脉是多源性的。大脑前动脉开始部有一小分支分布于视交叉的上部和外侧部。颈内动脉发出的垂体上动脉（图 3-38）、后交通动脉和大脑中动脉也发出小分支，一起分布于视交叉的下部的外侧份。所有这些分支在视交叉的下外侧部形成动脉网。从这个动脉血管网再发出分支分布于视交叉的外侧部，然后继续走向内侧，分布到视交叉的中部。视交叉中部的动脉分布密度明显低于视交叉的外侧部。因此，视交叉中部是血液供应的薄弱区。

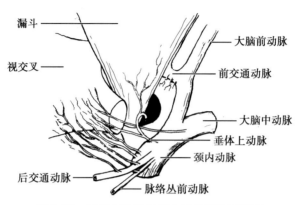

图 3-38　垂体上动脉与视交叉的动脉示意图

临床上可以见到一些垂体腺瘤的患者，肿瘤完全局限在垂体窝内、不可能压迫到视交叉，但也出现了双眼颞侧偏盲。其机制与视交叉中部的血液供应较差、垂体肿瘤"盗血"现象有关。垂体肿瘤代谢旺盛、血液循环远比正常组织丰富，分布到肿瘤的血管增生、变粗，血流量与血流速度明显增大，导致分布到视交叉的血流量减少。此现象称为"盗血"现象（图 3-39），其后果是血循环薄弱的视交叉中部出现缺血性病变。而视交叉中部主要是来自视网膜鼻侧半、交叉的视觉神经纤维，损伤后，表现为双眼颞侧偏盲。

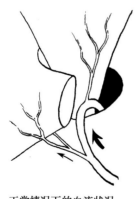

正常情况下的血流状况

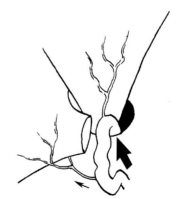

垂体肿瘤时，垂体上动脉增粗，血流量与血流速度倍增，造成它分布到视交叉的分支血流量锐减

图 3-39　垂体肿瘤时出现"盗血"现象示意图

四、视束的血液供应

脉络丛前动脉（颈内动脉的分支）和后交通动脉（颈内动脉和大脑后动脉之间的吻合动脉）发出的小分支分布于视束的前部；大脑后动脉的分支分布于视束的后部。这些小分支在视束表面的软脑膜中形成血管网，再从血管网发出分支分布于视束。

五、外侧膝状体的血液供应

外侧膝状体的动脉细小，可能不止一支，主要由脉络丛前动脉发出。

六、视辐射的血液供应

视辐射的前部，由脉络丛前动脉发出的小分支分布。视辐射的后部由大脑中动脉和大脑后动脉的小分支分布。视辐射的外侧部由大脑中动脉的分支前外侧中央动脉（前外侧丘纹动脉）分布。

七、视皮质的血液供应

纹状区（17区）主要由距状沟支（大脑后动脉分支）分布。纹状区的最后端延伸到枕叶外侧面。该处是大脑中动脉的分支颞后动脉的分布区。距状沟支小分支和颞后动脉小分支，在进入皮质之前，彼此之间，可能有吻合支，能够建立一定程度的侧支循环。或者，纹状区后部的供血就是大脑中动脉的分支。这是黄斑回避现象产生的最可能原因。

注：一支动脉的各分支之间、与邻近动脉分支之间，完全没有吻合支，这种动脉称作终动脉。终动脉一旦栓塞，其分布区域必然发生缺血性坏死。事实上，人体根本没有这种终动脉。

动脉的各分支之间、与邻近动脉分支之间，虽然有吻合支，但是吻合支很少很小，不足以建立侧支循环。这种动脉称之为功能性终动脉。人体中这种功能性终动脉则相当多。例如，在软脑膜里的动脉分支之间有较明显的吻合支，但是，从这些动脉发出的分支进入脑实质后（称为皮质支、中央支），就是功能性终动脉。

第四章

动眼神经、滑车神经、展神经

动眼神经（oculomotor nerve）、滑车神经（trochlear nerve）和展神经（abducent nerve）是第三、四、六对脑神经（cranial nerves Ⅲ，Ⅳ，Ⅵ，CNn Ⅲ，Ⅳ，Ⅵ 或 Nn Ⅲ，Ⅳ，Ⅵ），它们都是支配眼球外肌的周围神经。由于它们的性质和功能比较密切，所以一并介绍。

第一节 概 述

各眼外肌的功能及损伤后的临床表现是本章的基础知识。

一、眼球的运动

眼球位于眼眶内，位置偏前，周围有眼球外肌、神经、血管，还有大量的脂肪组织（眶脂体或称眶脂肪）。眼球的运动主要是在原地转动，不是向各个方向移动。眼球的转动有一个假想的中心，被称作眼球的旋转中心，位于角膜前表面中点后方 13.5mm 处。由于眼球并不是真正的球体，又受神经、血管、韧带等诸多因素的影响，眼球在运动中，旋转中心的位置会有少许变动。分析球体转动的惯用力学方法是：通过旋转中心，做 3 个互相垂直的运动轴：冠状轴、垂直轴、矢状轴（图 4-1，图 4-2），临床上称之为 Fick 坐标。眼球的运动就是沿着这三个假想的运动轴进行转动（三维运动）。通过旋转中心的额状面（冠状面）称为 Listing 平面。

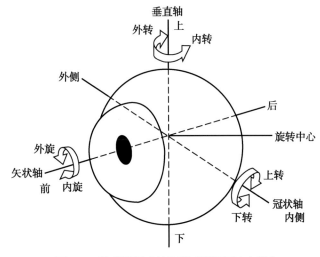

图 4-1 眼球的运动轴和眼球的运动（右眼）

眼球沿着冠状轴转动，其前极转向上和转向下，通常称之为眼球向上转（上转）、向下转（下转）；眼球沿着垂直轴转动，眼球前极转向内侧和转向外侧，称之为眼球向内转（内转）、向外转（外转）。沿着这两个轴的运动方向都以眼球前极的运动方向而定。沿着矢状轴，眼球可做内旋和外旋的转动，它们是以角膜上缘的运动方向为准。

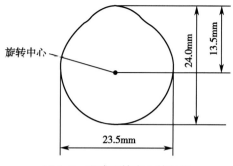

图 4-2　眼球旋转中心的位置

头部摆正，双眼向正前方远处注视，这时的眼球位置是原始位置，临床上称之为第一眼位。眼球沿着冠状轴转向上方、下方，或者沿着垂直轴转向内侧、外侧，都是沿着一个运动轴做的运动，称为单轴运动、一维运动，这时眼球所达到的位置称为第二眼位。眼球转向内上、内下、外上、外下，眼球需要沿着两个运动轴转动（冠状轴和垂直轴）称为双轴运动、二维运动，这时眼球所达到的位置称为第三眼位（见图 3-8）。眼球基本上不做单独的内旋、外旋运动，它们通常都伴随着眼球的单轴运动和双轴运动一起进行。

二、眼球外肌

包括上、下、内、外四条直肌，上、下两条斜肌。上睑提肌常被称作提上睑肌，虽然对眼球运动没有直接作用，但是它与眼球外肌，特别是上直肌，关系密切，且都由动眼神经支配，通常与眼球外肌一起介绍。

（一）总腱环（common tendinous ring）

总腱环又称 Zinn 环，由致密纤维结缔组织形成，位于眶尖，附着于视神经管眶口的内侧部和上部、眶上裂的后内侧部（眶上裂宽部）等处的骨面（图 4-3）。

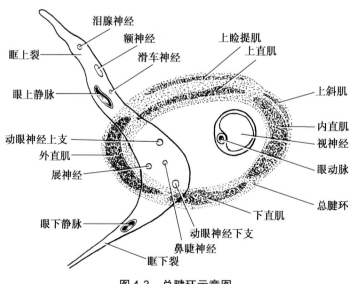

图 4-3　总腱环示意图

总腱环与眶骨膜、视神经鞘、硬脑膜直接连续。眼球外肌中，只有下斜肌起自眶下壁骨面。4条直肌都起自总腱环，上斜肌和提上睑肌的起点紧密地附着在总腱环的外表面，严格说来，它们是位于总腱环之外（图4-3）。内直肌和上直肌的起点靠近视神经管，所以，视神经炎患者在眼球转动时会感到疼痛。视神经、眼动脉、动眼神经上支、动眼神经下支、展神经、鼻睫神经位于总腱环内；滑车神经、额神经、泪腺神经、眼上静脉和眼下静脉位于总腱环外（图4-3）。

从图4-3可以看出：动眼神经上下支、滑车神经、展神经，三叉神经第一支眼神经的三个分支（额神经、鼻睫神经、泪腺神经），还有眼上、下静脉都通过眶上裂。眶上裂病变时，这些神经可以全部被破坏，其表现都在患侧：上睑下垂（上睑提肌瘫痪），眼球完全不能转动、固定在中间位置（眼球的全部运动肌瘫痪），瞳孔扩大（瞳孔括约肌瘫痪、瞳孔开大肌未瘫痪），看近物模糊（调节功能丧失，请参阅本章第三节），眼神经分布区的一般感觉障碍、角膜反射和睫毛反射消失等。临床上称之为眶上裂综合征。如果病变同时累及视神经管，则除了上述眶上裂综合征的表现外，还有视力部分丧失或完全丧失，称为眶尖综合征。

（二）眼球外肌的作用

从力学角度分析，肌的作用取决于两个主要因素：力与力臂。

肌收缩产生牵引力，简称肌作用力、肌力。它包括强度和方向两个方面。各眼球外肌肌力的绝对值难以取得，一般用其相对值。肌力大小与肌的生理断面呈正相关关系。以长肌为例（眼外肌都是长肌，下斜肌是不典型的长肌，其生理断面与典型长肌相同），其肌腹的最大横断面就是它的生理断面。对它们的生理断面进行对比，得到它们肌力的相对数。例如，上斜肌是眼球外肌中最薄弱的，它的生理断面假定为1。内直肌是眼球外肌中最强大的肌，它的生理断面与上斜肌相比，可达到4。外直肌约为3.5，上、下直肌约为2，下斜肌约为1.5（这些数值只是估计值，在标本上直接测量各肌的生理断面，可以得到更准确的比值）。

肌力的方向，可以用其止点中点到其起点中点的连线代表。

力臂大致上相当于眼球赤道部的半径。成人眼球的矢状径24mm，冠状径23.5mm，垂直径23.0mm；女性眼球各径均比男性的短0.5mm。个体差异很小。所以，力臂基本上接近于常数。

当某个眼球外肌的作用力刚好与某个眼球运动轴垂直、且两者之间有一定距离（即有力臂）时，它的作用力全部都用在沿着该旋转轴运动的方向上。例如，眼球处于原始位置时，内直肌和外直肌的作用力都与垂直轴呈垂直关系，肌力与垂直轴之间的距离为眼球赤道部的半径，即力臂。所以，内外直肌的作用是使眼球内转和外转。如果肌的作用力（或分力）与某个眼球运动轴平行或位于同一平面，则力臂为零，不会出现沿着该运动轴的眼球运动。眼球处于原始位置时，内外直肌的作用力与冠状轴和矢状轴都位于同一平面，力臂为零，因而它们不会使眼球上下转和内外旋。于是，它们的作用力全部用于使眼球内转和外转。

如果某个眼外肌的作用力与各运动轴之间的角度都不呈直角（垂直）关系，则该眼球外肌沿着三个运动轴发生作用，各作用的大小取决于分力的大小。其中最大的分力产生的运动是该肌的主要作用。另一个较小的分力，使眼球沿着另外两个运动轴做相应的运动，其运动幅度较小,是该肌的次要作用。眼球位于原始位置时,上直肌、下直肌、上斜肌、下斜肌的作用都是这种情况。

以上介绍的情况,都只是单个眼球外肌的作用,没有考虑到其余眼球外肌配合下能够起的作用。

某眼球外肌作用力的最大分力与某个运动轴之间有一定距离(眼球赤道部半径),但是它们之间不呈垂直关系。其他眼球外肌发挥作用,把眼球转动到该肌作用力与该运动轴垂直。这时,该眼球外肌的作用力没有其他方向的分力,全部作用于沿着该运动轴的运动。这个作用方向是它的最大效益作用方向,它是在其他肌协助下实现的。

某个眼球外肌因故瘫痪时,双眼朝向该眼球外肌最大效益作用方向转动时,患侧眼的运动幅度不足,于是出现复视。

生理状况下,人类的眼球运动都是双眼联合运动,一侧眼球不能进行单独的运动。这种功能是在婴儿早期形成的。双眼联合运动当然会遵循“节省的运动”的原则(详见本节“三、双眼联合运动”)。所以,双眼联合运动中各眼球外肌的作用都是它们的最大效益作用方向,不会是各眼球外肌单独收缩的作用方向。

当某个眼球外肌的支配神经受到刺激时,出现该眼球外肌单独收缩的运动。或者,各眼球外肌都已瘫痪,只剩下一个眼球外肌时,也会出现该眼球外肌单独收缩的运动。换言之,只在病理状况下才会出现某个眼球外肌单独收缩现象。

根据上述的原则,各眼球外肌单独收缩的作用、最大效益作用方向如下:

1. 上直肌 其起点偏内侧,止点中点至起点中点的连线(即作用力方向)与视轴呈23°,所以,上直肌的作用力有向后、向内侧两个分力(图4-4A)。向后的分力较大、位于冠状轴的上方,所以,上直肌主要的作用是使眼球上转。向内侧的分力较小,位于垂直轴的前方、使眼球内转;内侧分力也位于矢状轴的上方、使眼球内旋。这是上直肌单独收缩时的作用(图4-4B)。在其他眼球外肌配合下,把眼球外转23°,则上直肌的作用力全部作用于使眼球上转,即上直肌的最大效益作用方向(图4-4C)。

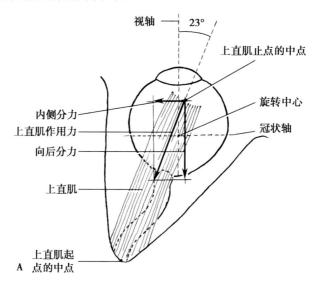

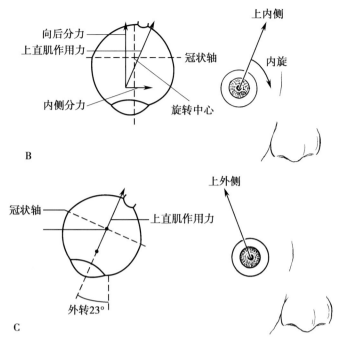

图4-4　上直肌的作用示意图

A. 眼球处于原始位置时,上直肌的作用分析　　B. 上直肌单独收缩的作用　　C. 上直肌最大效益作用方向

　　2. 下直肌　与上直肌相似,只是它位于眼球下方。其作用力方向与视轴也是23°,也有向后、向内侧两个分力(图4-5A)。向后分力较大、位于冠状轴的下方,所以,下直肌的主要作用在于使眼球下转。向内侧分力较小,位于垂直轴的前方使眼球内转;内侧分力也位于矢状轴的下方、使眼球外旋。这是下直肌单独收缩的作用(图4-5B)。在其他眼球外肌配合下,把眼球外转23°,则下直肌的作用力全部作用于使眼球下转,即下直肌的最大效益作用方向(图4-5C)。

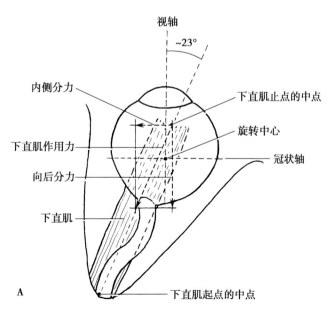

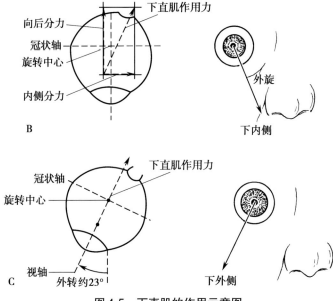

图 4-5　下直肌的作用示意图

A. 眼球处于原始位置时，下直肌的作用分析　B. 下直肌单独收缩的作用　C. 下直肌的最大效益作用方向

3. 上斜肌　是眼球外肌中最弱小的肌。其作用力方向用它穿过滑车的肌腱的中点至其止点的中点的连线作为代表。它与视轴呈 51°，有向前、向内侧两个分力（图 4-6A）。向前的分力位于冠状轴的上方，将眼球后部拉向上，遂使眼球下转；向内侧的分力位于垂直轴的后方，将眼球后部拉向内侧，遂使眼球外转；内侧分力还位于矢状轴的上方，使眼球内旋。这是上斜肌单独收缩的作用（图 4-6B）。在其他眼球外肌配合下，把眼球内转 51°，则上斜肌的作用力全部作用于使眼球下转，即上斜肌的最大效益作用方向（图 4-6C）。

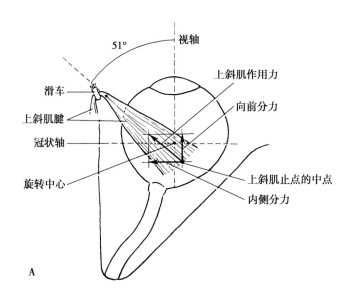

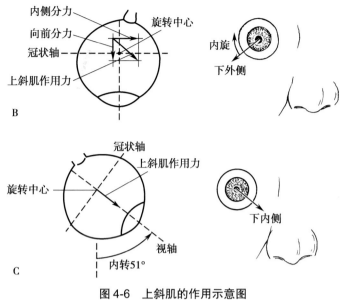

图 4-6 上斜肌的作用示意图

A. 眼球处于原始位置时,上斜肌的作用分析 B. 上斜肌单独收缩
的作用 C. 上斜肌的最大效益作用方向

4. 下斜肌　是唯一不起自总腱环的眼球外肌。它起于眶底壁的前内侧、泪后嵴(泪囊
窝的后缘)后方的骨面。它的作用力与视轴也呈 51°,有向前、向内侧两个分力(图 4-7A)。
向前的分力位于冠状轴的下方,牵拉眼球后部向下,使眼球上转;向内侧的分力位于垂直
轴的后方,牵拉眼球后部向内侧,使眼球外转;内侧分力还位于矢状轴的下方,牵拉眼球下
部转向内侧,遂使眼球外旋。这是下斜肌单独收缩的作用(图 4-7B)。在其他眼球外肌配合
下,把眼球内转 51°,则下斜肌的作用力全部作用于使眼球上转,即下斜肌的最大效益作用
方向(图 4-7C)。

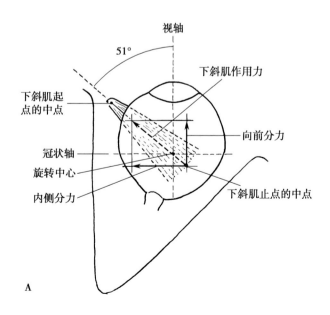

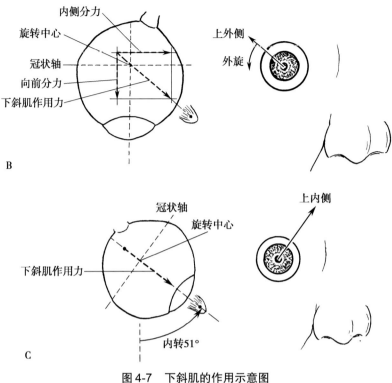

图 4-7　下斜肌的作用示意图

A.眼球处于原始位置时,下斜肌的作用分析　B.下斜肌单独收缩的作用
C.下斜肌的最大效益作用方向

5．内直肌和外直肌　眼球位于原始位置时,内直肌和外直肌的作用力与垂直轴垂直,没有其他方向的分力,所以,只是使眼球内转和外转,没有使眼球上下转、内外旋的作用。

以上对于眼球外肌作用的分析,都是以眼球处于原始位置为基础的。换言之,只有当眼球处于原始位置时,上述的分析才被认为可能是正确的。由于眼球运动还受其他不少因素的影响,上述眼球外肌作用的分析是否正确,要通过临床实践来检验。

三、双眼联合运动

（一）双眼联合运动的种类

双眼联合运动包括同向运动和异向运动。

1．同向运动　包括水平同向运动、垂直同向运动。水平同向运动,又称侧向运动、侧视、外凝视等,即两眼一起向左转动、或一起向右转动。垂直同向运动是双眼一起向上转动或一起向下转动。

2．异向运动　包括双眼集合运动和双眼外展运动。双眼集合运动又称辐辏运动、聚辏运动、会聚运动,是注视近处目标时,双侧内直肌收缩,双眼一起向内转,使得双眼的视轴一起对准近处的注视目标。通常此时还伴有双侧瞳孔括约肌收缩、瞳孔缩小的反射,和睫状肌收缩导致晶状体增厚、曲率增大、焦距缩短等两种反射。这三种反射合称近反射(详见本章第四节)。双眼的外展运动,又称分散运动、散开运动,是双眼从注视近处目标改为注视远处目标时，此时双侧外直肌适度收缩，双眼外展到双眼视轴平行为止。同时瞳孔括约肌放松、瞳孔恢复到平时的大小，睫状肌松弛、晶状体恢复到平时的厚度、曲率和焦距。

双眼同向联合运动和异向联合运动过程中，双眼视轴始终一起对准同一个注视的目标。从而物体在双侧视网膜的成像始终准确地落在对称的、相应的位置上。这样，机体才得以获得双眼单视，对环境中的物体看得清楚、有立体视觉。否则，出现复视。

双眼单视与立体视觉的产生，是第二视觉区（纹旁区、第18区）的功能。至于对颜色的分辨，还涉及视锥细胞的种类。视锥细胞有三种，每种视锥细胞只能感受一种原色光线（红色、蓝色、绿色），最终能够分辨颜色，主要是第三视觉区（纹周区、第18区周边部）的功能。

（二）双眼联合运动中各种肌的作用

眼球运动虽有其特殊性，眼球外肌的活动同样遵循所有运动肌活动的规律。

完成某个动作过程中，起主要作用的肌，称作原动肌（通常称之为主要运动肌、主要作用肌）。例如屈某个关节，该关节的屈肌（可能不止一个）是主要运动肌。另外的某个肌或某些肌的次要作用中，也有屈该关节的作用，这个（这些）肌称作协同肌。与主要运动肌作用相反的肌称作拮抗肌。如：屈某关节时，该关节的屈肌是原动肌（主要运动肌），该关节的伸肌则是拮抗肌。拮抗肌的作用与主要运动肌的作用虽然相反，但是它们之间并不对抗，而是互相配合、协调地进行活动。这种配合和协调的关系称作拮抗。主要作用肌和拮抗肌之间，互为拮抗肌。

此外，还有配偶肌、固定肌等，从略。

长期以来，一个普遍被接受的观念是：主要运动肌收缩时，它的拮抗肌要相应地、适当的放松。但是它并不是完全放松，还有适量的收缩。这种适量的收缩，起类似制动的作用，使运动得以顺利地、平滑地进行。这个概念至今仍然被很多作者接受，并运用到各个领域。在眼球运动方面有两条很著名的法则：Sherrington 法则和 Hering 法则。其中，Sherrington 法则就是以上述观点为基础的。

Sherrington 法则：当某一眼外肌收缩时，其拮抗肌同时出现相应的松弛。如右眼外直肌收缩，其右眼内直肌必然适当放松。

Hering 法则：一眼转向某一方向，其作用肌接受到神经冲动的同时，也以同等量的神经冲动到达该肌对侧的配偶肌。如右眼外直肌接收一定量的神经冲动出现收缩时，其左眼配偶肌，即内直肌，也得到同等量的神经冲动而适当的收缩。

麻痹性斜视时的第二斜视角大于第一斜视角，证明此法则是正确的。例如右侧外直肌麻痹，由于外直肌的肌力下降，内直肌的肌力相对较强，右眼会出现内斜。患者用左眼注视正前方的物体时，右眼内斜的角度（斜视角）称为第一斜视角（即用健眼注视时，麻痹眼的斜视角为第一斜视角）；如果患者用麻痹眼注视正前方物体，则麻痹的外直肌必须用比正常更大的力，也就是需要比平时更多的神经冲动，以加强外直肌的收缩，才能实现用麻痹眼注视正前方。与此同时，其配偶肌——左侧内直肌也接收到比正常更强的神经冲动，于是左眼出现更大幅度的内斜（用麻痹眼注视时，健眼的斜视度为第二斜视角）。所以，麻痹性斜视时第二斜视角大于第一斜视角。这是麻痹性斜视的临床特点之一，可用 Hering 法则解释。

根据上述观念，特别是 Sherrington 法则，可以形成以下结论：每个眼球的任何一个动作，都需要两个或两个以上的眼球外肌协同完成，不可能靠一个眼球外肌单独完成。如眼球内转，主要运动肌为内直肌，同时需要外直肌的松弛，还需要上直肌和下直肌（它们都有内转作用）作为协同肌予以配合，以加强内直肌的作用（此时，上直肌的上转、内旋作用，与下直肌的下转、外旋作用，互相抵消），内转才得以顺利实现。这还只是一侧眼球，与此同时，对侧眼球要外转，该侧的外直肌是主要运动肌，起拮抗作用的内直肌要松弛，还要上斜肌和下斜肌作为协同肌的配合，外展动作才得以顺利实现。眼球上转时上直肌与下斜肌是主要运动肌，它们都有较大的分力是眼球沿冠状轴向上转动，它们较小的分力分别使眼球内转、内旋与外转、外旋，则互相抵消。另外还需要下直肌和上斜肌的松弛与之配合。眼球下转时下直肌和上斜肌是主要运动肌，它们的次要作用内转、外转与内旋、外旋互相抵消，上直肌与下斜肌松弛与之配合（表 4-1）。

表 4-1 眼球运动时的主要作用肌、协同肌、拮抗肌和配偶肌（根据 Sherrington 法则）

右眼球运动	主要运动肌	协同肌	拮抗肌	配偶肌
内转	右内直肌	右上直肌 右下直肌	右外直肌 右上斜肌、下斜肌	左外直肌
外转	右外直肌	右上斜肌 右下斜肌	右内直肌 右上直肌、下直肌	左内直肌
内上转	右上直肌	右下斜肌 右内直肌	右下直肌 右上斜肌、外直肌	左下斜肌
内下转	右下直肌	右上斜肌 右内直肌	右上直肌 右下斜肌、外直肌	左上斜肌
外下转	右上斜肌	右下直肌 右外直肌	右下直肌 右上直肌、内直肌	左下直肌
外上转	右下斜肌	右上直肌 右外直肌	右上斜肌 右下直肌、内直肌	左上直肌

这个基本观点（主要运动肌收缩时，拮抗肌并没有完全松弛，还有一定程度的收缩，以保证动作能够顺利、平稳、平滑地进行）如果是正确的，应该在肌电图上能够反映出来。但是，从 20 世纪 60 年代开始（或者更早），很多作者在各个关节的运动中反复验证，都没能找到上述理论的肌电图阳性证据。肌电图上拮抗肌的电位变化为零，呈一条直线，说明拮抗肌并没有收缩。于是，人们不得不重新考虑如何理解这个问题。

目前，被认为相对合理的解释是：刚开始学习一个新的动作，特别是复杂的动作，主要运动肌和拮抗肌需要配合好，还有其他相关肌的配合。这时，锥体系与锥体外系、包括小脑，都参加进来。通过复杂的联系，被动员的神经回路非常多、非常复杂。所以，刚开始做新的动作时，显得笨拙、不协调、不准确、非常费力。经过一段时间的练习，神经回路的选择、相应回路的运行逐渐成熟，于是形成了一种"自动的""程序化"的运动。这时，参与肌的数量以及它们收缩的强度，比刚开始学习这种动作时都少很多。主要运动肌的收缩基本上是"一步到位的"，没有不足或多余，一般不需要拮抗肌收缩、制动。所以在肌电图上，拮抗肌的电位呈一直线（没有收缩活动）。能量的消耗大幅度减少，呈现出"最节省的运动"，丝毫多余的消耗都被避免。

由于病变、某个或某些肌瘫痪、萎缩（肌细胞消失、被纤维结缔组织取代），患者需要在新的条件下重新学习和训练这种动作，参与肌的数量和收缩强度就会比刚开始学习这种动作涉及的肌多得多。需要哪些新的肌参加代偿、代偿肌收缩力度的调控、代偿肌之间的协调与调节、它们具有的次要作用如何抵消等等。双眼联合运动的各级调节中枢要重新进行调节，而这种调节是非常复杂和细致的……所有这些，需要重新编排（编程）。这个过程，又被称作适应过程，往往需要很长时间。能否恢复到原来的功能状况，就看没瘫痪的其他肌的代偿情况了。这种理解和解释，不仅适用于一般的躯体运动，也适用于眼球运动。请参阅本书第一章第二节"五、骨骼肌的工作与相互配合"。

身体其他瘫痪部位的运动功能恢复，即使只有部分功能得到恢复，总比完全没有功能好。眼球运动则不同，部分代偿是无济于事的。因为部分代偿必然造成双眼视轴不能同时对准注视的目标，物体的成像就不可能落在双侧视网膜对称的、相应的部位。于是必然产生复视。当然也就完全谈不上双眼单视、立体视觉。

眼球的运动都是双眼联合运动（图4-8），非常精细，远比身体其他部位的联合运动复杂。其神经调节也很复杂，包括低级中枢、脑干中的皮质下低级中枢和皮质下高级中枢、皮质中枢中的反射中枢和随意运动中枢（详见本章第三节）。

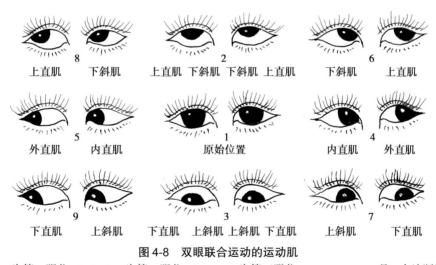

图4-8 双眼联合运动的运动肌

（图中1为第一眼位，2、3、4、5为第二眼位，6、7、8、9为第三眼位，4、5、6、7、8、9是6个诊断眼位）

双眼联合运动的建立，发生在婴幼儿、很早就熟练，成为"程序化""自动化"的活动。一旦某个肌瘫痪，除非该瘫痪肌能够迅速恢复其原有功能，或者通过其他手段（如眼球外肌的移位手术等）恢复其原有功能，双眼联合运动可恢复到接近正常。仅仅通过其他肌的代偿作用，恢复到正常双眼联合运动的功能状况，几乎是不可能的。患者可能会慢慢地、习惯于把患侧眼看到的复视像"忽略掉"。就像睁开双眼看单目镜显微镜，或者睁开双眼瞄准射击那样。这样,可以免除复视的干扰。但只有单眼视力,没有深度感、立体感,上下楼梯、走凹凸不平的路等,会有困难,只能靠本体感觉代偿。

(三)pulley理论

临床实践中遇到的情况,与前面叙述的各眼球外肌的作用有较大的出入。

按照前述认识,当眼球转动到第一第二眼位时,会出现肌腹的移动。然而大量的临床资料和实验资料证明,在眼球运动过程中,各眼外肌的肌腹在眶内没有移动位置。肌被切断、或其止点被剥离,应该会出现大幅度的肌回缩。然而手术中把眼外肌从止点被剥离后,肌回缩很少,像是被什么结构阻止住了。

根据前面谈到的认识,制订出眼球外肌协调合作的定量分析公式,模拟眼球的三维眼球转动。结果与实际情况相差甚远。在寻找原因的过程中,开始注意到眶内结缔组织的作用。尽管以前曾经有多位作者提到眶内结缔组织可能有某种作用,但都没有进一步研究过。

人们曾经怀疑:眼球外肌在眼球上的切点与止点之间,有结缔组织把该肌约束在原处。但是把这些结缔组织连同眼球外肌从止点剥离后,眼球外肌的回缩仍然不明显。后来发现了pulley结构,并逐渐对它的结构、位置、作用,解剖形态、组织结构以及个体发生等进行了广泛的研究。目前pulley理论已经被眼科学界广泛接受,成为眼球外肌外科的基本理论(图4-9)。

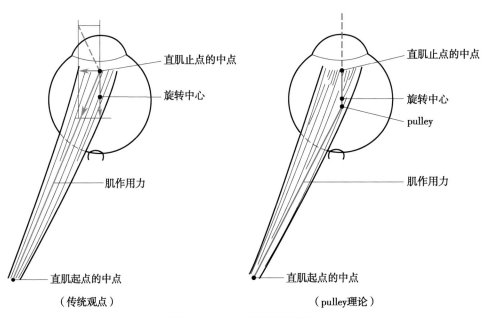

图4-9 pulley的作用示意图

pulley的意思是滑车、滑轮、辘轳。广义的眼球外肌pulley有两种类型:一种是上斜肌pulley,就是上斜肌的滑车(trochlea),主要成分是纤维软骨,故又称纤维软骨滑车(fibrocartilaginous pulley);另一种是直肌pulley,由纤维结缔组织和平滑肌构成,又称纤维肌肉滑车（fibromusculous pulleys）。它们位于眼球赤道附近，包绕在各直肌切点处形成一个环状结构。虽然近来发现下斜肌可能也有 pulley，但通常 pulley 指的只是直肌 pulley。国际斜视学会的标准名词表（2002 年）中，pulley 指的就是直肌 pulley。

　　眼球的 4 条直肌在眼球赤道附近穿过眼球筋膜鞘（Tenon 囊）处，眼球筋膜鞘向直肌表面反折、增厚，与肌筋膜共同形成一个致密的纤维环，紧密地包在直肌周围，不易将其从直肌剥离。这个纤维环就是该直肌的 pulley。由于 pulley 与肌筋膜直接连续，可以把它看作肌筋膜鞘前端局部增厚形成的。但是它并没有光滑的内腔，而是与直肌紧密连接着，是直肌作用力的转折点，因此被认为是直肌的功能起点。它大致上相当于各直肌 pulley 前缘的中点，精密 MRI 可以测定该肌作用力的转折点。各直肌的 pulley 借悬韧带（suspension）连于邻近的眶壁骨面（图 4-10）。

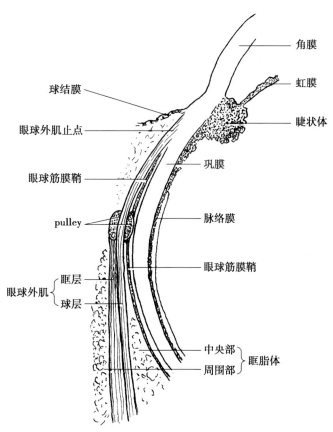

角膜
虹膜
球结膜
睫状体
眼球外肌止点
巩膜
眼球筋膜鞘
pulley
脉络膜
眼球筋膜鞘
眶层
眼球外肌
球层
中央部
眶脂体
周围部

图 4-10　眼球壁前部的纵切面示意图
（示 pulley 与各结构的关系）

　　直肌的解剖学止点附着在巩膜上，不能移动；而直肌 pulley 并不附着在巩膜上，它能够沿着巩膜表面做一定限度的移动。直肌的实际作用力方向，可以用该肌作用力的转折点与该肌止点中点的连线代表。pully 移动后，该肌作用力的方向随之改变。经过眼球旋转中心、与改变后的作用力垂直的直线，就是新的眼球运动轴。它不再是冠状轴、矢状轴和垂直轴，而是与改变方向后的作用力呈垂直关系的新运动轴。这时，直肌作用力转折点至眼球旋转中心的距离，与该肌止点中点至眼球旋转中心的距离相等。眼球运动轴的改变，必然引起视轴的改变。根据 Listing 半角定律，眼球运动轴变换角恰好是视轴变换角的一半。换言之，视轴的变化角是眼球运动轴变化角的两倍。pulley 在这有限的移动范围内，可以有很多不同的位置。只要 pulley 有微小的移动，就会形成新的眼球运动轴。因而可以有很多的新运动轴，眼球新的转动方向也就很多（图 4-11）。

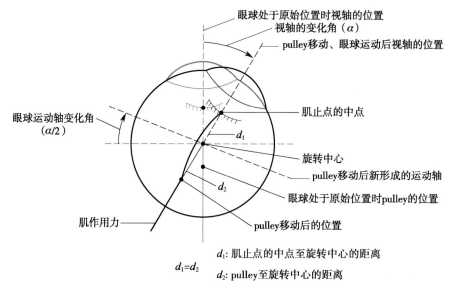

d_1: 肌止点的中点至旋转中心的距离

$d_1=d_2$

d_2: pulley 至旋转中心的距离

图 4-11　pulley 位置的变化导致直肌作用的改变、以及 Listing 半角定律示意图

下斜肌与下直肌颞侧缘交界处，下斜肌的筋膜鞘增厚，它邻近下直肌 pulley。下斜肌筋膜鞘的这个增厚是否就是下斜肌 pulley 还有争议。一种意见认为，至少它起了下斜肌作用力转折点的作用，应该看作是下斜肌的功能起点。

眼球外肌的 pulley 位置异常，会影响该肌的功能。这种影响可能是增强，也可能是功能受限制。例如，外直肌 pulley 位置过低时，会引起眼球上转时外直肌被牵拉、张力增加，外转作用增强；也可能由于外直肌 pulley 位置过低，使得眼球向内上转动受限。临床上有这样的病例，病人眼球内上转障碍，并不是下斜肌或其肌筋膜鞘异常造成的，而是外直肌 pulley 位置过低，限制了眼球向内上转动。

有作者指出，即使 pulley 的位置异常只有 2mm，如果伴有其他 pulley 的很小异位，就可以产生类似双眼斜肌功能异常的表现。因此，检查 pulley 位置是否异常对于斜视的诊断、矫正术的设计等，是非常重要的术前准备之一。

矫正术中找到、辨认 pulley 是关键步骤。定位 pulley 的方法有直视定位、MRI 定位、组织学定位。直视定位 pulley，对手术的指导意义最明显、也用得最多。它需要比较固定的解剖结构作为标志用来描述 pulley 的方位：pulley 距离这个标志多远、什么方向。角膜缘、直肌附着点（即止点）是最常用的重要解剖标志。MRI 定位可以更准确地定位 pulley 的功能位点，对术前诊断、手术设计、手术效果评估等有重要的指导意义。

从直肌在巩膜的附着点（止点）的中点，至 pulley 前缘的中点，测量结果：内直肌 9.58mm±0.89mm；下直肌 11.67mm±0.56mm；外直肌 12.50mm±0.41mm；上直肌 11.33mm±0.55mm。

4 条直肌 pulley 前缘中点到直肌止点中点的距离，从小到大依次为：内直肌、上直肌、下直肌、外直肌。MRI 定位结果的顺序大致相同。都是内直肌最短，外直肌最长，上下直肌介于中间，后两者略有差别。

4 条直肌的表面由肌筋膜鞘包裹。各直肌筋膜鞘之间有薄层结缔组织膜（肌间膜）相连，形成一个漏斗形的结构，称作肌漏斗（肌锥）。发生在肌漏斗内和肌漏斗外的占位性病变，临床表现不同。

肌漏斗的后端与总腱环连接。肌漏斗的前端、各眼球外肌筋膜鞘向周围扩展，附着于邻近的骨、韧带以及其他眼球外肌筋膜鞘。这种广泛附着有维持眼球和眼球外肌正常位置、限制眼球外肌过度收缩等作用，所以，可以广义地统称之为节制韧带（制止韧带）。内直肌和外直肌的节制韧带强大，形成内侧节制韧带和外侧节制韧带（图 4-12）。附着于眶上壁和眶下壁的节制韧带很薄弱，称作系膜，有上直肌系膜、下直肌系膜、上斜肌系膜、下斜肌系膜，还有上睑提肌系膜。

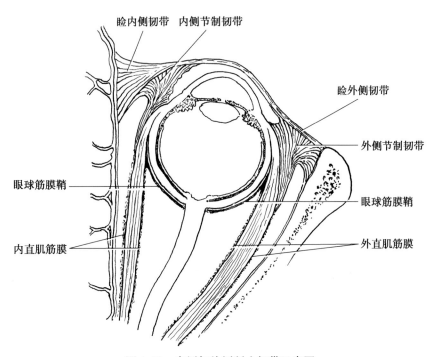

图 4-12 内侧与外侧制止韧带示意图

下斜肌筋膜鞘与下直肌筋膜鞘连接处、与邻近的眼球筋膜鞘下部，融合在一起并增厚，形成很坚韧的下支持韧带，又称眼球悬韧带、Lockwood 韧带（图 4-13）。其内外侧端分别连于泪骨、颧骨、睑内侧韧带和睑外侧韧带，从下方承托眼球，维持眼球的位置。此韧带很强大，上颌骨切除后，只要此韧带正常，眼球的正常位置仍能维持。

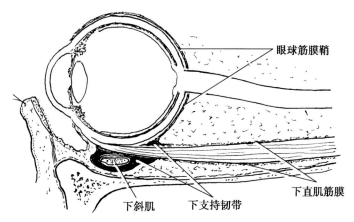

图 4-13　下支持韧带示意图

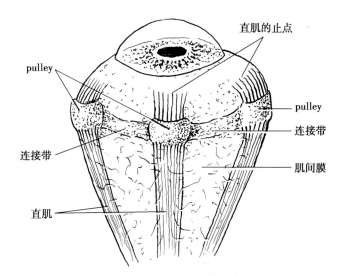

图 4-14　pulley 与连接带示意图

　　肌漏斗的前部，各直肌 pulley 之间并不是菲薄的结缔组织膜，而是一片增厚的纤维结缔组织带，称作连接带（pulley band）（图 4-14）。它与 pulley 一样，也由胶原纤维、弹性纤维、平滑肌组成。4 个直肌的 pulley，连同它们之间的连接带，组成一个大的环，包围在眼球赤道部周围（图 4-14）。内外直肌的 pulley，借悬吊韧带、内外侧节制韧带连于眶骨壁，对于内外侧直肌 pulley 位置的维持作用很明显。上下直肌的悬韧带只是薄弱的系膜，对于它们pulley 位置的维持作用十分有限。所以，连接带对于上下直肌 pulley 位置的维持有重要作用。双眼做集合运动时，下直肌 pulley 向内侧移动，就是内直肌与下直肌 pulley 之间的连接带发挥的作用。人类在日常生活中长期使用视野的内下部分，所以人类鼻侧和下方的连接带比较发达。

　　各直肌 pulley 的后方，眼球外肌表面的筋膜鞘较薄弱，眼球外肌可以在其中自由收缩。它们之间的肌间膜也很薄弱，不足以限制各眼球外肌的横向移动。在眼球做各方运动时，眼球外肌的肌腹基本固定不动，并不是肌间膜起的作用，主要是肌腹的前后两端都是固定的。前端是各肌的 pulley，后端是总腱环。

各眼球外肌分为两部分：靠近视神经和眼球的部分称作球层（global layer，GL）；其外面、朝向眶壁的部分，是眶层（orbital layer，OL）（见图 4-10）。眶层横断面呈"C"形，包在球层的外面。球层和眶层的后端都起于总腱环。前端的终止情况则不同，球层终止于巩膜、即各眼球外肌在巩膜的止点；眶层不终止于巩膜，而是终止于该肌的 pulley（见图 4-10）。

球层与眶层的组织结构不同。球层的肌纤维较粗、含有线粒体的数量不定，肌纤维数目在各个肌肉和个体之间差异不大，血管少、血供不丰富。眶层的肌纤维较细，含有较多的线粒体、肌纤维数量在各个肌肉之间和个体之间的差异很大、血供丰富。运动神经元与肌纤维（骨骼肌细胞）的连接有两种类型。一种是一个神经元的轴突终止于一个肌纤维（肌细胞），是单一神经支配肌纤维（single innervative fiber，SIF）；另一种的多个神经元的轴突终止于一个肌纤维，是复合神经支配肌纤维（multiple innervative fiber，MIF）。后者仅在低等动物肢体骨骼肌中出现，高等动物肢体骨骼肌全部是前者。单一神经支配肌纤维属于快收缩型、有很高的耐疲劳特性（是所有骨骼肌中最强的）、在进化过程中出现较晚，是眼球外肌眶层的主要成分。复合神经支配肌纤维主要属于慢收缩型，耐疲劳性能较差，在进化过程中出现较早，是眼球外肌球层的主要成分。有作者指出，复合神经支配肌纤维与眼球的慢动有关，单一神经支配肌纤维与眼球的快动有关。眼球外肌眶层终止于pulley，通过改变 pulley 的位置，调控眼球的各种运动。双眼联合运动的中枢调控机制，包括脑桥、中脑和皮质的各级调控中枢（详见本章第三节）与 pulley 位置的调控，应该都有联系。

四、上睑提肌

上睑提肌常被称作提上睑肌，并不是眼球外肌，它是眼睑的肌。睑的肌层由眼轮匝肌、上睑提肌、眶内平滑肌组成。

（一）眼轮匝肌

眼轮匝肌（ocular orbicular muscle）是面部表情肌（简称面肌）之一，分为眶部、睑部和泪部，它们都由面神经支配（图 4-15，图 4-16），其主要作用是关闭睑裂（闭眼）。

1. 眼轮匝肌眶部　基本上呈环形。其肌束较粗大，起于睑内侧韧带，包绕眶部后，又止于睑内侧韧带。它的作用是紧闭睑裂（用力闭目），手术中应尽量避免损伤它。眼轮匝肌眶部是随意运动肌。

2. 眼轮匝肌睑部　位于上睑内和下睑内，各呈半圆形，分别称为上睑部和下睑部。它们的肌束较细，起自睑内侧韧带和泪前嵴（泪囊窝的前缘）。在上下睑的外侧端、睑外侧韧带的表面，上下睑部互相交织，形成睑外侧缝。睑外侧缝与睑外侧韧带之间有少量疏松结缔组织。睑部的作用是瞬目（眨眼）和轻闭目。它们可以做随意运动，也有难以制止的不随意运动，所以是一种半随意肌。上睑的下缘和下睑的上缘，各有两三条肌束，与睑缘平行地走在睑板腺管末段与睫毛根部之间，称为睫纤维束，又称睫毛部、Riolan 肌，它将睑缘贴近眼球，有助于泪液的引流和睑板腺分泌物的排出。

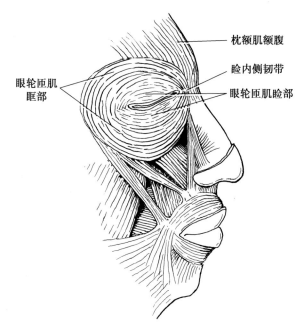

图 4-15 面肌（示眼轮匝肌）

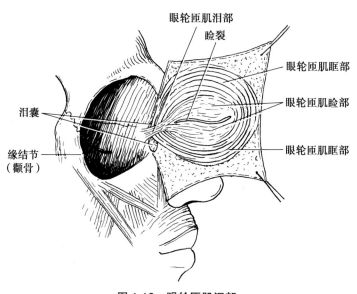

图 4-16 眼轮匝肌泪部

3. 眼轮匝肌泪部 又称泪囊部、泪囊肌、Horner 肌，起于泪后嵴（泪囊窝后缘）后方的骨面和泪筋膜（位于泪囊窝前后嵴之间的一层深筋膜），随即分为两股，分别加入上下睑部。它的作用是将上下睑拉向后，使之贴近眼球；与睑部一起在瞬目时收缩，使泪囊有节律地缩小与扩张，吸引泪液进入泪道。

（二）上睑提肌［levator（muscle）of upper eyelid］

起自眶尖、总腱环的上部（见图 4-3）。它的肌腹在眶顶的下方、紧贴上直肌的上面向前延伸。在靠近眶上缘、距上睑板上缘15~20mm处，穿过眶隔，弯转向下、并增宽形成腱膜，进入上睑。在上睑上方，上睑提肌腱膜分成深浅两层。浅层形成若干层膜性结构，从眼轮匝肌肌束之间穿过，向前止于上睑皮肤的深面。有些个体其中较低的一层稍强，因此形成上睑沟又称上睑褶、双眼皮。有些个体甚至不止一层较强，于是，其双眼皮"双"成很多层。上睑提肌瘫痪时，上睑沟（双眼皮）消失。上睑提肌腱膜浅层最下一层覆于上睑板的前面，直至其下缘。上睑提肌腱膜的深层附于上睑板的上缘（图4-17）。上睑提肌腱膜的内侧部前端借疏松结缔组织连于睑内侧韧带。该腱膜的外侧部从泪腺的眶部与睑部之间穿过，其外侧缘前端附于颧骨的缘结节（眶外侧缘中部一个不明显的骨性隆起）与滑车。上睑提肌筋膜与上直肌筋膜融合，并在上直肌止点腱与上睑提肌腱膜之间形成一个结缔组织团块，附于结膜上穹。因此，有作者认为上睑提肌也止于结膜上穹。

上睑提肌的作用是上提上睑，由动眼神经支配。上睑提肌瘫痪时，上睑下垂。

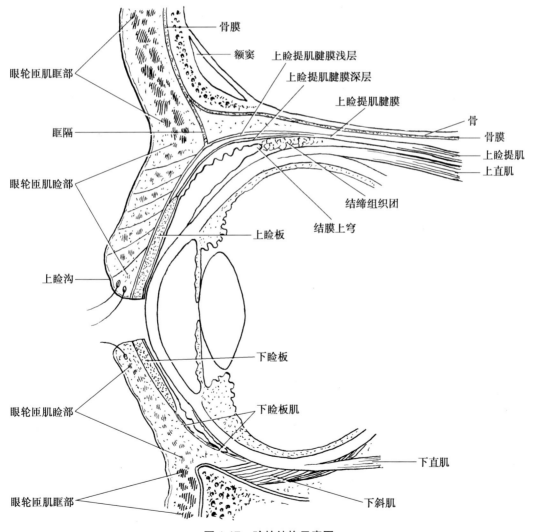

图4-17 睑的结构示意图

（三）眶内平滑肌

眶内平滑肌包括：眶肌、上睑板肌、下睑板肌。它们都由交感干颈上神经节发出的交感神经节后纤维支配。

1. 眶肌　又称眶 Müller 肌。不少哺乳类动物的眶外侧壁不完整、甚至缺乏眶外侧壁。它们的眶 Müller 肌发育良好，用以代替眶外侧壁。人类此肌大部退化。它一般起自覆盖眶下裂的筋膜，向前呈扇形散开，连于下斜肌。少数此肌较发达的个体，其后端可经总腱环下方向后连至海绵窦外侧壁，甚至一直延伸到翼腭窝。在人类，此肌残留部分的生理意义不清楚。有作者认为此肌收缩时眼球轻度前突，但争议颇多。

2. 上睑板肌［superior tarsalis（muscle）］　又被称作上睑提肌深层、上睑 Müller 肌。通常说的 Müller 肌就是单指上睑板肌。它是位于上睑提肌腱膜深层内的平滑肌纤维，起自上睑提肌深面的肌纤维中，前端止于上睑板的上缘。其作用是上提上睑、开大睑裂（睁开眼）。

上睑的上提、并维持在上提的位置，需要上睑提肌和上睑板肌共同完成。这两个肌中任何一个肌的肌力下降或丧失，都会出现上睑下垂。

3. 下睑板肌［inferior tarsalis（muscle）］　又称下睑 Müller 肌。此肌细小，远不如上睑板肌发达。它起自下直肌与下斜肌相交处的筋膜，止于下睑板下缘和结膜下穹（见图 4-17），其作用是下拉下睑以开大睑裂（睁开眼）。

第二节　动眼神经、滑车神经、展神经的解剖学

一、动眼神经、滑车神经、展神经的低级中枢

（一）动眼神经核

位于中脑上丘水平。它分为大细胞部和小细胞部。大细胞部位于中脑上部、中脑导水管周围灰质的腹侧缘、中线两旁，在中脑上丘水平切面上呈"V"形，内侧纵束紧贴在它的腹外侧（图 4-18）。它由大型多极神经元组成，是躯体运动性质的。小细胞部位于大细胞部的背内侧，由中小型多极神经元组成，是普通内脏运动（副交感）性质的。

动眼神经核，是一个核群。它的亚核，有两种不同的意见：

1. 相对较新的亚核划分与传出纤维走向的意见　是 Warwick 在 1953 年提出来的。采用的实验动物是恒河猴。在神经解剖学界，比较普遍地认为人类此核的情况应该与它基本相同。从 20 世纪 50 年代开始，国际上比较权威的两本教科书，一本就是具体做这项研究的 Warwick R. 主编的第 35 版英国版格氏系统解剖学（*Gray's Anatomy*, *35th British ed.*），另一本是 Carpenter M.B. 主编的人类神经解剖学（*Human Neuroanatomy*, *7th ed.*），都采用了这个较新的意见（图 4-19）。

（1）动眼神经核大细胞部，分为以下亚核：

1）背侧核：位于大细胞部的背侧部分，它发出的纤维支配同侧的下直肌。

2）腹侧核：位于大细胞部的腹侧部分，它发出的纤维支配同侧的内直肌。

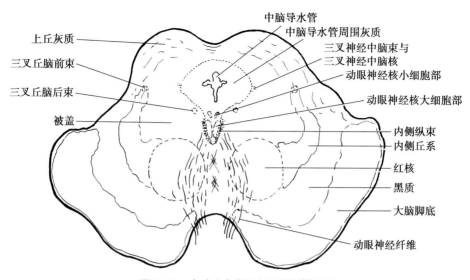

图 4-18 中脑上部(经上丘)的横切面

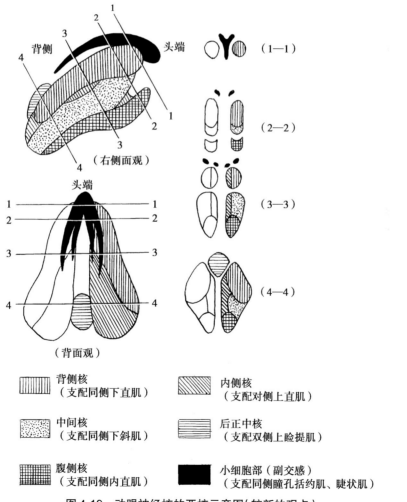

图 4-19 动眼神经核的亚核示意图(较新的观点)

3）中间核：位于背侧核与腹侧核之间，它发出的纤维支配同侧的下斜肌。

4）内侧核：位于背侧核与中间核的内侧，它发出的纤维支配对侧的上直肌。

5）后正中核：是一个不成对、单个的亚核，位于双侧大细胞部之间的中线上，位置偏背尾侧，它发出的纤维支配双侧的上睑提肌。

（2）动眼神经核小细胞部：又名动眼神经副核、动眼神经自主性核、动眼神经植物性核、埃丁格 - 韦斯特法尔核（Edinger-Westphal nucleus，E-W 核）、亚库波维奇核（Якубович 核，я 氏核）、缩瞳核。

动眼神经核小细胞部的嘴侧端（又称吻侧、头端，相当于人类的上端），是单个、不成对的结构，位于中线上，称作前正中核（前正中核是小细胞部的结构，而后正中核则是大细胞部的，两者的性质完全不同，容易混淆）。此核向尾侧（相当于人类的下方）延续为左右各一细胞柱，每侧细胞柱又再分为两条，分别称作内侧内脏运动细胞柱、外侧内脏运动细胞柱。它们的传入纤维，来源不完全一样，这种差异的功能意义尚不清楚。小细胞部呈细胞柱的部分（包括每侧一条和又分成的两条）才是真正的埃丁格 - 韦斯特法尔核（Edinger-Westphal nucleus）。

国内的系统解剖学、神经解剖学以及相关学科的书刊、文献，包括《中国人体解剖学名词》（1982 年版和 2014 年版），都把动眼神经核小细胞部称作动眼神经副核。在国外，比较权威的神经解剖学著作（以 Carpenter M.B. 的 *Human Neuroanatomy* 为例），动眼神经副核是指的另外两个核和一个核群：间位核、达克谢维奇核、后连合核核群（图 4-20，图 4-21）。但是，他们有时候也把动眼神经核小细胞部称作动眼神经副核。

1）间位核（interstitial nucleus）：又称 Cajal 中介核（interstitial nucleus of Cajal），此核不大，由小的多极神经元组成，位于中脑嘴侧部、内侧纵束的外侧（图 4-20）。由间位核发出的纤维，在后连合的腹侧越边，终止于对侧动眼神经核群大细胞部几乎所有的亚核（腹侧核与后正中核除外）、双侧滑车神经核、同侧前庭神经内侧核、同侧脊髓前角。

2）达克谢维奇核（Darkschewitsch's nucleus），由小型神经元组成，位于中脑嘴侧部、中脑导水管周围灰质的腹外侧边界以内、动眼神经核大细胞部的背外侧（图 4-20）。它发出的纤维加入后连合，但是并不终止于动眼神经核群大细胞部，也不下行到脑干较低的部位。

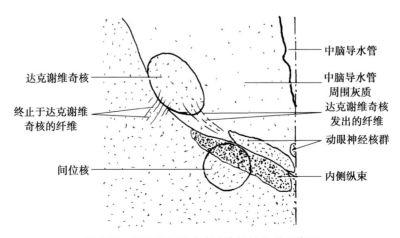

图 4-20 间位核与达克谢维奇核的位置示意图

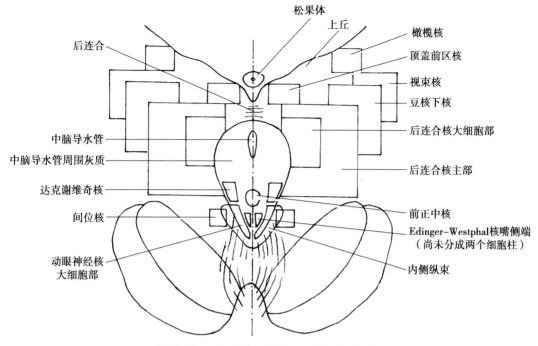

图 4-21　经后连合最致密处的横切面示意图
（此切面的位置比图 4-59 切面的位置略高）

3）后连合核核群：位于后连合周围、包绕在后连合的嘴侧、腹侧和外侧（图 4-21）。它包括上丘连合下部、大细胞部和主部等三个亚核。后连合核核群主部发出的纤维经中脑导水管的腹侧越边后，终止于双侧的内脏运动细胞柱和前正中核的对侧半。

以上两个核和一个核群，所在的位置邻近顶盖前区。顶盖前区中的核和核群，与视觉系统都有联系（接受来自视网膜、外侧膝状体、视皮质，以及与视觉有关的各个联络区发来的纤维，可能还有后丘脑核团来的纤维），与上述动眼神经副核也有联系。它们与瞳孔对光反射、近反射中双眼集合运动的神经调节、双眼垂直同向运动的调节等等，肯定有很密切的关系，但是各种环节的具体细节至今尚不清楚。

动眼神经核的小细胞部发出的副交感节前纤维，与大细胞部发出的躯体运动纤维一起组成动眼神经，穿过大脑脚出脑，最后分布到眼球。其中，发自前正中核的纤维，换神经元后，节后纤维支配睫状肌，调节晶状体的曲率；发自 Edinger-Westphal 核的纤维，换神经元后，节后纤维支配瞳孔括约肌。这个看法被解剖学界和神经解剖学界绝大多数作者接受，已被引用了很多年，并一直运用至今，但也遭到质疑。

比较解剖学资料与上述这个沿用多年的看法有矛盾。在进化过程中，瞳孔对光反射出现得早，调节反射（睫状肌收缩调节晶状体曲度的反射）出现较晚；前正中核出现得早，Edinger-Westphal 核出现较晚。所以，上述解剖学界和神经解剖学界的看法也许有误，很可能应该是前正中核支配瞳孔括约肌，而 Edinger-Westphal 核支配睫状肌。

2. 较传统的动眼神经核群的亚核划分以及传出纤维的走向：见图 4-22。

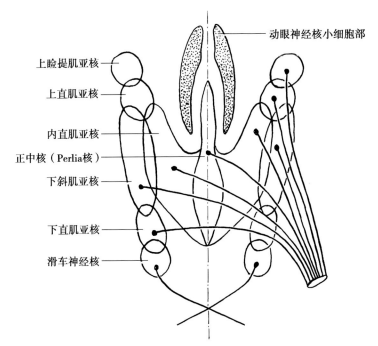

上睑提肌亚核

上直肌亚核

内直肌亚核

正中核（Perlia核）

下斜肌亚核

下直肌亚核

滑车神经核

动眼神经核小细胞部

图4-22　动眼神经核的亚核示意图（较传统的观点）

3．两种观点最大的分歧　①传统观点认为，动眼神经核群两侧大细胞部是互相连接的，位于中线的连接部是一个不成对、单个的亚核，叫做 Perlia 核。由 Perlia 核发出的传出纤维分布到双侧内直肌，支配它们的活动。因此，它是近反射中双眼集合运动的低级中枢。相对较新的观点则认为：比较解剖学资料证实，人类根本没有 Perlia 核。在双侧动眼神经核大细胞部之间，的确有一些大的多极神经元，但是它们不可能是 Perlia 核，它们应该是后正中核的神经元。②两种观点的亚核划分方法、各亚核支配的肌、以及这些肌是哪侧的，都不一样。

虽然目前相对较新的观点被越来越多的作者接受，但是也仍然有一些作者坚持较传统的观点，近期出版的一些书刊中仍采用这种传统的亚核划分方法。

（二）滑车神经核

滑车神经核是单纯躯体运动性质的。它位于中脑下部、下丘水平，动眼神经核群的下方，在平下丘的中脑横切面上，其位置与动眼神经核大细胞部的位置相当，位于中脑导水管周围灰质的腹侧边缘、中线两旁。它的横断面大致呈圆形，内侧纵束的断面颇似一个花托，托住滑车神经核（图4-23）。从滑车神经核发出的滑车神经纤维围绕着中脑导水管周围灰质的边缘走向后下，纤维在上髓帆（前髓帆）内全部交叉后，从下丘的下方穿出上髓帆。它是唯一从背面出脑的脑神经。它绕过大脑脚向前，走到脑的底面，最终分布到上斜肌，支配该肌。

（三）展神经核

位于脑桥下部、面神经丘的深部（图4-24）。展神经核中，发出展神经纤维的大型多极神经元，仅占此核神经元总数的小部分。其余的绝大多数神经元是较小的中间神经元。这些中间神经元中有一部分,连同展神经核背的展旁核神经元、散在于面神经膝中的神经元、共同构成脑桥水平同向运动中枢,是双眼水平同向运动的皮质下低级中枢。

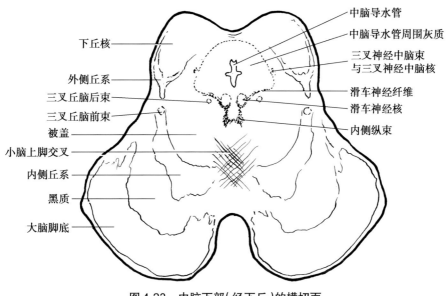

图4-23　中脑下部(经下丘)的横切面

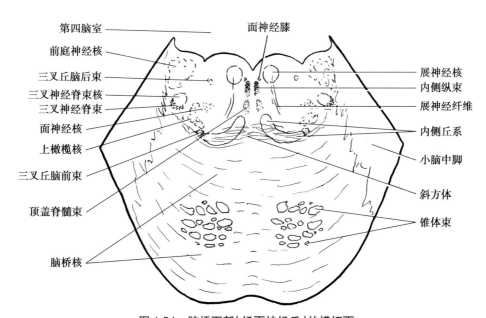

图4-24　脑桥下部(经面神经丘)的横切面

因此,展神经的核性瘫与核下性瘫表现不完全相同。展神经核下性瘫,只损坏了展神经纤维,表现为患侧外直肌瘫痪。患者向患侧看时,患侧眼固然不能转向外侧,但是对侧眼仍可转向患侧(内侧),因为脑桥水平同向运动中枢没有被破坏。展神经的核性瘫,则发出展神经纤维的神经元和脑桥水平同向运动中枢都被损坏。患者双眼向患侧看时,患侧眼不能向外侧转动,健侧眼也不能向患侧(内侧)转动。然而,健侧眼的向内侧转动功能还是存在的。做双眼集合运动时,两眼向内侧的转动都做得很正常。因为双侧动眼神经核的腹侧核、动眼神经都没被破坏。

动眼神经核大细胞部、滑车神经核、展神经核发出的纤维是全部眼球外肌和上睑提肌的支配神经。这些核是否接受锥体束纤维终止,有两种不同意见。Warwick R. 主编的第 35 版英国版的 *Gray's Anatomy* 中写道:"有直接的和间接的(经中间神经元中继后终止)双侧支配"。而 Carpenter M. B. 的第 7 版 *Human Neuroanatomy* 则认为它们"不直接接受锥体束的支配,而是通过皮质网状束 -RF(网状结构)对各眼球外肌运动核进行调控"。从神经解剖学角度看这个问题,多数作者倾向于赞同 Carpenter 的看法。锥体束对低级运动神经元(例如脊髓前角运动神经元)的支配,绝大多数是经过中间神经元中继的。只有那些精细的动作,例如手指的精细动作,没有通过中间神经元中继、由锥体束直接支配。双侧眼球的联合运动的神经调节则更复杂,其皮质中枢有随意性的皮质中枢和反射性的皮质中枢(它们都不是锥体系)、皮质下高级中枢、皮质下低级中枢,最后才联系到各眼球外肌运动核。正常情况下,眼球运动都是双眼联合运动。随意性的双眼联合运动也是由这套复杂的系统发动和调节的。锥体束直接或间接地终止于各眼球外肌运动核,究竟起什么作用尚不清楚。

二、动眼神经、滑车神经、展神经的行程和重要毗邻

(一)脑内的行程

动眼神经的躯体运动纤维和普通内脏运动纤维(副交感),从动眼神经核群发出后,在中脑上部开始向前走、逐渐分散,一部分经红核的内侧、一部分穿过红核,然后逐渐汇合成若干束,穿出大脑脚,到达脚间窝(见图 4-18)。

滑车神经从滑车神经核发出后,沿着中脑导水管周围灰质的边缘走向后下方(见图 4-23),在上髓帆内,全部纤维交叉后,在下丘下方穿出上髓帆。它是脑神经中唯一从背侧出脑的脑神经,也是唯一全部纤维交叉后出脑的脑神经(见图 4-23)。

展神经核发出的展神经纤维在脑桥被盖部内走向前外侧,最后在延髓脑桥沟出脑。展神经和面神经都没有穿过脑桥基底部。原因是脑桥被盖部的内部结构和功能与延髓是一致的,所以,脑桥被盖部可以看作延髓的一部分,是延髓直接向上延伸的部分。而脑桥主要指的是脑桥基底部,是后来出现的。它才是真正的"桥"——联系大脑与小脑。展神经和面神经只是在延髓(包括脑桥被盖部)和脑桥(只是基底部)之间穿出,所以,它们都没有穿过脑桥基底部。

(二)出脑后、进入海绵窦之前的行程

动眼神经以根丝穿出大脑脚后,很快合并成动眼神经主干。它从脚间窝走向前下,从大脑后动脉和小脑上动脉之间穿过(图 4-25)。此时,动眼神经仍然在小脑幕的上方。滑车神经绕过大脑脚走向前内侧,也从大脑后动脉和小脑上动脉之间穿过(图 4-25),它的位置靠近大脑颞叶的前部,全程都位于小脑幕下方。这两个脑神经与脑底面的动脉(大脑后动脉、小脑上动脉、后交通动脉)关系较密切。这些动脉的病变(如动脉瘤、动脉硬化等)可以累及这两个脑神经。

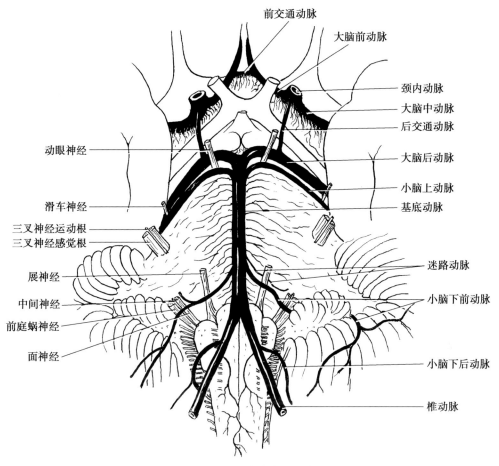

图 4-25 脑底面的动脉与脑神经根

　　动眼神经从大脑后动脉与小脑上动脉之间穿过后，走向前下。与后交通动脉伴行一小段后，在小脑幕游离缘前端的内侧，从后上向前下，跨过小脑幕游离缘（图 4-26）。再向前，穿过海绵窦后壁上部的硬膜（硬脑膜），进入海绵窦。小脑幕游离缘较锐利，动眼神经跨过它时容易被它损伤。最常见的损伤出现于小脑幕切迹疝（由小脑幕以上的占位性病变引发）。疝下的脑组织（海马旁回的前部和海马旁回钩）把动眼神经挤压在小脑幕游离缘上，造成损伤。小脑幕切迹疝初期，可能对该侧动眼神经产生刺激，出现动眼神经受刺激的表现。但是这种表现持续时间非常短，往往临床上难以观察到，很快就发生动眼神经被破坏、甚至脑干被挤压破坏。这是非常危险的情况，病死率很高。一经发现，必须立即采取紧急抢救措施挽救生命。

　　滑车神经从下丘下方出脑后，绕过大脑脚到达脑的底面（图 4-30），在颞叶前部的内侧，从大脑后动脉和小脑上动脉穿过，继续往前走，最后在小脑幕游离缘前端附着处的下方和动眼神经的下方，前行穿过海绵窦后壁的硬膜（硬脑膜）进入海绵窦。由于滑车神经始终走在小脑幕的下方，没有从小脑幕游离缘跨过（图 4-27～图 4-29），所以，小脑幕切迹疝时，不会损伤滑车神经。滑车神经较细，在蛛网膜下腔内的行程较长，活动度较大，不容易出现机械性损伤。它被炎性病变损害的机会相对大些。

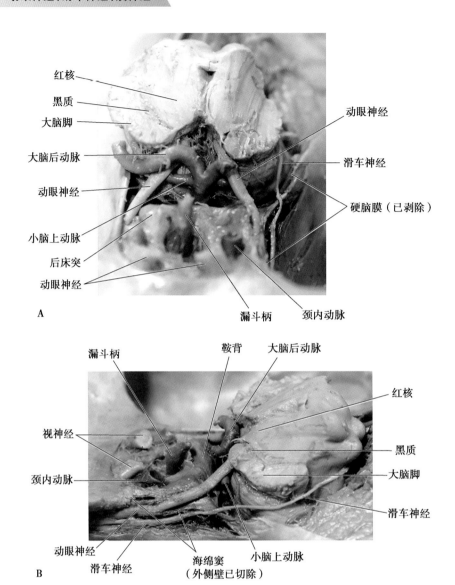

图 4-26 动眼神经、滑车神经的部分行程（照片）

A 图右半的小脑幕和海绵窦外侧壁的硬脑膜已剥除，以显示动眼神经和滑车神经在海绵窦内的行程；
B 图示滑车神经从出脑主入海绵窦段的走行及其毗邻关系

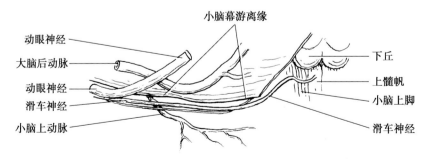

图 4-27 动眼神经、滑车神经与小脑幕游离缘的关系示意图

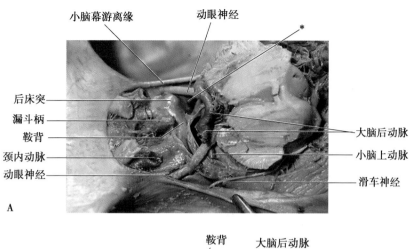

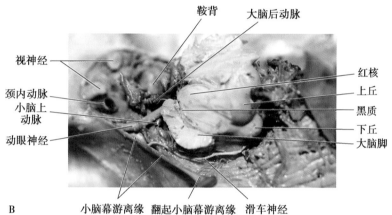

图 4-28　动眼神经、滑车神经与小脑幕游离缘的关系（照片）

动眼神经从上向下,跨过小脑幕游离缘,小脑幕切迹疝时,动眼神经容易被挤向小脑幕游离缘而损伤,A 图下部,该侧小脑幕被翻开,显示滑车神经始终走在小脑幕的下方,因而在小脑幕切迹疝时,不会造成滑车神经损伤,* 小脑幕切迹疝经此处疝下;B 图示滑车神经从下丘下方出脑

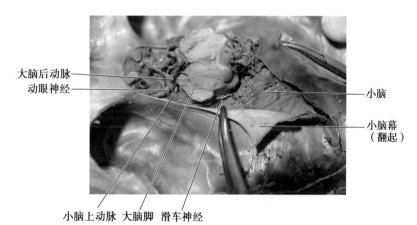

图 4-29　动眼神经与滑车神经进入海绵窦之前的行程（照片）

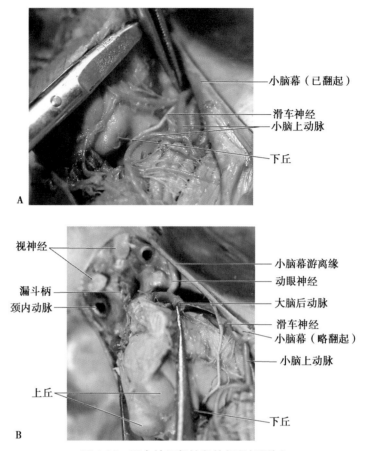

小脑幕（已翻起）

滑车神经
小脑上动脉

下丘

视神经

小脑幕游离缘
动眼神经

漏斗柄

大脑后动脉

颈内动脉

滑车神经
小脑幕（略翻起）

小脑上动脉

上丘

下丘

图4-30 滑车神经起始段的行程（照片）

　　展神经出脑后，走向前上，穿过斜坡表面的硬膜（硬脑膜），在硬膜和斜坡骨面之间走向岩尖，跨过岩下窦后，呈直角弯向前，进入海绵窦（图4-31，图4-32）。由于展神经从出脑到穿过斜坡处硬膜，这段行程的两端比较固定，活动余地很小，因此容易被损伤。

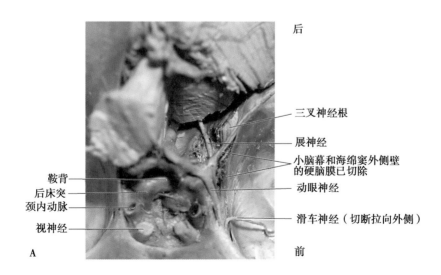

后

三叉神经根

展神经

小脑幕和海绵窦外侧壁
的硬脑膜已切除

鞍背

后床突

颈内动脉

动眼神经

视神经

滑车神经（切断拉向外侧）

前

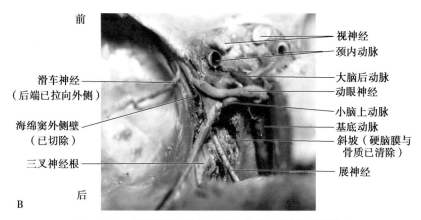

图 4-31 动眼神经与展神经进入海绵窦的行程（照片）

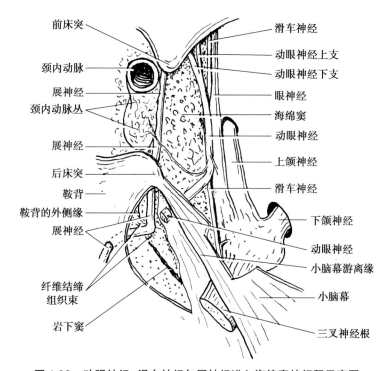

图 4-32 动眼神经、滑车神经与展神经进入海绵窦的行程示意图

（三）在海绵窦内的行程

海绵窦是硬脑膜窦，因窦腔内有纤维结缔组织形成网状而得名。它位于垂体窝的两侧，两侧海绵窦的前部之间和后部之间都有连通支相连。

动眼神经与滑车神经、展神经都进入海绵窦。动眼神经、滑车神经、眼神经和上颌神经（三叉神经的第一支和第二支）从上到下、依次贴附在海绵窦外侧壁下部的内面（图 4-33）。颈内动脉进入海绵窦后位置较低，靠近海绵窦下壁。它的外膜中，有颈内动脉丛，由交感神经节后纤维组成。展神经进入海绵窦后贴附在颈内动脉的外侧。所有这些结构的表面都覆有血管内皮，并不直接与海绵窦中的血液接触。在海绵窦前部，动眼神经分为上、下两支。

眼神经在海绵窦内分为额神经、鼻睫神经和泪腺神经。它们经眶上裂进入眶。其中，鼻睫神经位于总腱环内；额神经和泪腺神经位于总腱环外。在海绵窦前部，滑车神经从动眼神经的外侧跨过动眼神经、走向前上；穿出海绵窦后，经眶上裂（总腱环外）入眶后，走在上斜肌的上面，进入并支配上斜肌（图4-34）（详见本章第一节）。

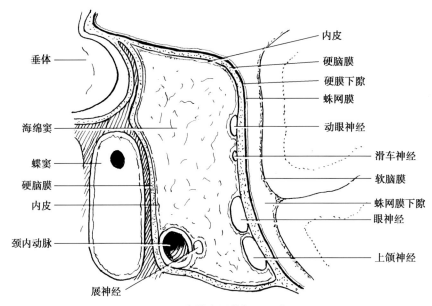

图4-33　海绵窦冠状切面示意图

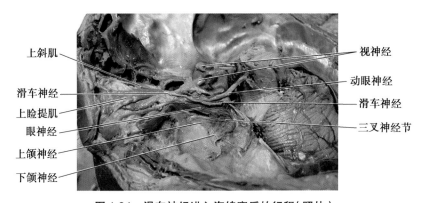

图4-34　滑车神经进入海绵窦后的行程（照片）

（海绵窦外侧壁和颅中窝的硬脑膜已剥除，眶顶壁与外侧壁已切除）

（四）动眼神经、滑车神经、展神经在眶内的行程

动眼神经上支在眶的后部分成上直肌支和上睑提肌支，分别从该两肌的下面进入并支配该两肌（图4-35）。

动眼神经下支进入眶内之后，随即发出较长的下斜肌支，分布并支配下斜肌。动眼神经下支继续走向前下，分成下直肌支和内直肌支。下直肌支经下直肌的上面进入并支配该肌；内直肌支经内直肌的外侧面进入并支配该肌。在距视神经管眶口约10mm处，动眼神经下斜肌支发出睫状神经节副交感根连于睫状神经节。

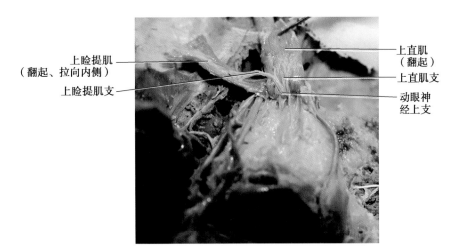

上睑提肌
（翻起、拉向内侧）
上睑提肌支

上直肌
（翻起）
上直肌支
动眼神经上支

图 4-35　动眼神经上支的分布（照片）

睫状神经节位于眼动脉的外侧、视神经与外直肌之间，距视神经管眶口约 1cm 处。它与视神经贴近，而与外直肌之间有少量疏松结缔组织。它是一个灰红色的、扁平长方形的结构，前后径约 2mm，垂直径约 1mm（图 4-36，图 4-37）。

睫状神经节有 3 个根：副交感根、感觉根、交感根。副交感根（又称动眼根、运动根、短根）很短，从动眼神经下斜肌支连于睫状神经节的后下角，它由副交感神经节前纤维组成。睫状神经节感觉根（鼻睫根、长根）主要由感觉纤维组成，也有少量交感神经节后纤维。由海绵窦丛发出的交感根，由交感神经节后纤维组成（图 4-36，图 4-37）。交感根和感觉根合并的现象并不少见，合并后仍然称作感觉根。

从睫状神经节的前端发出 3～6 支睫状短神经。它们向前行，不断分支，最后形成约 20 个小分支，仍然称作睫状短神经（图 4-36）。这些睫状短神经大致分成上下两组。上组较大，下组较小，分别位于视神经的上方和下方，包围着视神经。它们彼此之间与睫状长神经之间可能有交通支相连。它们在视神经周围穿过巩膜，在脉络膜周隙中前行。睫状短神经有 3 种纤维：感觉、交感、副交感。其中，感觉纤维传导锯状缘以后的巩膜和脉络膜的一般感觉，交感神经节后纤维支配脉络膜血管平滑肌，副交感纤维支配睫状肌。

睫状肌收缩，由睫状体围成的环变小。睫状小带（旧称晶状体悬韧带）松弛，晶状体靠本身的弹性变厚、焦距缩短，得以看清近的物体。20 世纪后期，有作者提出不同看法：睫状小带起自睫状突，相互交错后，附着在晶状体囊的周围部分。睫状肌各种方向的肌纤维收缩，都会拉紧睫状小带，使晶状体周围部分中的物质挤压向中部移动，于是晶状体的前后径增加、曲率半径变小，屈光力增加，可以看清近的物体；反之，则晶状体的屈光力减小，看清远的物体。

对睫状短神经的纤维成分和功能，最初的看法与上述意见不同：睫状短神经中，感觉纤维除了分布于锯状缘以后的巩膜和脉络膜，也分布于角膜、虹膜和睫状体。换言之，即传导整个眼球壁（视网膜除外）的一般感觉。其中的交感纤维除了支配脉络膜血管平滑肌，也支配瞳孔开大肌；其中的副交感纤维既支配睫状肌，也支配瞳孔括约肌。目前，绝大多数神经解剖学家和眼科学家已经采纳前一种看法。但是仍然有少数作者坚持最初的看法。

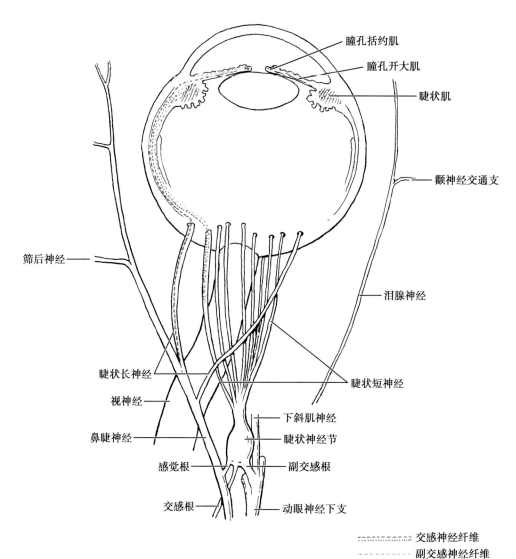

图 4-36 睫状神经节示意图

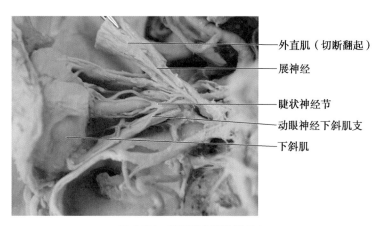

图 4-37 睫状神经节（照片）

鼻睫神经跨过视神经上方时发出睫状长神经，通常是两支细而长的分支，分别在睫状短神经进入巩膜处的内侧和外侧，穿过巩膜进入眼球，在脉络膜周隙中前行。它们有感觉和交感两种纤维。感觉纤维分布于锯状缘以前的巩膜、角膜、虹膜、睫状体；交感神经节后纤维支配瞳孔开大肌、虹膜和睫状体的血管平滑肌。

睫状神经节还发出一支细小的分支，称作 Tiedemann 神经。它伴随视网膜中央动脉进入视神经，功能不详。

球后麻醉时，针头经外直肌和下直肌之间进入肌锥（肌漏斗）内，在睫状神经节附近注入麻醉剂，可以麻醉睫状神经节，取得较好的麻醉效果。这时，患者的瞳孔扩大，同时眼球变软（后者机制不明，可能与肌肉松弛有关；球后麻醉后一般需要压迫眼球，也会使眼压有所降低）。

三、动眼神经、滑车神经、展神经的损伤表现

（一）单独损伤

1. 动眼神经损伤

（1）完全损伤（一侧）

上睑提肌瘫痪：患侧上睑下垂，患侧额枕肌额腹代偿性收缩，患侧额纹增加。

上、下、内直肌和下斜肌都瘫痪：患侧眼球固定朝向下外侧，不能动；复视（常被下垂的上睑遮蔽而不被患者注意到）。

患侧眼球略向前突：一些作者认为此表现是由于动眼神经中的副交感纤维被破坏，交感神经的作用相对较强造成的。但大多数作者并不赞同此说法。

瞳孔括约肌瘫痪：患侧瞳孔扩大；患侧眼直接与间接对光反射都消失（瞳孔直接与间接对光反射通路见本章第四节）。

睫状肌瘫痪：患侧眼视近物模糊。

上述一侧动眼神经损伤的表现，只是典型的表现。实际上，患者可能仅出现部分症状和体征。由于症状体征出现时间可能非常短暂，临床上能观察到的机会很少。

病例与分析

患者为 37 岁女性，因"右眼眼睑下垂、复视 20 天"就诊。既往有高血压病史。20 余天前因"突发昏迷"于外院诊断为"右侧基底节出血"，对症治疗后右眼睑下垂无好转。体格检查：患者神志清，言语不清，嘴角向右轻度歪斜，左侧肢体瘫痪，肌力 4 级。眼部体征：右眼眼睑下垂，完全遮蔽瞳孔，瞳孔直径 5mm，对光反射消失，右眼球向外下方偏斜，外转正常，其余方位运动受限；左眼无明显异常。

图 4-38 左图示患者右眼眼睑下垂，完全遮蔽瞳孔；右图由上至下依次为双眼注视左、右、正前、上及下方时的眼位，可见右眼球向外下方偏斜，外转正常，其余方位运动受限。

该患者表现为典型的动眼神经麻痹。动眼神经的副交感节前纤维躯体运动纤维均出现功能障碍，表现为瞳孔对光反射消失与眼球运动受限。由于患侧上斜肌和外直肌未瘫痪，患眼固定朝向下外方。

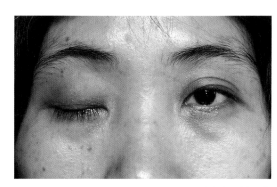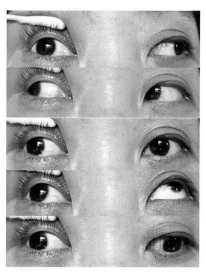

图 4-38　一侧动眼神经损伤的临床表现

左图示患者右眼眼睑下垂，完全遮蔽瞳孔；右图由上至下依次为双眼注视左、右、正前、上及下方时的眼位，可见右眼球向外下方偏斜，外转正常，其余方位运动受限

（2）动眼神经被刺激的表现（一侧）

患侧上睑不自主地上提。

患侧眼球反复出现不自主的向上、下、内侧、上外侧等某一个方向、或某几个方向的转动，但一定不会向外侧和向下外侧转动；患侧眼球出现这种不自主运动时，对侧眼球没有相应的联合运动。

患侧瞳孔缩小：大多是阵发的，每次持续时间长短不定，一般都不长；少数患者的瞳孔缩小可以是持续的，持续时间不定。

临床可表现为患侧眼阵发性视远处物体模糊，但通常患者可无自觉症状。专科体格检查时因为体征较隐匿而常被忽略。如合并有小脑幕切迹疝时，起病迅速，需紧急抢救。

以上表现大多单独出现或交替出现，全部同时出现的可能性很小。上述表现通常持续时间很短。由于患者的小脑幕切迹疝进程大多很快，以主动眼神经被刺激还来不及发生，动眼神经就已经被完全损坏，甚至中脑也被损坏而诱发猝死。所以动眼神经被刺激的表现很难观察到。一旦发现上述动眼神经被刺激的表现，说明病人刚刚开始出现小脑幕切迹疝。此时立即抢救，有可能挽救患者生命。

2. 滑车神经损伤　滑车神经单独损伤不常见。损伤后的表现为患侧上斜肌瘫痪：双侧眼向下内侧注视时，患侧眼向下内侧转动的幅度不够，出现复视。典型的表现是下楼梯、走凹凸不平的道路时有困难（见本章第一节）。

病例与分析

患者，39 岁女性，因"复视 3 个月"就诊，自诉 3 个月前发觉左眼内转，并有下楼梯困难，余无异常。否认系统性疾病史。体格检查：双眼视力 1.0，双眼前节及眼底均无明显异常。平视前方时左眼内上转，头部自然向右倾，颜面向左转（图 4-39，图 4-40）。辅助检查：头颅

CT平扫及增强未见明显异常。

　　该患者表现为左侧滑车神经麻痹故左眼上斜肌功能障碍。上斜肌的功能是使眼球下转、外转及内旋。左眼上斜肌麻痹后，故左眼的主偏斜为向上并轻度偏向右侧（健侧），角膜上端向左侧（外侧）倾斜，出现垂直性复视。头偏向右侧可缓解复视。

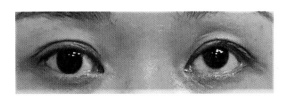

图4-39　一例左侧滑车神经麻痹患者平视时眼位图
双眼平视正前方时左眼向外上方，以向上为主

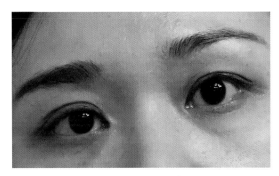

图4-40　一例左侧滑车神经麻痹患者的代偿头位
患者代偿性头位，头向健侧（右侧）倾斜，下颌下倾

　　3. 展神经损伤　患侧外直肌瘫痪，患侧眼不能做外展运动，于是患侧眼内斜，出现复视。部分患者因展神经损伤较轻，上述症状可不明显。

　　展神经损伤病因复杂，有先天性展神经麻痹与后天性展神经麻痹。

　　（1）先天性展神经麻痹：可以是单侧或双侧。患者自幼就有眼球外展功能的部分受限、或完全受限的症状。但是没有复视主诉。

　　（2）后天性展神经麻痹：按病因可分为缺血性展神经麻痹、压迫性展神经麻痹、外伤性展神经麻痹、非特异炎性展神经麻痹、其他原因所致的展神经麻痹。可单眼发病或双眼发病，患者就诊时多有复视主诉。

　　缺血性展神经麻痹患者多有糖尿病、高血压、高脂血症、脑血管意外等疾病史；颅内占位性病变导致的压迫性展神经麻痹，其占位性病变多位于展神经核附近，或与展神经纤维行程邻近。外伤性展神经麻痹多有明确的外伤史（如以下病例）；非特异炎症性的展神经麻痹多见于神经本身的炎症，或者海绵窦、眶上裂等处的炎症累及展神经；其他原因所致的展神经麻痹有重症肌无力、肿瘤放射治疗损伤、甲状腺相关眼球外肌病、痛性眼肌麻痹等。

　　病例与分析

　　患者为25岁男性，因"车祸后出现左眼外转受限，复视2个月"就诊。患者自诉2个月前车祸致头部受伤后开始出现左眼外转受限，伴复视及立体视觉受损，伴左眼颞侧视物范围变窄，无明显视力下降，无伴眼球转动痛等眼部不适，无头晕头痛、肢体活动障碍等全身不适。其余病史无特殊。眼部体征：双眼睑无下垂，瞳孔等大等圆，直接及间接对光反射灵敏，眼位检查见图4-41。辅助检查：头颅及眼眶CT未见明显异常。

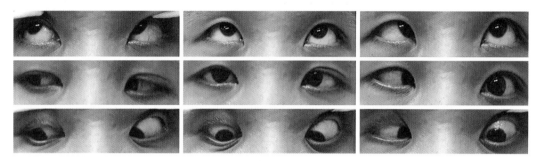

图4-41 一例展神经麻痹患者双眼运动九方位图
患者左眼外转受限，右眼向各个方位运动无明显异常

该患者表现为左侧展神经麻痹，出现水平性复视，头偏向左侧可缓解。

（二）合并损伤

1. 动眼神经、滑车神经、展神经合并损伤　只有这三对脑神经损伤，没有脑或其他结构合并损伤的情况极为罕见。

这三对脑神经一侧性损伤后出现以下特征：

患侧所有眼球外肌全部瘫痪：4个直肌和2个斜肌瘫痪，眼球固定于原始位置（朝向正前方），不能动。

患侧上睑提肌瘫痪：患侧上睑下垂。

患侧瞳孔括约肌瘫痪：瞳孔扩大，患侧眼直接对光反射和间接对光反射都消失。如果健侧眼视觉正常，患侧眼的间接对光反射存在。

患侧睫状肌瘫痪：患侧眼看近的物体模糊。

2. 动眼神经、滑车神经、展神经与其他伴行结构合并损伤

（1）病变发生在海绵窦出现以下特征：①颈内动脉如果被破坏、穿破，则形成严重的动静脉瘘。②颈内动脉丛被破坏，则睫状神经节、翼腭神经节以及鼻睫神经中的交感神经节前纤维来源丧失。从理论上说，可能会对泪腺、结膜腺体、鼻黏膜腺体、腭腺和口腔黏膜腺体等的分泌功能有影响。③动眼神经、滑车神经、展神经合并损伤的表现已如上述。④眼神经及其分支（额神经、鼻睫神经、泪腺神经）损伤和上颌神经损伤：它们分布区的普通感觉障碍。以上表现，构成海绵窦综合征。

病例与分析

患者男性，75岁，因"外伤后右眼视力下降、视朦40余天"入院。患者40余天前车祸时右侧颌面部着地，当即持续昏迷伴鼻腔流血，于当地医院急诊。入院时双侧瞳孔等大等圆，直径约3mm，对光反射灵敏，其余未见明显异常。体格检查：右耳听力较左耳下降，右侧额

部触觉较左侧减退,右眼角膜感觉减退。额部听诊可闻及连续机械样杂音,心脏收缩期杂音加重,右侧杂音较左侧重,压迫颈总动脉后同侧杂音降低。专科查体:视力:右眼 0.4,左眼 1.0,双眼可触及眼球搏动,右侧幅度较左侧大。右眼眼球固定,突出,向各向运动受限;左眼向各方向运动可(图 4-45)。右眼平视前方时上睑缘遮盖角膜 4/5(图 4-46),结膜混合充血,结膜血管螺旋状迂曲扩张(图 4-43),瞳孔散大固定,直径约 7mm(图 4-42),对光反射消失,视盘界清,视网膜血管迂曲扩张(图 4-44)。

辅助检查:眼部 B 超示右眼眶内静脉扩张声像,眼上静脉为主(图 4-47)。

颈内动脉 DSA 检查显示:右颈内动脉 DSA 侧位,颈内动脉显影时海绵窦及眼上静脉同时显影并明显扩张,左侧颈内动脉造影显影清晰,未见瘘口(图 4-48)。头颅 MRI 检查显示:横断面 T2WI 示眼上静脉增粗、呈流空低信号弯曲影,横断面 T2WI 示左海绵窦明显扩大、呈很低信号,冠状面 MRA 示左侧海绵窦扩大呈球状;冠状面增强 CT 示右侧眼上静脉明显增粗;横断面增强 CT 示右侧眼上静脉明显强化,迂曲增粗。

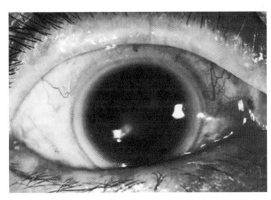
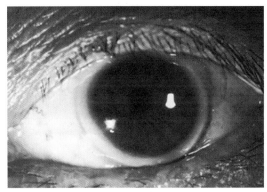

图 4-42　海绵窦动静脉瘘患者双眼瞳孔表现

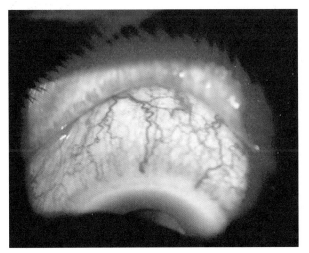
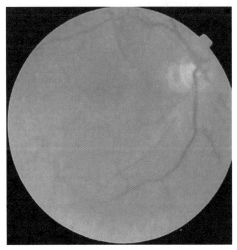

图 4-43　海绵窦动静脉瘘患者结膜血管的表现　　图 4-44　海绵窦动静脉瘘患者彩色眼底照片表现

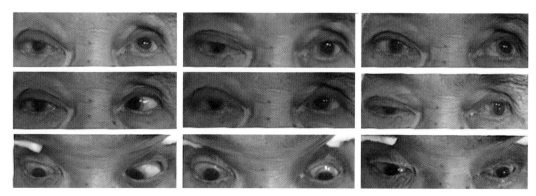

图 4-45 海绵窦动静脉瘘患者双眼眼球运动九方位图

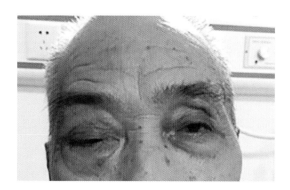

图 4-46 海绵窦动静脉瘘患者眼睑下垂表现

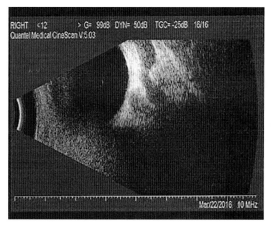
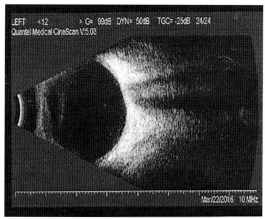

图 4-47 海绵窦动静脉瘘患者眼部 B 超结果,示眼上静脉扩张

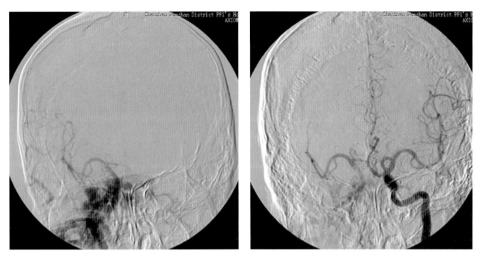

图4-48　海绵窦动静脉瘘患者DSA检查结果

该患者表现为右侧海绵窦动静脉瘘，表现如下：①视力下降。如直接损伤视神经，则视力下降明显。②搏动性突眼，与动脉搏动一致。③颅内血管杂音，压迫颈总动脉后同侧杂音降低。④静脉回流障碍，静脉扩张，可观察到结膜、眼底以及眼眶内静脉扩张。有时可以观察到视盘水肿。⑤眼球运动障碍，甚至眼球固定，表明经过海绵窦的眼球运动神经受累。

本例患者经神经外科给予介入治疗后，结膜及视网膜血管充血、迂曲扩张明显减轻，眼睑下垂及眼球各向运动亦明显改善（图4-49）。

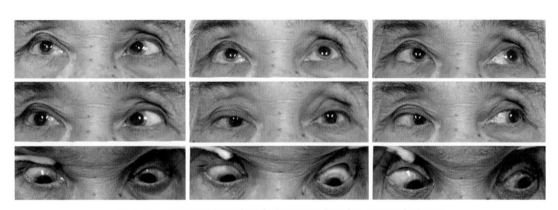

图4-49　海绵窦动静脉瘘患者治疗后眼球运动及眼睑位置的改善

（2）病变发生在眶上裂主要有以下特征：①所有通过眶上裂的结构都可能被破坏。②动眼神经上下支、滑车神经、展神经被破坏：表现如上述；额神经、鼻睫神经、泪腺神经被破坏：出现它们分布区的普通感觉障碍；交感神经损伤后的表现，如前述。③上颌神经没有被累及，所以没有上颌神经损伤的表现。上述表现，构成眶上裂综合征。

如果眶上裂病变同时累及视神经管内的结构，造成视神经损伤、也可能眼动脉也被损伤，则主要表现为：患侧眼全盲，以及眶上裂综合征的全部表现，构成眶尖综合征。

3. 合并脑干损伤

（1）动眼神经损伤合并中脑完全横贯性损伤：最常见的原因是小脑幕切迹疝。开始时，疝下的大脑组织把该侧的动眼神经挤向小脑幕游离缘而被损伤。随着疝下的脑组织越来越多，把中脑推向对侧，以至对侧的动眼神经被挤压在对侧小脑幕游离缘，造成对侧动眼神经，甚至中脑也都被挤压损坏。

表现为：先是大脑组织疝下侧的动眼神经完全损伤的表现（具体表现前面已经详细描述）。后来可能出现对侧动眼神经完全损伤的表现。疝下侧和对侧动眼神经被刺激的表现一般都难以观察到，已如前述。

中脑完全横贯性损伤后，出现去脑强直。患者角弓反张，四肢（包括双上肢）都呈伸直状态。

【附】 去脑强直与去皮质强直

脑干横贯性损伤后，出现去脑强直或去皮质强直。它们都表现为角弓反张、下肢伸直，但上肢的姿势不同，主要涉及红核和前庭神经核的作用。前庭神经核的作用是抗重力，使四肢伸直、脊柱，包括寰枕关节，都产生伸的运动。红核的作用是使上肢屈曲，对下肢和脊柱没有明显的影响。平时，大脑皮质对于红核和前庭神经核都有抑制作用。病变发生在红核的下方时，前庭神经核的作用得以充分发挥出来，并且比平时作用更强（"抑制释放"），表现为脊柱和寰枕关节过度伸，于是出现角弓反张、上下肢都伸直。如果病变发生在红核以上，红核与其下方的联系依然存在，于是这时的角弓反张，双下肢伸直，双上肢屈曲。

（2）动眼神经损伤合并中脑部分损伤：由于中脑损伤的部位和范围不同，表现各不相同。常见的有以下3类，共4种综合征。

1）Weber综合征：又名中脑腹侧部综合征、大脑脚底综合征。

常见原因：小脑幕切迹疝、大脑后动脉或小脑上动脉的动脉瘤压迫造成。

损伤范围：见图4-50。

损伤结构：动眼神经纤维、锥体束、可能还有皮质脑桥束。

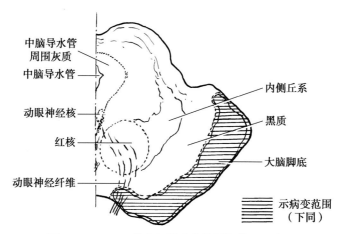

中脑导水管周围灰质
中脑导水管
动眼神经核
红核
动眼神经纤维
内侧丘系
黑质
大脑脚底
示病变范围（下同）

图 4-50 Weber综合征的病变位置与范围示意图

主要表现：患侧动眼神经完全损伤的表现，对侧面肌、舌肌、上下肢肌出现核上性瘫。患侧动眼神经支配的眼球外肌瘫痪属于下运动神经元损伤性瘫痪；对侧面肌、舌肌、上下肢肌核上性瘫是上运动神经元损伤性瘫痪。此现象称作交叉性瘫痪。

2）中脑被盖部损伤：常见于肿瘤、外伤。

a．Claude 综合征

损伤结构：红核、动眼神经纤维（图 4-51）。

表现：同侧动眼神经完全损伤的表现，对侧肢体共济运动失调、肌紧张下降。

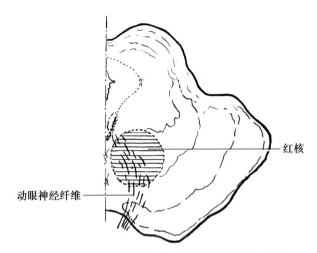

图 4-51　Claude 综合征的病变位置与范围示意图

b．Benedict 综合征

损伤结构：黑质、动眼神经纤维（图 4-52）。

表现：同侧动眼神经完全损伤的表现，对侧肢体震颤或手足徐动、一侧性舞蹈症。

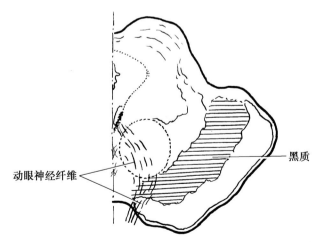

图 4-52　Benedict 综合征的病变位置与范围示意图

c．Parinaud 综合征，又名中脑顶盖部综合征。

常见原因：松果体肿瘤、四叠体肿瘤。

损伤结构：上丘（图4-53），可能也损坏了内侧纵束嘴侧中介核（MLFRI），出现双眼向上、双眼向下的联合运动障碍。

内侧纵束嘴侧中介核 MLFRI 是双眼联合运动神经调节中的皮质下低级中枢之一，它对双眼垂直同向运动，即双眼同时向上、同时向下的转动，进行调节。（见本章第三节中脑垂直同向运动中枢）。

（3）展神经损伤合并脑桥损伤

1）Foville 综合征：又名脑桥内侧部综合征。

常见原因：血管病变（旁正中支）。

损伤结构：锥体束、展神经核及展神经纤维、内侧丘系（图4-54）。

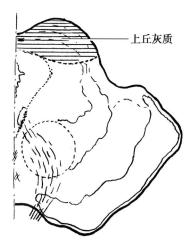

图4-53 Parinaud 综合征的病变位置与范围示意图

表现：对侧舌肌与对侧肢体肌核上性瘫，同侧外直肌核性瘫（交叉性瘫痪）。

患者不能做双眼向患侧转动。患侧眼固然不能转向外侧，对侧眼，即健侧眼，此时也不出现内转。但是患者可以做双眼集合运动，因为对侧的内直肌并没有瘫痪。

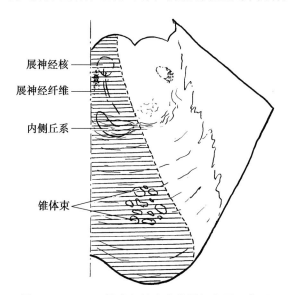

图4-54 Foville 综合征的病变位置与范围示意图

2）Millard-Gubler 综合征：又名脑桥外侧部综合征。

常见原因：炎症、变性、肿瘤。血管病变较少见。

损伤结构：锥体束、展神经纤维、面神经纤维等（图4-55）。

表现：对侧舌肌与肢体肌核上性瘫，同侧面肌与外直肌核下性瘫（交叉性瘫痪）。

双眼做向患侧转动动作时，同侧眼固然不能转向外侧，但对侧眼能转向患侧。其原因是脑桥水平同向运动中枢并没有被破坏（详见本章第三节）。

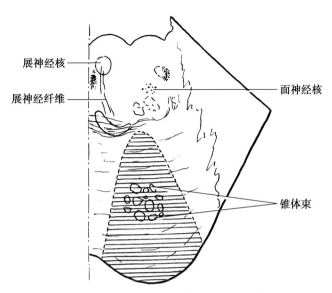

图 4-55　Millard-Gubler 综合征的病变位置与范围示意图

3）脑桥下部被盖部综合征

常见原因：肿瘤、血管病变。

损伤结构：展神经核及其传出纤维、面神经核等（图 4-56）。

表现：同侧面肌与外直肌核性、或核下性瘫。

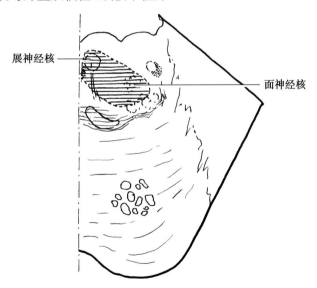

图 4-56　脑桥下部被盖部综合征的病变位置与范围示意图

第三节　双眼联合运动及其神经调节

正常情况下，眼球的运动都是双侧眼球的联合运动，一侧眼球不能单独运动。

双眼联合运动包括同向联合运动和异向联合运动。同向联合运动有水平同向运动和垂直同向运动；异向运动有双眼集合运动和双眼外展运动，已经在本章第一节中介绍。

　　既然双眼必须一起运动，不能单独运动，则必然有相应的中枢进行调控。各眼球外肌的运动核，虽然有可能接受锥体束的纤维终止（有不同意见，已如前述），也不可能直接调控单个眼球外肌的活动。换言之，锥体束的作用也是通过对这些调控中枢实现的。迄今为止，对这些调控中枢的了解还很有限，争议也相当多。

　　双眼联合运动的神经调控中枢，包括皮质中枢和皮质下中枢（图4-57）。

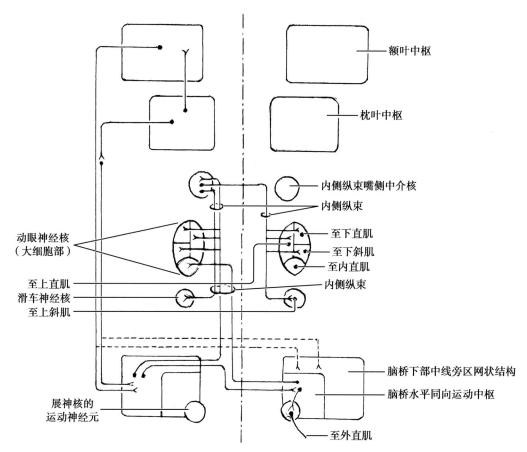

图4-57　双眼同向联合运动的神经调节通路示意图

一、皮质下中枢

包含有皮质下低级中枢和皮质下高级中枢。

（一）皮质下低级中枢

1. 脑桥水平同向运动中枢　又名脑桥侧视中枢，是展神经核内的一部分中间神经元、展旁核的神经元和散在于面神经膝中的神经元。它接受来自对侧皮质下高级中枢和对侧皮质中枢的纤维。它发出的纤维，一部分越边（交叉），经对侧内侧纵束终止于对侧动眼神经核的腹侧核；另一部分不越边，终止于同侧展神经核中的运动神经元。在皮质下高级中枢和皮质中枢的支配下，脑桥水平同向运动中枢发出冲动，一部分至同侧展神经核中的运动神经元，经同侧展神经至同侧外直肌；另一部分越边，经对侧内侧纵束至对侧动眼神经核腹侧核，经对侧动眼神经至对侧内直肌。同侧外直肌和对侧内直肌同时收缩，双眼转向同侧（见图4-57）。

2. 中脑垂直同向运动中枢　过去相当长的时间，人们普遍认为此中枢位于上丘。因为上丘或其邻近结构的病变，如松果体肿瘤，压迫或刺激到上丘时，常常出现双眼向上转动障碍。近半个多世纪以来，越来越多的作者倾向于认为此中枢应该是内侧纵束嘴侧中介核（medial longitudinal fasciculus rostral interstitial nucleus，MLFRI）。它位于中脑上端、动眼神经核的上方、大脑脚被盖部中线的两侧。它接受主要来自皮质下高级中枢的纤维支配；发出纤维至双侧动眼神经核的背侧核、中间核、内侧核，以及滑车神经核（它们都发出支配双眼向上和双眼向下转动的运动肌的神经）（见图4-19）。至于双眼向上或向下转动的具体细节，则迄今为止尚不清楚。

（二）皮质下高级中枢

即脑桥下部中线旁的网状结构（lower pontine paramedian reticular formation，PPRF）。它的名称已经清楚地说明它的位置。它接受来自同侧皮质中枢的纤维支配，对皮质下低级中枢进行调节，调控双眼的水平同向运动和垂直同向运动。

二、皮质中枢

包括额叶中枢和枕叶中枢。

（一）额叶中枢

额叶中枢又称额眼区。它位于额中回后部（第8区的一部分）。比较一致的看法认为它是双眼水平同向随意运动的中枢。也有作者认为双眼垂直同向随意运动中枢也在这里，但未被公认。

额叶中枢发出的下行纤维经内囊前肢（内囊前脚）下行至中脑上部，分成两部分。一部分经同侧顶盖前区和上丘脑下行，止于同侧脑桥下部中线旁的网状结构（PPRF）；另一部分至中脑上部交叉到对侧，下行止于对侧脑桥水平同向运动中枢。可能也止于对侧的脑桥下部中线旁的网状结构（PPRF）（见图4-57）。

（二）枕叶中枢

枕叶中枢又称枕眼区。它位于枕叶的初级视皮质和视觉联络区（联合区）内，既是视觉传导、视觉冲动的整合中枢，又是反射性（非意识性）双眼水平同向运动中枢和垂直同向运动的皮质中枢。它们发出的纤维一部分至同侧额叶中枢；另一部分经内囊后肢（内囊后脚）下行，经顶盖前区、上丘脑或中脑上部网状结构，中继后，下行到脑桥下部中线旁的网状结构（PPRF）。

对双眼同向联合运动的神经支配，只是水平同向运动了解得相对清楚些。以双眼一起朝向右看为例，具体过程是：随意运动的神经冲动由左侧额叶中枢（额眼区）发出，直接地或者经脑桥下部中线旁网状结构中继后，传至右侧脑桥水平同向运动中枢，由右侧的脑桥水平同向运动中枢将神经冲动传到右侧展神经核的运动神经元，并通过越边纤维经左侧内侧纵束，将神经冲动传至左侧动眼神经核的腹侧核。再经右侧展神经核、展神经至右侧外直肌，经左侧动眼神经核、动眼神经至左侧内直肌。这两个肌同时收缩，于是双眼转向右侧。

　　一侧额叶中枢损伤，或者它发出的下行纤维损伤，如内囊病变，则对侧脑桥水平同向运动得不到来自额叶中枢的随意运动神经冲动，患者双眼不能转向对侧（健侧），于是双眼转向同侧（患侧），被称为"向患侧注视"。由于脑桥水平同向运动中枢并没有损伤，它仍然具有反射功能，所以"向患侧注视"的表现可能只是暂时的。如果一侧脑桥水平同向运动中枢被损坏，则永远丧失双眼向患侧转动的功能，双眼将一直转向健侧（向健侧注视）。上述两种情况，双侧外直肌和双侧内直肌都没有瘫痪，只是丧失水平同向联合运动功能，它们的反射性运动还是存在的。

　　双眼异向联合运动，包括集合运动和分开运动。集合运动，又称作辐辏运动、聚辏运动、会聚运动，是双眼的视轴从对准远的物体到对准近的物体的运动。这时，双眼协调地、同步地向内侧转动。分开运动，又称外展运动、分散运动、散开运动，是双眼视轴从对准近的物体到对准远的物体的运动，双眼协调地、同步地向外侧转动。到目前为止，这两种异向运动的神经调节都不清楚。动眼神经核的后正中核，曾经被认为是 Perlia 核，是双眼集合运动的低级中枢，已被否定。至于双眼分开运动的神经调节则完全不清楚。

　　正常情况下，无论双眼做何种运动，双眼视轴必须对准同一个注视目标的同一个点。环境中物体在双侧视网膜上的成像，不仅被注视的同一个点必须落在视网膜黄斑部中心凹（或者更严格地说，落在视网膜中心小凹），被注视物体的所有的局部，包括与被注视点有一定距离的各个局部，也必须严格地落在双侧视网膜相对应的、一致的部位上。否则，不可能形成双眼单视，而出现复视。

　　斜视刚开始出现时，患者会感到有明显的复视。时间久了，患者逐渐"适应"了，不再被复视困扰。这个现象，与正常人的某些活动有些类似。例如，能够熟练地用一只眼看单目镜显微镜时，双眼都是睁开的，但是注意力集中在镜下，另一只眼好像没看到东西似的。射击运动员和狙击手在瞄准目标时，一般也是双眼睁开的，同样也只是看到枪的准星和目标（靶），另一只眼似乎没看到什么。这是大脑皮质调节活动的结果。斜视患者不怎么觉得有复视，并不是他没有复视了，而是由于他不再注意复视像，复视像"被淡化"了。他看到的只是健侧眼看到的图像。当然，他看到的图像是二维的（平面的），不是三维的（立体的）。

第四节　视　反　射

　　所有由视觉引发的反射，统称视反射。视反射的种类很多，现仅介绍与临床有关的几种。

一、瞳孔对光反射

　　强光经瞳孔照射眼内，出现瞳孔缩小的反应，这种反射称作瞳孔对光反射。被光照射的眼瞳孔缩小，是直接对光反射；这时，没被光照射眼的瞳孔也缩小，是间接对光反射。在人类，直接对光反射的强度比间接对光反射略大。

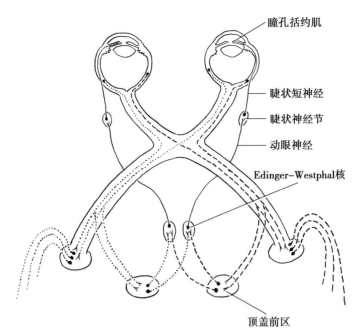

瞳孔括约肌

睫状短神经

睫状神经节

动眼神经

Edinger-Westphal核

顶盖前区

图 4-58 瞳孔对光反射通路示意图

瞳孔对光反射的神经通路,至今仍未彻底弄清楚。

目前通用的说法是:光线照射到视网膜后,视细胞(视锥细胞和视杆细胞)产生神经冲动,经双极细胞、节细胞、视神经、视交叉到视束。其中参与瞳孔对光反射的纤维,在视束后端离开视束,经上丘臂止于顶盖前区。由顶盖前区发出的纤维终止于同侧和对侧动眼神经核小细胞部的 Edinger-Westphal 核(E-W 核)。E-W 核发出节前纤维随动眼神经出脑,至睫状神经节,换神经元后,节后纤维经睫状短神经进入眼球,分布于瞳孔括约肌(图 4-58)。比较解剖学资料显示,很可能支配瞳孔括约肌的是前正中核,不是 E-W 核。已如前述(本章第二节)。

由于瞳孔对光反射的传入纤维在视交叉部分交叉,一侧顶盖前区发出的纤维,止于双侧动眼神经核小细胞部。所以,一侧视神经完全性损伤后,该侧眼全盲,直接对光反射消失。但是该侧眼的间接对光反射依然存在(照射健侧眼,患侧已经全盲的眼的瞳孔还会缩小)。视交叉的部分损伤,或一侧视束被破坏,两眼的直接和间接对光反射都不会消失。

目前对于瞳孔对光反射的神经通路机制尚存在较多争议。笔者此处列出争议的 2 个焦点问题,并提出可能的假说。

1. 瞳孔对光反射的中枢究竟在哪里?顶盖前区并不是一个结构,它是中脑和间脑之间的过渡区。每侧顶盖前区内有很多个核,纤维联系相当复杂,大多与视觉纤维有联系(图 4-59)。虽经很多学者长期探讨,目前仍然无法确定哪个核是对光反射的中枢。有作者认为,瞳孔对光反射的传入纤维较细,一部分在视交叉中交叉,其终支或侧支终止于外侧膝状体的膝前核,再由膝前核发出纤维经上丘臂、从内侧膝状体深侧绕过,止于中脑导水管周围灰质同侧半，中继后至动眼神经核小细胞部，形成对光反射通路。这样说来，瞳孔对光反射的中枢不在顶盖前区，而是中脑导水管周围灰质（这仅仅是推测，既未被证实，更未被公认）。

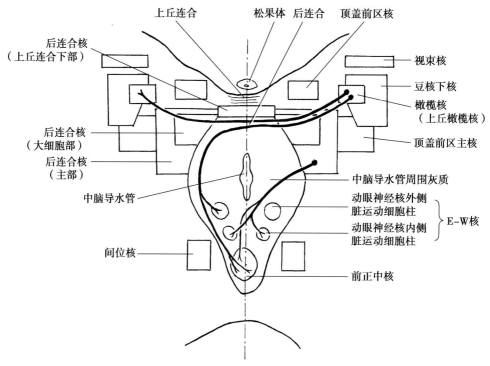

图 4-59　顶盖前区内的核与纤维联系示意图

2. 为什么摘除睫状神经节后，瞳孔对光反射仍然存在？有作者发现，在巩膜表面的疏松结缔组织中有神经元，它们接受动眼神经核小细胞部来的纤维，发出纤维进入眼球。这些神经元被称作巩膜上神经节，它很可能就是瞳孔对光反射通路中的节后神经元。这可以解释为什么摘除睫状神经节后瞳孔对光反射仍然存在。可是动眼神经核小细胞部发出的节前纤维是如何到达巩膜上神经节的，不清楚。

二、近反射

近反射又名调视反射、调节反射，是一种复合反射。注视近的物体时，出现 3 种反应：睫状肌收缩、瞳孔括约肌收缩、双侧内直肌收缩。睫状肌收缩，晶状体变厚，焦距缩短，近的物体得以清晰地成像于视网膜上。瞳孔括约肌收缩，瞳孔缩小有利于清晰地成像。双侧内直肌收缩，双眼的视轴得以一起对准近的物体。这 3 种反应（3 个反射），统称近反射。通常这 3 种反射同时进行，但也可以人为地使它们单独出现。

近反射中，瞳孔缩小的神经通路与瞳孔对光反射的神经通路不同。兴奋可能起始于视皮质，经上纵束传至双眼联合运动的额叶中枢，由额叶中枢发出纤维，经内囊下行，止于中脑上丘，再由上丘发出顶盖延髓束，下行止于动眼神经核小细胞部的 E-W 核（也可能是前正中核，如前述）。E-W 核（或前正中核）发出的节前纤维经动眼神经出脑，在睫状神经节（或巩膜上神经节）换神经元，节后纤维支配瞳孔括约肌，构成瞳孔缩小的反射通路（图 4-60）。

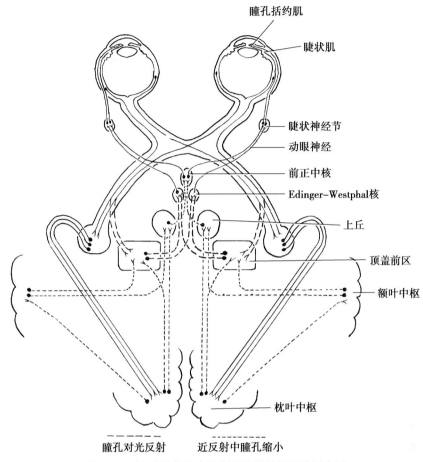

瞳孔括约肌

睫状肌

睫状神经节

动眼神经

前正中核

Edinger–Westphal核

上丘

顶盖前区

额叶中枢

枕叶中枢

‒ ‒ ‒ ‒ ‒ ‒ ‒　　　‒ ‒ ‒ ‒ ‒ ‒ ‒
瞳孔对光反射　　近反射中瞳孔缩小

图 4-60　近反射中瞳孔缩小可能的神经通路示意图

近反射中睫状肌收缩的反射通路，与近反射中瞳孔缩小的神经通路相同，只是副交感神经神经节和最后终止的效应器不同：视皮质 - 上纵束 - 额叶中枢 - 上丘 - 顶盖延髓束 - 动眼神经核的 E-W 核（或前正中核）- 动眼神经 - 睫状神经节 - 睫状肌。

E-W 核（或前正中核）接受顶盖延髓束的纤维，完成近反射；它也接受顶盖前区来的纤维，完成瞳孔对光反射。这是两条不同的神经通路。中枢神经系统的某些疾病，例如脊髓痨，患者瞳孔对光反射消失、近反射的瞳孔缩小反应存在。用光照射患者眼睛，不出现瞳孔缩小的反应，但是患者注视近的物体时，瞳孔是缩小的。此现象称作阿 - 罗（氏）瞳孔（Argyll-Robertson's pupil）。其原因应该是，瞳孔对光反射的神经通路被病变破坏，而近反射瞳孔缩小的神经通路没被破坏。然而，病变的具体位置和范围并不清楚，可能是双侧顶盖前区至双侧 E-W 核（或前正中核）的纤维被破坏，或者是双侧顶盖前区发生病变。

近反射中双眼集合运动的神经通路也不清楚。过去认为 Perlia 核是这个反射的中枢已被否定，如前述。一种意见认为，此反射通路始于视皮质，经上纵束至双眼联合运动额叶中枢，再经锥体束下行，在网状结构中继后，止于双侧动眼神经核的腹侧核，再经双侧动眼神经至双侧内直肌，完成此反射通路。有学者认为，内侧纵束嘴侧中介核（MLFRI）也参与了此反射的调节。还有另一种意见认为，此反射的兴奋始于双侧内直肌的本体性传入神经末梢，神经冲动经三叉神经中脑核以及尚不清楚的途径，最后到达双侧动眼神经核的腹侧核，至双侧内直肌。以上这些意见都只是推测，到目前为止，还没有形态学的证据。

三、其他反射

比较重要的是视体反射，是由光线刺激引发躯体运动的反射。例如，突然遇到强光时，双眼紧闭、头颈部转向避光方向、甚至伴有躯干转动或弯曲、上肢抬起以遮蔽光线等运动反应。这类反射由光线刺激引起，神经冲动经视觉传导通路传到视皮质，通过上纵束等一系列的纤维联系，冲动传至大脑皮质躯体运动区，再经锥体束下行，至各有关的运动核，完成反射通路。例如，通过皮质核束（又称皮质脑干束、皮质延髓束）止于面神经核，完成闭眼的反应；通过皮质脊髓束至脊髓颈段的前角，完成头颈部转动的反应；终止于脊髓第 5 颈节至第 1 胸节段的前角，完成上肢的运动反应；终止于脊髓更广泛部位的前角，完成脊柱的更大范围的屈曲运动。所有这些运动反应，都属于保护性反射。

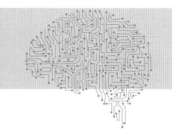

第五章 三叉神经

三叉神经(trigeminal nerve)是第 V 对脑神经(cranial nerve V, CN V 或 N V),是最粗大的脑神经,属于混合神经,主要由普通躯体感觉纤维和特殊内脏运动纤维组成。

第一节 周 围 部

一、三叉神经根

包括感觉根和运动根。感觉根粗大,连于脑桥与小脑中脚(脑桥臂)连接处的上缘附近。运动根细小,直径仅约 1.5～2.0mm,连于脑桥的位置紧接感觉根的前内侧。有少量脑桥横纤维(属于脑桥基底部)从感觉根和运动根之间通过,把它们分隔开。小脑上动脉的桥脑中脑外侧段与三叉神经感觉根相邻。如此处小脑上动脉畸形,可压迫三叉神经引起三叉神经痛。

感觉根走向前下,在岩尖三叉神经压迹处膨大,形成三叉神经节。运动根走在三叉神经节的下方,在卵圆孔处加入下颌神经(三叉神经第三个分支)。

二、三叉神经节

大致呈半月形,故曾经被称作半月神经节。其上下径(长)、前后径(宽)、厚,分别为 17～20mm、5mm、3mm。由于三叉神经根和三叉神经节都比较大,在 MRI 轴位和冠状位上都能清楚地显示(图 5-1)。

三叉神经节位于岩尖前上面的三叉神经压迹处,其后缘与三叉神经感觉根相连;其前缘凸向前,从上内侧到下外侧依次发出眼神经、上颌神经、下颌神经三个大分支(图 5-2)。

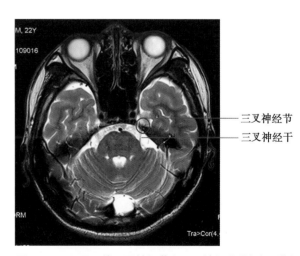

—— 三叉神经节
—— 三叉神经干

图 5-1 MRI 显示的三叉神经节和三叉神经感觉根(照片)

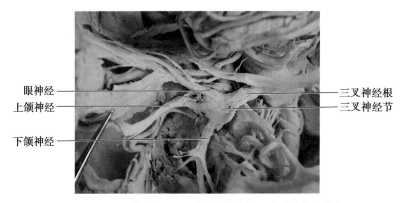

图 5-2　三叉神经根、三叉神经节及其三大分支（照片）

　　三叉神经节的结构松散，由条索状、束状的结构彼此交织而成。硬脑膜在此处分为两层，包在三叉神经节周围，形成三叉神经腔，容纳三叉神经节。三叉神经腔曾经被称作 Meckel 腔，国内影像学界至今仍称之为麦克尔腔。蛛网膜伴随着三叉神经感觉根和下颌神经突入三叉神经腔内，覆于三叉神经节和三叉神经根的表面。蛛网膜与构成三叉神经腔壁的硬脑膜之间，有相对较大的间隙是硬膜下隙（旧称硬膜下腔）（图 5-3）。在蛛网膜覆盖范围内的这些条索状、束状结构之间的间隙是蛛网膜下隙（旧称蛛网膜下腔）的一部分，称为三叉神经池（图 5-3）。在三叉神经节的上外侧面（朝向大脑的面），蛛网膜伴随三叉神经根突入三叉神经腔的范围较小，达到三叉神经根与三叉神经节连接处，或者稍远，蛛网膜与神经节融合，蛛网膜下隙遂终止于该处。在三叉神经节的下内侧面（朝向颞骨的面），蛛网膜突入三叉神经腔的范围较大，蛛网膜伴随下颌神经突进来，一直延伸到神经节的近侧部分，蛛网膜下隙遂一直延伸到该处（图 5-4）。

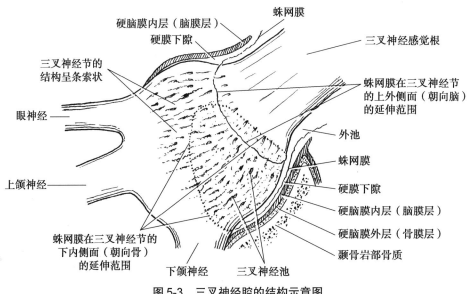

图 5-3　三叉神经腔的结构示意图

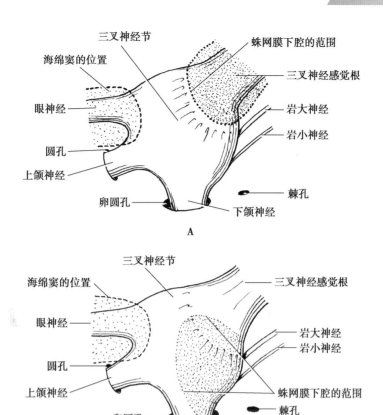

图 5-4 三叉神经腔中蛛网膜下隙的位置与范围、海绵窦与三叉神经节的位置关系示意图
A. 三叉神经节的上外侧面（朝向脑） B. 三叉神经节的下内侧面（朝向骨）

三叉神经痛是一种常见的疾病，疼痛很剧烈。口服或注射止痛药物无效时，可以通过注射药物到三叉神经节、或切断三叉神经感觉根阻断痛觉的传导，以缓解症状。注射药物到三叉神经节时，须注意避免将药物注射到蛛网膜下隙内，或注射到海绵窦内（见图5-4）。药物注射到蛛网膜下隙内，会在脑脊液中扩散，可造成损害脑干的严重后果。注射入海绵窦内，则会沿着血循环扩散到全身，后果因药物种类、注入剂量和注入速度而异。切断三叉神经感觉根，可采用颅后窝进路，在靠近脑干处进行。也可经颞部进路，在三叉神经节处进行。在暴露三叉神经感觉根时，需切开硬脑膜。切口应沿着三叉神经节的后缘进行，以免损伤海绵窦（见图5-4）。

三叉神经节的下内侧面（朝向骨的面）接受来自海绵窦丛的一个纤细的分支加入进来，其功能尚不清楚。海绵窦丛是颈内动脉丛在海绵窦内的部分，由交感神经节后纤维组成。

三叉神经节还发出一个细小的分支，分布到小脑幕。它是一个感觉神经。在小脑幕游离缘的下方，它与滑车神经伴行、位于滑车神经的下方。

三叉神经节所在的三叉神经压迹，是颈动脉管顶壁前端表面的结构。颈内动脉，连同包绕在其周围的颈内动脉丛，沿颈动脉管前行。颈动脉管前端的前方，颅底有一不规则三角形的破裂孔，它被基底软骨板封闭。颈内动脉在破裂孔和基底软骨板的上方呈直角转弯向上，进入海绵窦后部。接着，它在海绵窦内呈直角转弯，改向前行。它在海绵窦内，一直贴近海绵窦下壁的内侧部向前行。在前床突（蝶骨小翼后缘内侧端）的后内侧，颈内动脉再次约呈直角弯转向上，穿出海绵窦，进入颅内的蛛网膜下隙。展神经进入海绵窦后，先贴近颈内动脉的外侧前行，在海绵窦前部，展神经走在颈内动脉的下外侧。动眼神经与滑车神经穿过海绵窦后壁，一起进入海绵窦（见图 4-33）。三叉神经节前缘的上部位于海绵窦内，它发出的眼神经和上颌神经也都经过海绵窦。动眼神经、滑车神经和眼神经、从上向下依次紧贴海绵窦外侧壁向前走。上颌神经只是从海绵窦外侧壁内面最低处经过（见图 4-34），它们的表面都覆以血管内皮。下颌神经完全不经过海绵窦，经卵圆孔出颅。

三、三叉神经的分支

（一）眼神经

三叉神经节前缘的上部位于海绵窦内、紧贴海绵窦外侧壁的内面。它发出的眼神经沿着海绵窦外侧壁的内面向前走。在海绵窦的前部，眼神经分成额神经、泪腺神经和鼻睫神经 3 个端支。它们都经眶上裂入眶，额神经和泪腺神经在总腱环之外，鼻睫神经在总腱环之内（图 4-3）。由于它们都经过海绵窦和眶上裂，所以，海绵窦和眶上裂发生病变时，它们与通过海绵窦和眶上裂的其他结构都可能遭到损坏。

1. 额神经　是眼神经最大的端支，功能相对简单。它在上睑提肌和眶顶壁之间前行，在眶的中部，分成滑车上神经和眶上神经（图 5-5）。

滑车上神经细小，它走向前内侧，在滑车的上方，经额切迹上行至额部，分布于额下部和上睑内侧部的皮肤及结膜。在滑车附近，它常常发出一小分支，与鼻睫神经的滑车下神经相连。

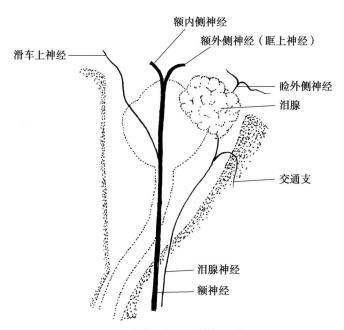

图 5-5　额神经与泪腺神经示意图

眶上神经是额神经的直接延续,它与眶上动脉相伴前行,其前端分为内侧与外侧两支,分别经额切迹和眶上切迹(或眶上孔)至额部,分布于额部皮肤、上睑的皮肤及结膜、额窦。

2. 泪腺神经　是眼神经最细小的端支(见图 5-5)。在海绵窦中,它接受来自颈内动脉丛(又称海绵窦丛,由交感神经节后纤维组成)发出的小分支加入。泪腺神经入眶后沿外直肌上缘前行,接受来自颧颞神经的交通支后,分布于泪腺。其末支穿出泪腺,分布于上睑外侧部的各层结构。泪腺神经中来自眼神经的纤维是感觉纤维,分布于上睑外侧部的各层结构。来自海绵窦丛的纤维是交感神经节后纤维;传统概念认为,来自颧颞神经交通支的纤维是副交感神经节后纤维(详见第四章第一节)。交感神经和副交感神经都分布到泪腺,调节泪腺的分泌活动。副交感神经促使泪腺分泌增加,主要是较稀薄的泪液;交感神经的作用是使泪腺分泌少量较黏稠的泪液。

对上述副交感神经节后纤维至泪腺的通路,有作者提出不同看法。他们在动物实验和解剖人体标本中发现,翼腭神经节有分支直接到达眶腔后部,这些分支既有来自颈内动脉丛、岩深神经的交感神经节后纤维,也有来自岩大神经、在翼腭神经节换神经元后的副交感神经节后纤维。这两种纤维组成眶后神经丛(retro-orbital plexus)。再从这个神经丛发出分支至泪腺(具体途径未见报道)。从而基本上否定了副交感神经节后纤维通过神经节支、上颌神经、颧神经、颧神经交通支、泪腺神经,至泪腺的神经通路。

3. 鼻睫神经　全程基本与眼动脉伴行(图 5-6)。在眶后部,它们位于视神经的外侧。它走向前内侧,跨过视神经的上方,走到视神经的内侧和眼球的内侧,然后走向眶内侧壁,在上斜肌和内直肌之间前行。末端分成筛前神经和滑车下神经两个端支。

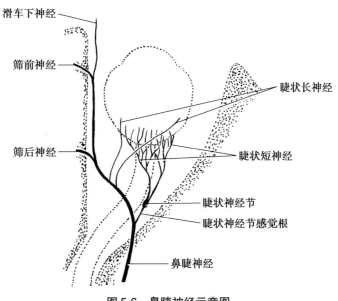

图 5-6　鼻睫神经示意图

鼻睫神经中来自眼神经的纤维是感觉神经纤维。在海绵窦内,海绵窦丛发出的一个小分支进入鼻睫神经,于是它有了感觉纤维和交感神经节后纤维两种成分。

在眶的后部，鼻睫神经还在视神经外侧时，发出短粗的睫状神经节感觉根（又名鼻睫根、长根），连于睫状神经节的后上部，它主要由感觉纤维组成。

睫状神经节位于眼动脉的外侧、视神经与外直肌之间，距视神经管眶口约 1cm 处。它与视神经贴近，而与外直肌之间隔有疏松结缔组织。它是一个灰红色的、扁平长方形的结构，前后径约 2mm，垂直径约 1mm（见图 4-37）。

睫状神经节有 3 个根：动眼神经发出的副交感根，鼻睫神经发出的感觉根，海绵窦丛发出的交感根，也有少量交感纤维来自颈内动脉丛。它们都连于睫状神经节的后部（图 4-36）。感觉根和交感根合并的现象并不少见。合并后，仍然称作感觉根。

从睫状神经节的前端发出 3～6 支睫状短神经。它们向前行、不断分支，最后形成约 20 个小分支，仍然称作睫状短神经（图 4-36）。它们在视神经周围穿过巩膜，在脉络膜周隙中前行。睫状短神经中的感觉纤维，传导锯状缘以后的巩膜和脉络膜的一般感觉；交感神经节后纤维支配脉络膜血管平滑肌；副交感节后纤维支配睫状肌。

睫状长神经：在鼻睫神经跨过视神经上方时发出，通常是两支细而长的分支（图 5-6、图 4-36），分别在睫状短神经进入巩膜处的最内侧和最外侧，穿过巩膜进入眼球，在脉络膜周隙内前行，它们有感觉和交感两种纤维。感觉纤维分布于锯状缘以前的巩膜、角膜、虹膜、睫状体；交感神经节后纤维支配瞳孔开大肌、虹膜和睫状体的血管平滑肌。

对睫状短神经的纤维成分和功能，最初的看法与上述意见不同。最初的看法认为：睫状短神经中，感觉纤维除了分布于锯状缘以后的巩膜和脉络膜，也分布于角膜、虹膜和睫状体。换言之，即传导整个眼球壁（视网膜除外）的一般感觉。其中的交感纤维除了支配脉络膜血管平滑肌，也支配瞳孔开大肌。其中的副交感纤维既支配睫状肌，也支配瞳孔括约肌。目前，绝大多数神经解剖学家和眼科学家已经采纳前一种看法，但仍有少数作者坚持上述的最初看法。

睫状神经节还发出一支细小的分支，称作 Tiedemann 神经。它伴随视网膜中央动脉进入视神经，功能不详。

球后麻醉时，针头经外直肌和下直肌之间，进入肌锥（详见第四章第一节）内，在睫状神经节附近注入麻醉剂，可以麻醉睫状神经节，取得较好的麻醉效果。这时，患者的瞳孔扩大。同时眼球变软，但机制不明（可能与肌肉松弛作用有关。球后麻醉后一般需要压迫眼球，也会使眼压有所降低）。

鼻睫神经发出睫状长神经后，走向眶内侧壁、上斜肌和内直肌之间。发出筛后神经后，继续前行，末端分成筛前神经和滑车下神经两个端支。

筛后神经分布于蝶窦和后筛窦小房。筛前神经分布于外鼻、鼻腔外侧壁的前上部、鼻中隔的前部、前筛窦小房和中筛窦小房。滑车下神经分布于睑内侧韧带下方附近的皮肤、内眦、结膜、泪阜、泪点、泪小管、泪囊、鼻泪管的上部，传导这些部位的一般感觉。

（二）上颌神经

上颌神经是三叉神经的第二个分支。它由三叉神经节发出后，走在海绵窦内，贴近海绵窦外侧壁的最下部分，表面覆以内皮。前行经圆孔出颅到达翼腭窝，再经眶下裂（进入眶下裂后改名眶下神经）进入眶下沟、眶下管、出眶下孔到达尖牙窝（图 5-7）。

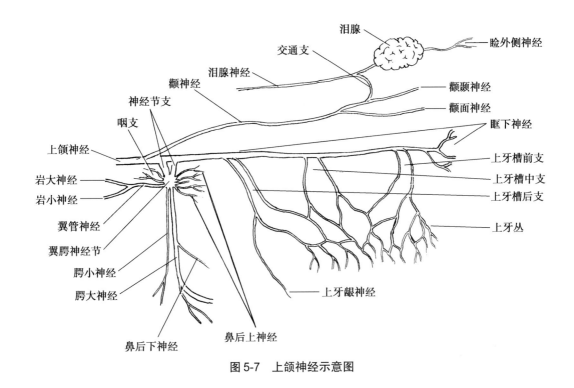

图 5-7 上颌神经示意图

上颌神经本身主要由感觉纤维组成,分布于颅中窝的硬脑膜、颞部前半、额部与颊部的皮肤与浅筋膜、上唇的皮肤与黏膜、腭黏膜、上颌的牙与牙龈等,传导这些部位的一般感觉。

在翼腭窝内,上颌神经发出颧神经(图 5-7、图 6-8A),颧神经经眶下裂进入眶,前行一段后,分为颧面神经和颧颞神经两个端支。颧颞神经发出交通支连于泪腺神经。一种意见认为,此交通支中的副交感节后纤维支配泪腺;另一种意见否定此看法(已如前述)。颧面神经与颧颞神经一起进入颧骨眶面的颧眶孔:颧面神经自颧面孔穿出颧后,分布于额部和颊部上份的皮肤和浅筋膜;颧颞神经经颧颞孔穿出颧骨后,分布于颞部前部的皮肤和浅筋膜。

在翼腭窝内,上颌神经发出 2~3 支上牙槽后支。它们在上颌结节处进入牙槽孔,然后在上颌窦后外侧壁内的牙槽管内前行,发出很多分支参与组成上牙丛(上牙神经丛)(图 5-7、图 6-8A)。由于上牙槽后支的牙槽管靠近上颌窦后外侧壁的黏膜,上颌窦炎时,可引起该侧磨牙疼痛。上牙槽后支中的一个分支没有进入牙槽管,它被称作上牙龈神经,沿着上颌骨体的后面前下行,分布于上颌磨牙的牙龈及其附近的颊黏膜。在眶下沟和眶下管内,眶下神经发出上牙槽中支和上牙槽前支,也都不止一支。它们经上颌窦外侧壁和前壁内的牙槽管走向前下,并发出很多分支与上牙槽神经后支共同形成上牙丛(上牙神经丛),从上牙丛发出分支,进入上颌各牙的牙根、分布于牙髓。另外还发出分支分布于邻近的颊侧牙龈、上颌窦黏膜等。

眶下神经穿出眶下孔后,分成若干个分支,分散开。有些分支与面神经分支交织形成眶下丛。眶下神经在面部的终末支向上分布于下睑的皮肤与结膜;向内侧分布于鼻外侧面最外侧部分的皮肤;前行、略向下,经鼻孔外侧缘至鼻前庭的皮肤;前下行分布于上唇及颊部的皮肤和黏膜。

翼腭神经节：旧称蝶腭神经节，位于翼腭窝内，上颌神经的下方。上颌神经的两个粗大的神经节支（旧称翼腭神经、蝶腭神经、蝶腭神经节支），下行连于翼腭神经节（图5-7，图6-8A、B）。翼腭神经节的后部有翼管神经与之相连。发自上颌神经的两个神经节支主要由普通感觉纤维组成。翼管神经由岩大神经和岩深神经汇合形成（图5-7，图6-8A、B）。岩大神经是面神经的分支，由副交感神经节前纤维组成；岩深神经从颈内动脉丛发出，由交感神经节后纤维组成。颈交感干的颈上神经节发出颈内动脉神经。它分支包绕在颈内动脉周围，形成颈内动脉神经丛，由交感神经节后纤维组成。颈内动脉丛在颈动脉管内发出岩深神经。在破裂孔和基底软骨的上方，岩深神经与岩大神经汇合，形成翼管神经，前行穿过翼管至翼腭窝，连于翼腭神经节的后部。

岩大神经中的副交感节前纤维，通过翼管神经，终止于翼腭神经节。翼腭神经节发出副交感节后纤维、岩深神经中的交感神经节后纤维，还有上颌神经的感觉纤维，这三种纤维合在一起，一部分沿着翼腭神经节的分支分布，另一部分经上颌神经的神经节支进入上颌神经，沿着上颌神经 - 眶下神经的分支分布。通过上述两种途径，传导各分支分布区的普通感觉、对各分支分布区的血管平滑肌的运动进行调控、调节各分支分布区内腺体的分泌活动（泪腺、鼻黏膜腺体、口腔黏膜腺体如各种小涎腺：腭腺、唇腺，颊腺等）。

翼腭神经节的分支很多：①向后，发出几个咽支至咽；②向前发出几支眶支，支配眶肌（退化中的平滑肌，功能有争议），并分布于后筛窦小房和蝶窦；③向内侧发出很多鼻支：鼻后上外侧支，6～7支，一部分经蝶腭孔进入鼻腔，另一部分经腭大管内侧壁的小孔，进入鼻腔，分布于上鼻甲和中鼻甲、上鼻道、蝶筛隐窝等处的黏膜，还有一些分支分布于后筛窦小房、蝶窦、鼻后孔上壁、咽穹（咽的顶壁）、咽鼓管咽口、鼻中隔后部等处的黏膜（图5-7、图6-8B）；④鼻后上内侧支，又称鼻后中隔支，2～3支，走向内侧，穿过蝶腭孔、在黏膜下横过鼻腔顶壁，至鼻中隔后部，分布于该处的黏膜。此组中最大的一支称作鼻腭神经，沿犁骨表面的小沟、在骨膜与鼻黏膜之间走向前下，到达切牙管的上口，穿过切牙管，至硬腭前部，分布于鼻中隔黏膜和硬腭前部的黏膜（图6-8C）。

翼腭神经节向下发出腭大神经和腭小神经。腭大神经与腭大动脉伴行，经腭大管、腭大孔，到达口腔顶部，分成3～4支，在硬腭下面的腭沟中前行，分布于硬腭的黏膜和上颌腭侧的牙龈。腭大神经在腭大管中发出鼻后下神经，它穿过腭大管内侧壁的小孔，进入鼻腔，分布于下鼻甲、中鼻道和下鼻道后部的黏膜。腭小神经，经腭小管下行，出腭小孔，分布于软腭、腭垂、腭舌弓、腭咽弓、腭扁桃体等。腭大神经和腭小神经传导它们分布区的普通感觉、调节它们分布区的黏膜腺体的分泌活动（图5-7，图6-8B，图8-8）。

（三）下颌神经

下颌神经是三叉神经3个分支中最粗大的，主要由普通感觉纤维和特殊躯体运动纤维组成。它从卵圆孔出颅，到达颞下窝，走在翼外肌和腭帆张肌之间。它的前方邻接翼内肌后缘，后方有脑膜中动脉，内侧与耳神经节相邻。三叉神经运动根在卵圆孔处与下颌神经的感觉纤维汇合，随即发出脑膜支和翼内肌神经。脑膜支伴随着脑膜中动脉经棘孔进入颅中窝，分布于该处的硬脑膜。翼内肌支则分布于翼内肌，支配该肌。从翼内肌支发出一个短小的翼内肌神经交通支,连于耳神经节,并由耳神经节发出细小的鼓膜张肌神经和腭帆张肌神经,分别支配同名肌(图5-8)。接下来,下颌神经分为前干(前支)和后干(后支)。

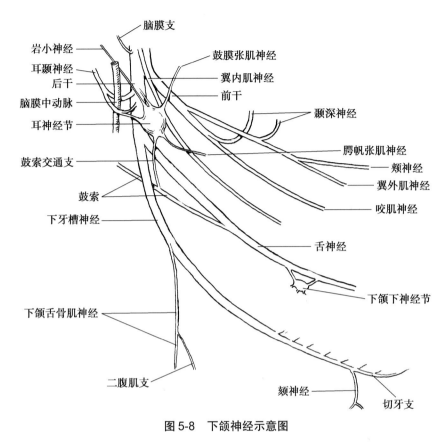

图 5-8　下颌神经示意图

耳神经节位于卵圆孔下方、下颌神经的内侧。它是一个副交感神经节(详见第八章第一节,图8-5)。

下颌神经前干发出的分支大多是运动神经:颞深神经两支、支配颞肌;咬肌神经、支配咬肌;翼外肌神经、支配翼外肌。颊神经从前支发出后,斜向前外侧,经翼外肌两个头之间,走向前下进入颞肌,在下颌支前缘的内侧穿出颞肌,走向前外侧,越过咬肌前缘到达颊部皮肤和颊肌之间,分支分布于颊部皮肤、颊黏膜、下磨牙区颊侧牙龈,传导这些区域的一般感觉。颊神经是前干的分支中唯一的感觉神经(颊肌由面神经支配)。

下颌神经后干的分支主要是感觉神经,它们有:耳颞神经、舌神经、下牙槽神经。

耳颞神经以两个根起自上颌神经后支。两个根包绕着脑膜中动脉,在该动脉后方,两个根汇合为耳颞神经主干。它在翼外肌和腭帆张肌之间,经颞下颌关节与蝶下颌韧带的内侧,紧接关节囊后面,弯转向外上方,穿过腮腺的上部,从颧弓根浅面跨过,在颞浅动脉后方上行至颞区。它的关节支分布于颞下颌关节;外耳道支分布于外耳道的皮肤、鼓膜外表面的上皮;耳前支分布于耳屏及耳郭前外侧面;颞浅支为耳颞动脉的终支,分布于颞区大部分皮肤。

下颌神经发出耳颞神经后,随即分为两个粗大的分支。它们都略呈弧形地走向前下方。

位于前上方的是舌神经、后下方的是下牙槽神经。

　　舌神经从下颌神经发出后，发出（舌神经）咽峡支，分布于腭扁桃体和口腔后部的黏膜。舌神经继续向前下走行，在翼外肌和腭帆张肌之间，面神经的鼓索从后上向前下加入舌神经，两者之间呈锐角。舌神经在翼内肌与下颌支之间继续前下行，在下颌舌骨线的后部转向前，离开翼内肌前缘，走在下颌第二、第三磨牙内侧的口腔底黏膜下。由于此处的舌神经位置表浅，临床上常在此处行舌神经阻滞麻醉或暴露舌神经。舌神经接着横越茎突舌肌、舌骨舌肌以及颏舌肌的外侧面、下颌舌骨肌的上面，前行至舌尖。舌神经沿途分支分布于下颌牙的舌侧牙龈、舌下区及舌界沟以前的黏膜，传导这些区域的一般感觉。鼓索加进来的纤维，伴随舌神经分支分布，传导舌界沟以前黏膜的味觉、调节下颌下腺和舌下腺的分泌（详见第七章第一节）。

　　下牙槽神经，比舌神经略粗大。它先在翼外肌的内侧、蝶下颌韧带与下颌支之间，与同名动脉相伴下行，进入下颌孔，经下颌管前行。在颏孔处下牙槽神经分成两支。一支自颏孔穿出，即颏神经，分布于颏部及下唇的皮肤和下唇黏膜。另一支继续沿着切牙管前行，称作切牙支。下牙槽神经在下颌管中发出许多小分支，互相交织形成下牙丛（下牙神经丛）。从下牙丛发出分支进入下颌各牙的牙根，终于牙髓。此外下牙丛还发出牙龈支分布于下颌颊侧和唇侧的牙龈。

　　下牙槽神经进入下颌孔之前，发出下颌舌骨肌神经，它穿过蝶下颌韧带的后下部，走在翼内肌和下颌下腺的外侧，向前经下颌舌骨沟至下颌舌骨肌的下面，分支至下颌舌骨肌和二腹肌前腹，支配此二肌。

　　三叉神经的三个大分支，在头面部皮肤与黏膜的分布范围，有明确的分界线（图5-9）。与脊神经的重叠分布不同，三叉神经各支的分布区之间，没有重叠分布现象。

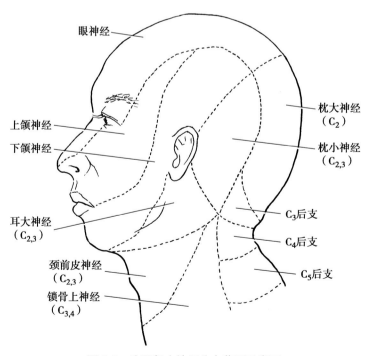

图5-9 头颈部皮神经分布范围示意图

三叉神经痛患者疼痛的位置和范围,与被累及分支的分布范围完全一致。在疼痛发作的间歇期,用手指触压被累及的神经分支主干(即所谓的"扳机点"),可诱发疼痛发作(如以下病例)。

病例与分析

患者男,58 岁,左侧面部"电击样"疼痛 2 年余就诊。左侧三叉神经第二支分布区域疼痛,突然发作,突然停止,间断发作,伴烧灼感。每次发作持续数分钟。

MRI 显示:右侧箭头所示低信号区为三叉神经在脑桥与小脑中脚前走行,在形成三叉神经节之前呈均匀低信号;而左侧相应区域可见小脑上动脉畸形,挤压三叉神经,为该患者三叉神经痛的病因(图 5-10)。

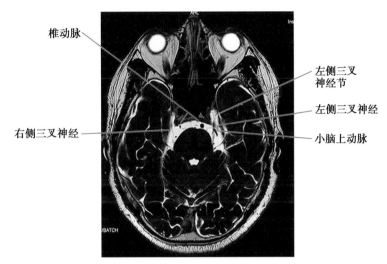

椎动脉

左侧三叉
神经节

左侧三叉神经

右侧三叉神经

小脑上动脉

图 5-10 一例三叉神经痛患者 MRI 显示
MRI 显示:右侧指示线所示低信号区为三叉神经在脑桥与小脑中脚前走行,在形成
三叉神经节之前呈均匀低信号;左侧相应区域可见小脑上动脉畸形,挤压三叉神经

三叉神经本身只有两种纤维成分:一般(普通)感觉纤维、特殊内脏运动纤维。前者传导头面部皮肤和黏膜的一般感觉,后者支配咀嚼肌等。与三叉神经关系密切的副交感神经节共 4 个:睫状神经节与眼神经的鼻睫神经关系密切,副交感神经节前纤维来自动眼神经;翼腭神经节与上颌神经关系密切,副交感神经节前纤维来自面神经;耳神经节与下颌神经关系密切,副交感神经节前纤维来自舌咽神经;下颌下神经节与下颌神经的舌神经关系密切,副交感神经节前纤维来自面神经。这四个副交感神经节的详细情况,请参阅本书第四章、第六章和第八章,此处不再赘述。

第二节 中 枢 部

三叉神经感觉纤维的神经元胞体位于三叉神经节内。它们是假单极细胞,其周围突组成三叉神经周围部,中枢突组成三叉神经感觉根。三叉神经感觉纤维入脑后,少部分纤维不分支,直接弯向下行;大部分纤维分成一个较短的升支和一个较长的降支。升支终止于三叉神经脑桥核，传导头面部的精细触觉和压觉。降支，与入脑后不分支直接下行的纤维一起，组成三叉神经脊髓束，简称三叉神经脊束。它向下行，穿过脑桥下部、延髓，一直下行到脊髓颈段第4节段（有作者认为只下行到脊髓颈段第2节段），传导头面部的痛觉、温度觉和一部分触觉压觉。三叉神经脊束在下行途中，一部分纤维发出若干个侧支，终止于其深面的三叉神经脊髓束核（简称三叉神经脊束核）的上部与中部；少数三叉神经脊束的纤维，不发出侧支，终止于三叉神经脊束核的下部。

此名词"三叉神经脊髓束"和"三叉神经脊髓束核"中的"神经"二字不能省略。如果说成或写成"三叉脊髓束"和"三叉脊髓束核"，根据神经解剖学的命名原则，意味着它是从三叉神经的核发出到脊髓的纤维束和这个纤维束的止核。事实上根本没有这样的纤维束，也没有这样的核，但别的脑神经有，例如前庭神经，既有前庭神经脊髓束，也有前庭脊髓束。前者是前庭神经纤维入脑后下行组成的，是一级纤维；后者是前庭神经核发出的下行纤维组成的，是二级纤维。

一、三叉神经的感觉核

三叉神经的感觉核包括三叉神经脑桥核、三叉神经脊髓束核、三叉神经中脑核和三叉神经上核。

（一）三叉神经脑桥核

旧称三叉神经主感觉核，位于脑桥中部、靠近被盖部外侧缘处（图5-11），它的外侧部向下与三叉神经脊髓束核直接连续。所以，三叉神经脑桥核是三叉神经脊髓束核上端的一个膨大。

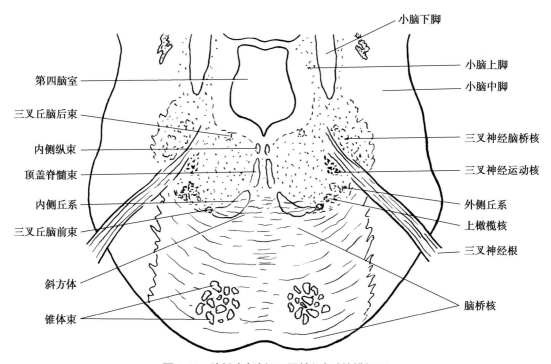

图 5-11　脑桥中部（经三叉神经根）的横切面

三叉神经的感觉纤维（又称三叉一级纤维）入脑后，其升支终止于此核。它传导头面部的精细触觉和压觉。来自眼神经、上颌神经、下颌神经的感觉纤维，从腹侧到背侧，依次终止。

由三叉神经脑桥核发出的纤维，是三叉二级纤维的一部分。它们中的大多数越边，伴随内侧丘系上行，组成对侧的三叉丘脑束（位置偏前）。少数纤维不越边，走在脑桥被盖部的背侧部、中脑水管周围灰质的外侧，组成同侧的三叉丘脑束（位置偏后）（图4-18、图5-11、图5-12、图8-15）。

三叉丘脑束，又称三叉丘系。它实际上分成位置偏前和偏后的两部分，《人体解剖学名词》（第2版）没有对它们分别命名，姑且称之为三叉丘脑前束和三叉丘脑后束。它们最后都终止于背侧丘脑的腹后内侧核（三叉丘脑束的终止部位，有不同意见：一种意见认为是丘脑腹后外侧核；另一种意见是腹后内侧核。两种意见都是权威性很高的著作）。《人体解剖学名词》（第2版）中的描述如下：内侧丘系与脊髓丘系终止于丘脑腹后外侧核；三叉丘系终止于腹后内侧核。

（二）三叉神经脊髓束核（三叉神经脊束核）

位于三叉神经脊髓束（三叉神经脊束）的深面（见图4-24、图6-17）。它的上端到达脑桥中部，与三叉神经脑桥核相连续。它的下端与脊髓后角的胶状质相连续，最低可达脊髓第4颈节（也有作者认为是第2颈节）。

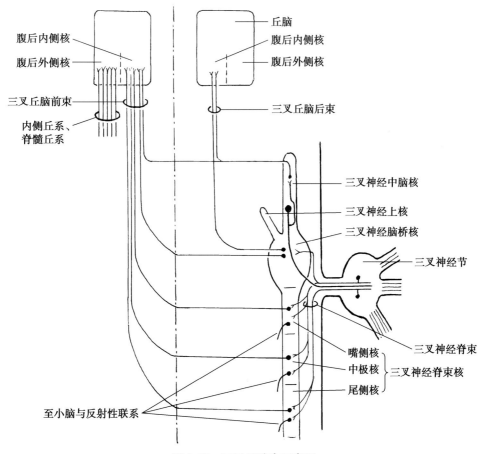

图5-12　三叉丘脑束示意图

1．此核分为 3 个部分（图 5-12）

嘴侧核：从脑桥中部到延髓橄榄的上 1/3 与中 1/3 交界处。

中极核：从橄榄上 1/3 与中 1/3 交界处到闩的平面。

尾侧核：从闩的水平到脊髓第 4 颈节（第 2 颈节）。

为统一方位的描述，前后改用腹侧背侧，上下改用嘴侧尾侧，或颅侧尾侧、头侧尾侧。其中嘴侧尾侧比较严谨些。有些作者喜欢用吻侧。它是动物学的用语，指的是口的前端与外鼻部分，相当于嘴侧。

2．三叉神经脊束的终止情况　三叉神经脊束中的痛觉纤维与温度觉纤维没有侧支，全部终止于尾侧核。换言之，尾侧核是头面部痛觉温度觉的终止核。在尾侧核终止的局部定位排列是：来自下颌神经、上颌神经、眼神经的纤维，从嘴侧到尾侧依次终止。基本上是倒置的。

三叉神经脊束中的一般触觉纤维，以及反射性联系的传入纤维，都有侧支。这些侧支终止于沿途的嘴侧核和中极核。所以，嘴侧核和中极核是头面部一部分触觉（一般触觉）和鼻咽部一般感觉的终止核；此外，它们还参与构成角膜反射、婴儿的吮吸反射等反射弧。

在闩的水平，即尾侧核与中极核交界的水平，切断三叉神经脊束，头面部同侧半的痛觉温度觉丧失，而触觉、角膜反射等则被保留下来。

3．三叉神经脊束核发出的纤维走向：

（1）越边，组成三叉丘脑前束，与内侧丘系伴行（图 5-12），终止于背侧丘脑的腹后内侧核，传导头面部的痛觉温度觉和一般触觉。

（2）经同侧小脑下脚至小脑，是三叉神经传导的头面部肌的本体性冲动传入小脑途径的一部分，构成小脑对头面部肌的运动进行调节的一部分反射通路。

（3）反射性联系：至双侧面神经核有关亚核，构成角膜反射和睫毛反射通路；至同侧迷走神经背核，构成眼心反射通路；至双侧迷走神经背核、疑核、脊髓前角细胞，构成喷嚏反射通路；至泪腺核，构成泪液分泌反射活动通路；至上、下泌涎核，构成鼻黏膜腺体与口腔黏膜腺体分泌活动、以及这些腺体中血管活动的反射通路；至脑干网状结构，构成由头面部一般感觉刺激引起的各种内脏反应的反射通路等。

三叉神经脊束在三叉神经脊束核终止的局部定位排列，有另一种观点认为：从口鼻周围到面部周缘的感觉冲动，从下到上，依次终止于此核。这种局部定位排列情况像"洋葱皮"，呈分层状。临床上的确可以看到病人有这种表现：病变从上向下逐步发展，病人头面部的感觉障碍表现为从周围向口鼻部，一圈一圈地逐渐进展；病变从下向上逐渐发展，病人头面部的感觉障碍从口鼻部向周围一圈一圈地扩展。但是还未能找到实验室依据来解释这种现象（图 5-13）。

（三）三叉神经中脑核

此核是一个细长的细胞柱，从三叉神经脑桥核向上，一直延伸到中脑的上端。构成此核的主要神经元是体积颇大的单极细胞，其胞体的形状与脊神经节细胞相似。此外，此核中还有一定数量的双极细胞和多极细胞。所有这些细胞的主要突起，组成三叉神经中脑根（见图 4-18、图 4-23、图 5-11、图 5-12）。

三叉神经中脑根的纤维下行，伴随着三叉神经运动核发出的运动纤维，共同组成三叉神经运动根。这些纤维在脑内行至三叉神经运动核附近时，发出侧支终止于三叉神经运动核，构成反射弧。在三叉神经节的深面，来自三叉神经中脑根的纤维，一部分加入眼神经，传导眼球外肌的本体性神经冲动；一部分加入上颌神经，传导上颌神经分布区的本体性神经冲动，还和下颌神经一道，传导牙、牙槽及其骨膜、硬腭骨膜、咀嚼肌、颞下颌关节等处的本体性神经冲动。

三叉神经中脑根的纤维把牙、牙槽及其骨膜、硬腭、咀嚼肌、颞下颌关节等处的本体性冲动传进来。很可能对咬合力量的调节起作用。

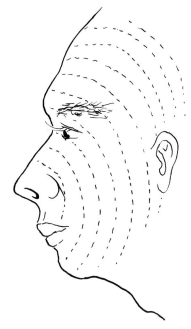

图 5-13 "洋葱皮样"感觉障碍示意图

面神经分支中的本体性传入纤维有两种来源。一种是，三叉神经中脑根的一部分纤维伴随面神经运动纤维出脑；另一种是，三叉神经分支中的本体性传入纤维通过连通支（交通支）进入面神经分支。

由三叉神经中脑核发出的上行纤维，可能由此核中的双极细胞发出。它们加入三叉丘脑束，主要终止于丘脑腹后内侧核；少数纤维在网状结构中继后，止于小脑核（小脑中央核）和上丘（中脑背侧的结构），构成反射性通路。

（四）三叉神经上核

三叉神经上核是三叉神经脑桥核向背内侧延伸的部分。它接受下颌神经和上颌神经来的纤维。具体功能不明，可能与三叉神经参与的运动反射有关。

二、三叉神经的运动核

此核位于脑桥中部，被盖部的外侧部、三叉神经脑桥核的内侧（见图 5-11）。

它接受的纤维：双侧皮质核束（锥体束的一部分），以对侧支配为主；双侧三叉一级纤维的末梢或侧支；三叉二级纤维（越边的和不越边的），尤其是来自口腔黏膜的冲动；由蓝斑核发出的纤维至三叉神经运动核、上泌涎核和下泌涎核；红核、顶盖、内侧纵束来的纤维。

蓝斑核位于脑桥中部、菱形窝界沟上端附近的深面，由于蓝斑核神经元胞体中含有大量黑色素颗粒，造成外观上呈隐约的蓝色而得名。它是去甲肾上腺素能神经元，功能多样、十分复杂，与睡眠生理、内脏活动等都有密切关系。它与三叉神经运动核的联系表明，头面部的一般感觉与内脏活动有密切的联系。

三叉神经运动核发出的特殊内脏运动纤维，支配咀嚼肌、鼓膜张肌、腭帆张肌、二腹肌前腹。

第三节 三叉神经损伤表现

一、三叉神经周围部损伤

三叉神经周围部的感觉纤维受到刺激时，最常见的表现是疼痛，往往是剧烈的疼痛；也可以表现为感觉异常，如感到发麻、发胀……三叉神经周围部的运动纤维受到刺激时，出现肌的颤动、抽搐、强直性收缩等。如果一侧或双侧咬肌和翼内肌出现强直性收缩，或者一侧或双侧全部咀嚼肌强直性收缩，都表现为牙关紧闭。

三叉神经周围部感觉纤维被损坏，则被损坏分支分布范围的感觉丧失。症状范围与被损坏分支的分布范围完全一致。三叉神经周围部的运动纤维被损坏，则被损坏分支所支配的肌瘫痪、并逐渐出现肌萎缩。一侧咀嚼肌瘫痪时，患者张大口时，下颌歪向患侧，双侧咀嚼肌瘫痪时，下颌反射消失。

张开口的运动是发生在颞下颌关节的运动，称作开颌运动。颞下颌关节有关节盘，将关节腔分为上下两部分。当开颌运动的幅度不大时，称作小开颌运动，运动局限在下关节腔。张大口的运动，称作大开颌运动。此时下颌骨头连同关节盘一起向前滑动，才能完成大开颌运动。下颌头连同关节盘向前滑动，是由翼外肌收缩实现的。所以，双侧翼外肌瘫痪时，患者不能做大开颌运动。如果只是一侧翼外肌瘫痪，则患者做大开颌运动时，健侧的下颌头连同关节盘向前滑动；患侧的下颌头连同关节盘不能向前滑动，还停留在原处，于是，下颌歪向患侧。

叩击下颌骨颏部时，出现闭颌反应，称作下颌反射。它与腱反射类似，是一种低级的反射。

三叉神经痛是一种较常见的疾病，病因不明。发作时，患者突然发生非常剧烈的疼痛，呈刀割、烧灼、针刺或撕裂样。疼痛持续数秒、数分钟不等。表现为突然发作突然停止，每次发作的疼痛情况类似。疾病开始时，每次发作时间较短，发作间隔较长；以后发作持续时间逐渐加长，间隔时间越来越短，甚至长痛不止。疼痛发作常有一个触发点、又称"扳机点"，多位于上下唇、鼻翼、口角、颊部、舌等处，稍加触动即引起发作；也可以由口或舌的运动、说话、洗脸、漱口、刷牙、吃饭、甚至笑、眨眼、呵欠等引起发作；甚至震动、风吹等都可以成为发作的诱因。疾病初期，服用止痛药、局部注射麻醉剂有缓解作用。如果病程较久，止痛药和注射麻醉剂可能没有明显疗效。可将药物注射到三叉神经节、或切断三叉神经感觉根，以阻断痛觉冲动向中枢的传导，达到缓解症状的目的（详见本章第一节）。

破坏三叉神经节或切断三叉神经感觉根，虽然都可以阻断痛觉传导，但同时也阻断了头面部触压觉的传导，术后头面部患侧半的一般感觉完全丧失。另一种阻断痛觉传导的方法，是在闩的水平切断患侧的三叉神经脊髓束。这个方法在阻断患侧痛温觉传导的同时，可以保留头面部的触觉（详见本章第二节）。这些方法都是破坏性的手术，只在万不得已的情况下采用。现在新药越来越多、止痛效果也越来越好，一般多采用保守治疗解除患者的痛苦。破坏性手术已很少被采用。

二、三叉神经中枢部损伤

（一）核性损伤

1.三叉神经脑桥核损伤　头面部同侧半触觉下降（精细触觉丧失，一般触觉还保留一部分）。

2.三叉神经脊束核损伤　头面部同侧半痛觉温度觉丧失、触觉下降；"洋葱皮样"感觉障碍（见图5-13）；同侧角膜反射、睫毛反射、眼心反射消失。

3.三叉神经运动核损伤　同侧三叉神经支配的肌瘫痪并萎缩；下颌反射消失；一侧损伤时，大开颌时下颌骨歪向患侧。

（二）三叉丘脑束损伤

1.三叉丘脑束下部损伤　仅累及三叉丘脑前束，头面部对侧半痛觉和温度觉丧失、触觉下降。

2.三叉丘脑束上部损伤　三叉丘脑前后束都被破坏，头面部的对侧半浅感觉全部丧失。

（三）锥体束损伤

锥体束对三叉神经运动核的支配是双侧性的，以对侧支配为主。

1.单侧损伤　双侧咀嚼肌都不会完全瘫痪，但双侧咀嚼肌都出现肌力下降，对侧较明显。

2.双侧损伤　双侧咀嚼肌核上性瘫、下颌反射亢进；可能与假性球麻痹（即假性延髓麻痹）同时出现。

第六章 | 面 神 经

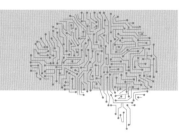

面神经（facial nerve）是第七对脑神经（cranial nerve Ⅶ，CN Ⅶ或 N Ⅶ）。它是混合神经，由 4 种主要纤维组成：①特殊内脏运动纤维，支配面肌（表情肌）、茎突舌骨肌、二腹肌后腹、镫骨肌等；②普通内脏运动纤维（副交感纤维），分布于泪腺、下颌下腺、舌下腺、鼻腔和口腔的黏膜腺体，调节它们的分泌活动；③特殊内脏感觉纤维（味觉纤维），传导舌界沟以前（舌前 2/3）黏膜的味觉；④还有少量的普通躯体感觉纤维，传导耳郭和外耳道一小部分皮肤的一般感觉。其中，副交感纤维和味觉纤维组成中间神经（intermediate nerve），特殊躯体运动纤维和普通躯体感觉纤维组成面神经。

第一节 周 围 部

一、出脑部位

在脑干腹侧面，脑桥与延髓的分界很明显，是一条横行的沟，称作延髓脑桥沟。展神经、面神经、中间神经、前庭蜗神经都从延髓脑桥沟出脑。展神经根附于中线两旁、延髓的锥体和脑桥之间；前庭蜗神经根附于延髓脑桥沟的外侧端，该处又被称作脑桥小脑角；面神经根附于延髓脑桥沟的位置靠近前庭蜗神经根，位于它的内侧；在面神经根与前庭蜗神经根之间，有一个细小的中间神经根，它最后加入面神经，成为面神经的一部分。它们出脑后，都从大脑后动脉和小脑上动脉之间穿过（见图 3-25、图 6-2A）。

二、面神经的行程

可分为颅内段、内耳道段、面神经管段、颅外段。

（一）颅内段

此段从延髓脑桥沟外侧端（脑桥小脑角）至内耳门，全程位于蛛网膜下隙中，面神经与中间神经、前庭蜗神经伴行，迷路血管中途加入、一起伴行，直至内耳道内（图 6-1）。

在内耳门附近，小脑下前动脉大多形成一个血管袢，突向内耳门。绝大多数人的小脑下前动脉血管袢并不对面神经形成刺激，因而完全没有任何症状。如果它与面神经贴近，可能对面神经形成刺激、甚至挤压，则出现面肌抽搐、甚至瘫痪。有时小脑下前动脉血管袢

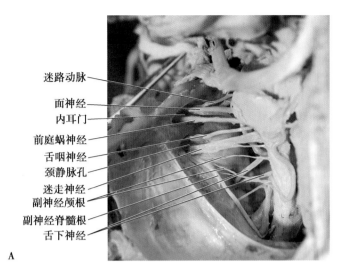

迷路动脉

面神经

内耳门

前庭蜗神经

舌咽神经

颈静脉孔

迷走神经

副神经颅根

副神经脊髓根

舌下神经

A

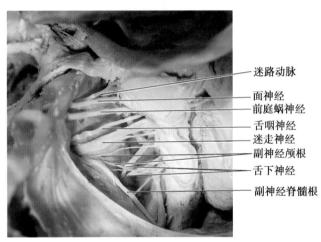

迷路动脉

面神经

前庭蜗神经

舌咽神经

迷走神经

副神经颅根

舌下神经

副神经脊髓根

B

图 6-1　面神经、前庭蜗神经、迷路动脉进入内耳门及末四对脑神经穿出硬脑膜的情况（照片）

甚至突入内耳道内，更容易对面神经形成刺激或挤压。有作者认为，大约 60% 的面肌抽搐，是由于小脑下前动脉或其血管襻对面神经的刺激、压迫造成的（图 6-2）。此时，只需将小脑下前动脉血管襻与面神经分开一段距离，症状立即消失。小脑下前动脉及其血管襻也可能压迫面神经，致使面神经发生髓鞘变性，类似脱髓鞘疾病。此时，分开血管襻和面神经，虽然不能立即消除症状，但是对于神经纤维的修复也是有利的。在做这类手术时，须注意避免损坏迷路动脉。迷路动脉可以发自基底动脉、也可以发自小脑下前动脉（有作者认为迷路动脉发自小脑下前动脉的更多些）。迷路动脉甚至可能发自小脑下前动脉血管襻的顶部。手术时在把小脑下前动脉血管襻拉出内耳道时，就可能把迷路动脉拉断，造成非常严重的后果，需警惕（图 6-2E）。

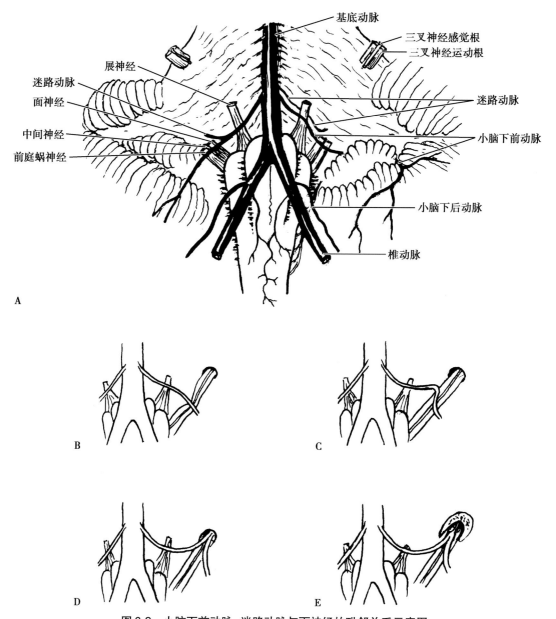

图 6-2　小脑下前动脉、迷路动脉与面神经的毗邻关系示意图

A．小脑下前动脉与迷路动脉都发自基底动脉，迷路动脉发自小脑下前动脉也很常见　B．小脑下前动脉即使没形成血管袢也可挤压面神经　C．小脑下前动脉形成血管袢也不一定挤压面神经　D．小脑下前动脉血管袢突入内耳道对面神经造成很大挤压　E．迷路动脉有可能发自小脑下前动脉袢的顶部，手术中将血管袢拉出时会扯断迷路动脉，需慎重

（二）内耳道段

由于蛛网膜也延伸到内耳道内、直达内耳道底，所以，面神经内耳道段，连同中间神经、前庭蜗神经、迷路动脉，都仍然位于蛛网膜下隙内。在内耳道内，面神经位于前上方，蜗神经位于面神经的下方，前庭神经的上支和下支、以及后壶腹神经（又名单支）位于它们的后

方。在内耳道内,中间神经与面神经汇合,经内耳道底的面神经区,连于面神经管段。面神经内耳道段没有分支。内耳道底面神经区位于内耳道底横嵴(镰状嵴)的上方、垂直嵴(Bill's bar)的前方(图6-3)。

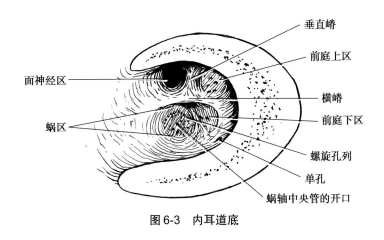

图6-3　内耳道底

(三)面神经管段

面神经管全长位于颞骨岩部内(图6-4),按它的行程分为4段:迷路段、鼓室段、锥段和乳突段。

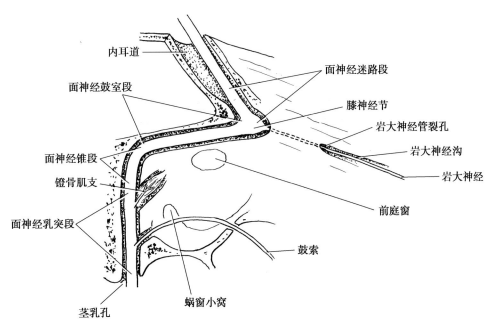

图6-4　面神经的面神经管段示意图

1. 迷路段　从内耳道底面神经区开始,先走向外侧、略偏向前,走在内耳骨迷路的耳蜗与前庭之间的上方,并与它们十分靠近。由于此段与内耳迷路的关系密切,故称迷路段,也称作前庭段、岩段。它是面神经管段最短的一段，长约 2.5～6mm。它的外侧端呈屈肘状弯曲向后。面神经管的这个弯曲称作面神经管膝，其管腔膨大，容纳面神经的膝神经节。面神经在面神经管膝处相应地弯曲，称作面神经膝。面神经纤维在脑内也有一个类似的急剧的弯曲，也称作面神经膝。为了不致混淆，脑内的面神经膝被称作面神经内膝，面神经管膝内的面神经膝称作面神经外膝。

面神经管迷路段与耳蜗、前庭之间的骨壁都很薄（<0.5mm）手术暴露此段面神经时须十分小心，稍有不慎就会将内耳的耳蜗和/或前庭打开，后果十分严重。

面神经管膝上面的骨壁、面神经管迷路段上面的骨壁都可能不完整，于是面神经膝神经节、面神经迷路段就与硬脑膜直接接触（发生率为 5%～15%）。经颅中窝进路的内耳道手术，剥离颅中窝硬脑膜时，需注意避免损伤面神经和面神经膝神经节。

2. 鼓室段　由于其位置接近水平，故又称水平段。它从面神经管膝到乳突窦入口内侧壁与下壁交界处。由于此段面神经管（面神经）走在鼓室的内侧壁内，与鼓室的关系密切，故称鼓室段（图 6-5），它的全长为 8～12mm。其前端略高，匙突是其前端的标志。面神经管的骨壁略突向鼓室，构成前庭窗小窝的上缘，称为面神经管凸。它的后端在锥隆起的后方弯转向下。面神经管（面神经）在此处形成第二个弯曲，临床上常称之为面神经（面神经管）第二膝（面神经管膝是第一膝）。乳突手术中，乳突窦入口下壁的砧骨窝和砧骨短脚的末端，是面神经（面神经管）第二膝的可靠标志。面神经管凸的上方有外半规管凸，它们的前部彼此靠近、基本上互相平行。由于面神经（面神经管）鼓室段的后部逐渐走向后下，遂与外半

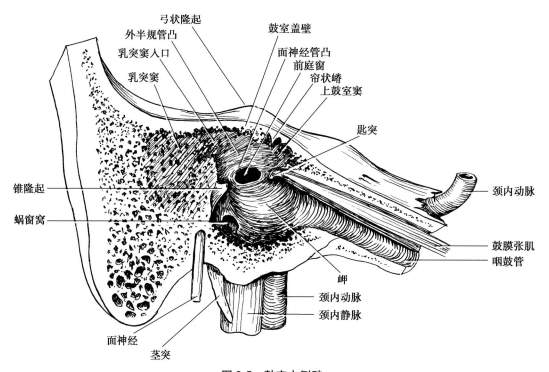

图 6-5　鼓室内侧壁

规管凸略分开,形成约 30° 夹角。面神经管凸的骨壁不完整、出现缺口的现象很常见。其出现率各作者的统计差别很大,5%～40% 不等。如果缺口较大,面神经可能从缺口疝出(表面覆以鼓室黏膜),容易被炎症、手术操作等损坏。

3. 乳突段 由于此段走在乳突中而得名。又由于它的行程大致是垂直下行的,故又名垂直段。此段长约 9～16mm。它与鼓室后壁面神经隐窝的关系有重要临床意义(图 6-6)。面神经管(面神经)可以位于面神经隐窝内侧壁内(占 55%)、后壁内(41%),或外侧壁内(4%)(图 6-7)。

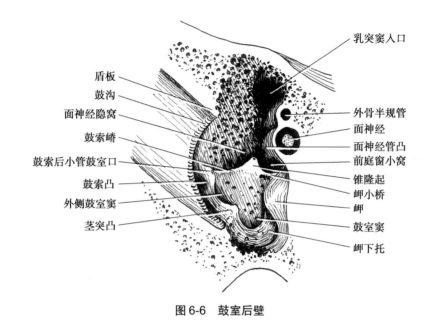

图 6-6 鼓室后壁

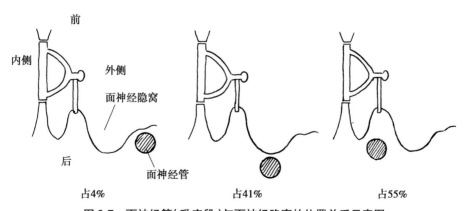

图 6-7 面神经管(乳突段)与面神经隐窝的位置关系示意图

面神经管(面神经)乳突段的行程变异颇多,主要是行程方向的变异。走在垂直线前 10° 至后 10° 范围内的约占 80%;走在垂直线至垂直线外侧 10° 范围内的约占 85%。甚至可能在行程中面神经分成两支,出茎乳孔前又合为一支的现象。此段面神经管的骨壁不完整、有缺口的现象也不少见。通过缺口,面神经管与其周围的,尤其是后方的,乳突小房连通。乳突手术中须注意避免损伤此段面神经。

4. 锥段　不少作者把此段并入乳突段。它实际上就是面神经管(面神经)第二膝。因位于锥隆起的后方,故又名锥段。长约2～6mm。它是面神经管(面神经)位置最靠外侧的部分,因此手术时容易被损伤,须注意。它距离道上棘约14～20mm。

(四)颅外段

面神经从茎乳孔穿出后,弯向前下,从茎突根部的外侧绕过,在颞下颌关节下方约25mm处进入腮腺。

三、面神经的分支

面神经在颞骨岩部内,先后发出岩大神经、镫骨肌神经、鼓索。

(一)岩大神经

旧称岩浅大神经,从面神经膝神经节发出,经岩大神经管、岩大神经管裂孔、岩大神经沟前行(见图6-4),再经三叉神经节的深面到达破裂孔和基底软骨的上方;颈内动脉丛在颈动脉管内发出岩深神经,出颈动脉管后也到达破裂孔和基底软骨的上方。岩深神经与岩大神经汇合形成翼管神经,穿过翼管至翼腭窝,连于翼腭神经节。

翼腭神经节,旧称蝶腭神经节,位于翼腭窝内、上颌神经的下方(图6-8)。上颌神经的两个短而粗的神经节支连于翼腭神经节上缘。这两个神经节支中,主要是来自上颌神经的感觉纤维。

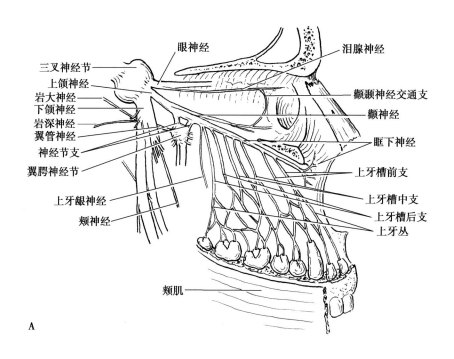

A

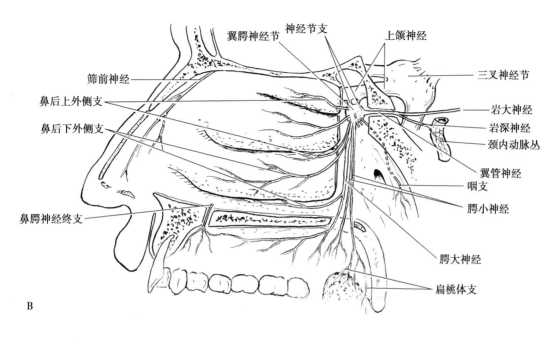

鼻后上外侧支
鼻后下外侧支
筛前神经
翼腭神经节　神经节支　上颌神经
鼻腭神经终支
三叉神经节
岩大神经
岩深神经
颈内动脉丛
翼管神经
咽支
腭小神经
腭大神经
扁桃体支

B

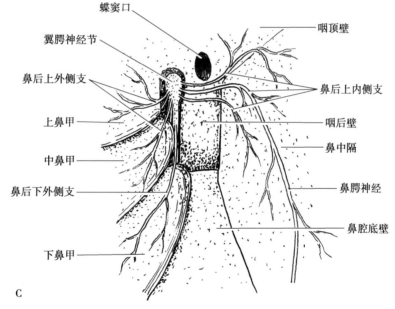

蝶窦口
翼腭神经节
鼻后上外侧支
上鼻甲
中鼻甲
鼻后下外侧支
下鼻甲

咽顶壁
鼻后上内侧支
咽后壁
鼻中隔
鼻腭神经
鼻腔底壁

C

图 6-8　翼腭神经节示意图
A. 外侧面观　B. 内侧面观　C. 前面观

　　岩大神经由副交感神经节前纤维组成,纤维发自上泌涎核(又称脑桥泌涎核),通过翼管神经终止在翼腭神经节。由翼腭神经节发出副交感神经节后纤维,与来自岩深神经的交感神经节后纤维一起分布于泪腺、鼻黏膜腺体、口腔黏膜腺体(腭腺、颊腺、唇腺等小涎腺),调节这些腺体的分泌活动。来自上颌神经的感觉纤维与它们伴行,传导其分布区的普通感觉。

（二）镫骨肌神经

常称作镫骨肌支。它发自面神经锥段与乳突段交界处或略低，直接进入锥隆起，分布于锥隆起中的镫骨肌，支配该肌。

镫骨肌是人体最小的骨骼肌。镫骨肌收缩时，向后牵拉镫骨颈，使镫骨底以其后缘为支点向外侧移动，以减少镫骨底经前庭窗向内耳传导的声波振动强度。这是一种保护性反射，可以保护耳免于噪音的伤害。

镫骨肌收缩同时也减少鼓膜的紧张状态，所以，镫骨肌和鼓膜张肌是一对拮抗肌。

（三）鼓索

常被称作鼓索神经。在茎乳孔上方约 6mm 处发自面神经乳突段。它经鼓索后小管进入鼓室，走在鼓膜的黏膜层和纤维膜层之间。它在黏膜下、鼓膜张肌腱止点上方，从锤骨柄的内侧跨过，继续前行至鼓室前壁，穿过鼓索前小管、经岩鼓裂穿出颞骨。鼓索在鼓室内的长度约 6mm。鼓索出鼓室后，继续前下行，加入舌神经。鼓索有两种纤维：味觉纤维，传导舌界沟以前舌黏膜的味觉，其神经元胞体位于面神经膝神经节内；副交感神经节前纤维来自上泌涎核（脑桥泌涎核），经中间神经、面神经、鼓索、舌神经至下颌下神经节。

下颌下神经节位于下颌舌骨肌与舌骨舌肌之间、下颌下腺导管的上方（图 6-9）。它借前、后两个根连在舌神经的下面。其后根自舌神经发出，连于下颌下神经节后上部。前根从下颌下神经节前上部连到舌神经。后根中有两种纤维成分：感觉纤维来自下颌神经，副交感神经节前纤维来自鼓索。其中的感觉纤维从下颌下神经节通过，沿着下颌下神经节的

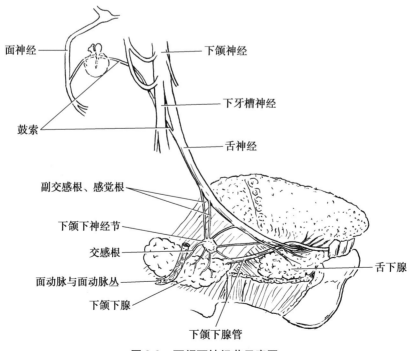

图 6-9　下颌下神经节示意图

分支分布；副交感神经节前纤维终止于下颌下神经节，从下颌下神经节发出的副交感神经节后纤维，一部分沿着下颌下神经节的分支到下颌下腺，另一部分经前根返回舌神经，沿着舌神经的分支到舌下腺。

下颌下神经节的交感根发自面神经丛。颈交感干的颈上神经节发出颈外动脉神经，由交感神经节后纤维组成，它分支形成神经丛，在血管外膜中包绕在颈外动脉周围，称为颈外动脉丛。它沿着颈外动脉的分支分布，在各分支周围，形成以各动脉分支名称命名的神经丛，如面动脉丛、舌动脉丛等。

下颌下神经节交感根的交感神经节后纤维，与下颌下神经节发出的副交感神经节后纤维一道分布到下颌下腺和舌下腺，调节它们的分泌活动。交感神经抑制腺体的分泌、副交感神经促进腺体的分泌。

面神经出茎乳孔后，随即发出耳后神经、茎突舌骨肌支和二腹肌支。耳后神经分出枕支和耳支。枕支支配枕腹（曾被称作枕额肌枕腹、枕肌），耳支支配耳后肌、耳上肌等。茎突舌骨肌支支配同名肌；二腹肌支支配二腹肌后腹（图6-10）。

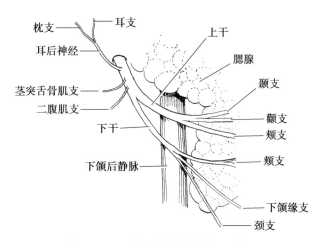

图6-10　面神经颅外段起始部示意图

面神经继续走向前下方，进入腮腺。它通常在下颌后静脉和颈外动脉的浅侧分成两支。上支较粗大，称作上干（颞面干）；下支较细，称作下干（颈面干）（图6-10）。它们再反复分支和汇合，形成腮腺内丛，简称腮腺丛。最后形成颞支、颧支、颊支、下颌缘支、颈支等终末支。

颞支，通常3支，从腮腺上缘穿出，走向前上，越过颧弓至颞部，支配额腹（额肌，曾名为枕额肌额腹）、眼轮匝肌、皱眉肌、耳前肌、耳上肌及耳郭前外侧面的固有肌。颞支损伤后，同侧额纹消失。

颧支，3～4支，从腮腺上缘和前缘穿出。上部的颧支较细，跨越颧弓后到达眼外眦，分布于眼轮匝肌；下部的颧支略粗，在颧弓和面横动脉的下方走向前，分布于一部分颧肌、上唇方肌。与颧支有交通支相连接的邻近神经有：面神经的颊支、上颌神经的颧面支与眶下神经的睑支、眼神经的眶上神经和泪腺神经等。

颊支，3～4支，从腮腺前缘穿出，根据它们在腮腺管上方或下方分为上颊支和下颊支。它们前行至眶下间隙，与上颌神经的眶下神经终末支、下颌神经的颊神经、面神经的颧支、下颌缘支的分支交织形成眶下神经丛。从眶下神经丛发出分支支配提上唇鼻翼肌、上唇提肌、部分颧肌、笑肌、尖牙肌、颊肌、口轮匝肌、鼻肌等。

下颌缘支，多为1支，部分个体有2支，从面神经下干（颈面干）发出后，从腮腺的前缘和下缘穿出，在颈阔肌深面、沿着下颌骨下缘或稍上方前行，跨过面静脉和面动脉表面，在降口角肌深面分支支配降口角肌、降下唇肌、颏肌。此支与邻近神经分支之间很少有交通支。

颈支，1支，从面神经下干发出后，下行穿出腮腺下缘，分布于颈阔肌。颈支与颈丛的颈横神经之间有连通支，形成颈浅袢。由于颈阔肌与降口角肌直接连续，所以，面神经颈支损伤后也可出现口角歪斜。

腮腺内丛和它发出的面神经终末支，组成形式多种多样，各部深浅不一，不在同一个平面上，因此不可能通过一个剖面把它们全部暴露出来（图6-11）。

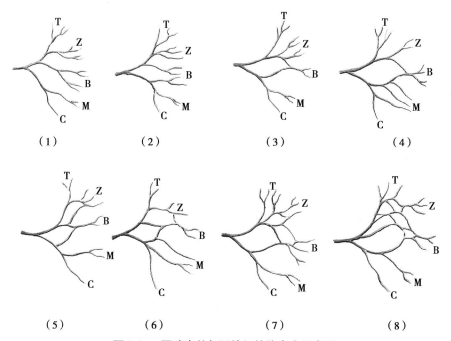

图6-11　腮腺内丛与面神经的终末支示意图
0级吻合：(1)(2)　1级吻合：(3)(4)　2级吻合：(5)(6)　3级吻合：(7)　3级以上吻合：(8)
T：颞支；Z：颧支；B：颊支；M：下颌缘支；C：颈支

神经丛并不是神经纤维之间的吻合，因而不存在侧支循环。运动神经纤维损伤后，它所支配的肌纤维（肌细胞）瘫痪和萎缩。腮腺内丛及其分支的任何细小的损伤，都会出现一部分面肌瘫痪、萎缩。所以，腮腺手术中，应注意尽量保护好面神经和腮腺神经丛的所有分支，以免造成难以治愈的面瘫。正常情况下，手术中腮腺内丛和腮腺组织容易分离。病变时，它们之间形成粘连，给手术分离造成困难。

　　此外，面神经全程与邻近的其他神经之间有多个连通支：中间神经与前庭蜗神经之间、岩大神经与岩小神经之间、岩大神经与耳神经节之间、面神经耳支与迷走神经耳支之间、面神经耳支与耳大神经之间、面神经耳支与枕小神经之间、面神经终末支与耳颞神经之间、中间神经与舌咽神经之间、中间神经与迷走神经之间、面神经终末支与颈皮神经之间、面神经终末支与三叉神经之间……这些连通支的功能意义还没完全弄清楚。其中相当多的连通支可能属于重叠分布性质。例如副交感神经支配的各腺体的重叠分布；面肌神经支配的重叠分布以及感觉纤维的加入。

　　有些作者认为，有些连通支对于解释某些疾病的临床表现，可能有一定的意义。例如，面神经鼓室段被病变破坏后，通常情况下，患侧味觉会丧失。然而，一些患者可能仍然保有患侧的味觉。其可能的神经通路如图 6-12。

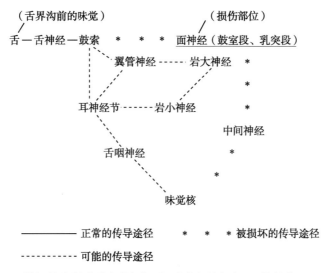

图 6-12　面神经鼓室段或乳突段损坏后，味觉仍然保留，可能的传导通路示意图

　　面神经鼓室段或乳突段损坏后，味觉冲动不可能再沿着面神经 - 中间神经 - 味觉核这个正常途径传入。这种病人的味觉得以保留，其味觉冲动可能通过鼓索 - 耳神经节 - 舌咽神经通路传入脑内。具体通路可能有 3 条：①鼓索与耳神经节之间有直接的连通支；②翼管神经与耳神经节之间也有连通支，鼓索通过翼管神经连于耳神经节；③翼管神经由岩大神经与岩深神经汇合形成，而岩大神经与岩小神经之间有连通支，于是，鼓索可以经过翼管神经、岩大神经、岩小神经、至耳神经节。最后再经耳神经节、舌咽神经入脑，终止于味觉核，于是味觉得以保留。

　　这样解释，看起来似乎很有这种可能，也很容易理解。但是，这些通路能够保留味觉的先决条件是：这些通路中（图 6-12 中的虚线部分），本来就有来自膝状神经节细胞周围突的味觉纤维。如果这些通路中根本没有这种味觉纤维，尽管这些通路是完好的，也不可能保留味觉。有人认为味觉纤维可以再生，进入这些通路。再生纤维进入上述通路与通常说的再生不同。通常的神经纤维再生，是沿着溃变的神经纤维再生。在没有溃变纤维的神经中再生，没有踪迹可寻，等于重新开辟一条通路，就必须有相应的诱导因子才能促使神经纤维朝向新通路再生。即使有了这种诱导因子，再生过程也需要很长时间。而且，再生的过程中不可避免地会有诸多变数，困难重重。所以，成功的希望很渺茫。不能看作是理所当然地一定会再生。

用类似通路来解释临床表现的另一个例子，是面神经病变出现耳部疱疹。迷走神经耳支发自迷走神经上神经节，它通过颈静脉窝外侧壁的乳突小管进入颞骨，在茎乳孔上方约4mm处与面神经管相遇。在此处，中间神经可能有一些纤维加入迷走神经耳支。这些纤维是膝状神经节中的神经元轴突的周围支。所以，当膝状神经节神经元发生病变（类似带状疱疹时脊神经节细胞的病变）时，迷走神经耳支分布区的皮肤可能出现疱疹。但只有部分人出现这种现象，主要原因很可能是，只有一部分人的中间神经纤维加入了迷走神经耳支，另外的人中间神经纤维没加入迷走神经耳支。这种中间神经的部分纤维加入到迷走神经耳支的现象，在神经解剖学，这种纤维称之为迷走纤维，在神经系统中并非罕见。它与迷走神经没有丝毫关系，只是说明这些纤维像是"迷了路，走错了路"。

以上是通过连通支，或称交通支，产生临床症状的例证。有些连通支的机能意义还不清楚。例如在内耳道中，面神经与前庭蜗神经之间有少量纤维互相联系，到底是面神经纤维加入前庭蜗神经，还是前庭蜗神经的纤维加入面神经，不清楚，其功能意义更不清楚。面神经病变的患者是否同时出现前庭功能紊乱？与面神经前庭蜗神经之间的纤维联系是否有什么关系？迄今尚无解释。

更多的连通支，很可能只是一起分布。例如，面神经分支在耳后、面部、颈部，都与这些区域的感觉神经分支或者运动神经分支连通或合并。实质上，只是一起分布、重叠分布，并没有功能上的联系。

第二节　中　枢　部

一、面神经核

位于脑桥下部（相当于面神经丘水平）被盖部外侧部内，三叉神经运动核的下方、略偏前（见图 4-24）。面神经核发出的纤维先走向背内侧，到达展神经核的下内侧，组成一个小纤维束，在展神经核的前内侧垂直向上，在展神经核上端附近急转弯、横行走向外侧，越过展神经核上方，然后再走向前外侧。面神经纤维围绕展神经核的这段称作面神经膝，又被称作面神经内膝（图 6-13）。面神经纤维最后组成面神经根，从延髓脑桥沟的外侧端、前庭蜗神经根的内侧出脑，两者之间有中间神经根出脑（见图 4-25）。

关于面神经核对面肌的支配，曾经有各种说法。一种说法认为面神经核上部发出的传出纤维支配上部的面肌，面神经核下部发出的纤维支配下部的面肌。另一种说法则正好相反，认为发自面神经核上部的纤维支配面部下半的面肌，发自面神经核下部的纤维支配面部上半的面肌。这些说法都比较粗略，且缺乏实验依据。

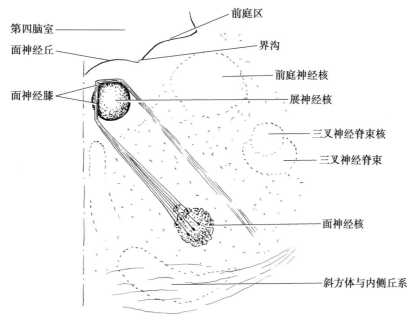

图 6-13 面神经纤维的脑内行程示意图

目前已经明确的面神经核亚核有 4 个, 很可能还有一个很小的亚核 (图 6-14)。

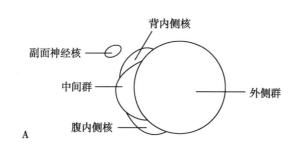

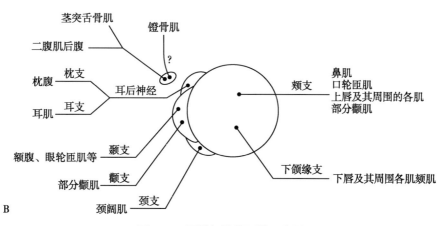

图 6-14 面神经核的亚核示意图

面神经核的亚核（细胞群）及其分布（图6-14）（表6-1）：

1. **背内侧群** 其传出纤维组成面神经的耳后神经。耳后神经分为枕支和耳支。枕支支配枕腹（曾经名为枕额肌枕腹、枕肌）；耳支支配耳上肌、耳后肌以及耳郭背内侧面的小肌。

2. **中间群** 传出纤维组成颞支和上部的颧支。颞支支配额腹（曾经名为枕额肌额腹、额肌）、眼轮匝肌、皱眉肌、降眉间肌；上部的颧支支配部分颧肌。

3. **腹内侧群** 传出纤维组成颈支，支配颈阔肌。

4. **外侧群** 人类的外侧群很大，它的传出纤维造成下部的颧支、颊支和下颌缘支。下部的颧支支配部分颧肌；颊支支配颊肌、口轮匝肌、上唇及其周围各肌；下颌缘支支配下唇各肌，包括降口角肌、降下唇肌、颏肌等。

5. **副面神经核** 很长一段时间，人们未能找到镫骨肌、茎突舌骨肌和二腹肌后腹的神经支配来自哪个亚核。一种较新的意见认为，在面神经核的背内侧有一个较小的细胞群（亚核），称之为副面神经核。茎突舌骨肌和二腹肌后腹是由副面神经核的传出纤维支配的。镫骨肌很可能也由该亚核的传出纤维支配。

表6-1　面神经核的亚核及其支配的肌

亚核名称	分支名称		支配的肌
背内侧群	耳后神经	枕支	枕腹
		耳支	耳上肌、耳后肌等
中间群	颞支		额腹
			眼轮匝肌
			皱眉肌、降眉间肌
	上部颧支		部分颧肌
腹内侧群	颈支		颈阔肌
外侧群	下部颧支		部分颧肌
	颊支		鼻肌
			口轮匝肌
			上唇及其周围各肌
	下颌缘支		下唇各肌
			降口角肌、降下唇肌
			颏肌等
副面神经核	茎突舌骨肌支		茎突舌骨肌
	二腹肌支		二腹肌后腹
	镫骨肌支（?）		镫骨肌

锥体束在面神经核的终止情况：整个外侧群、中间群中发出上部额支纤维的神经元，可能还有腹内侧群，只接受对侧锥体束的纤维终止。其余亚核（细胞群）接受双侧锥体束的纤维终止。换言之，面部下半面肌的运动接受对侧锥体束控制，面部上半的面肌由双侧锥体束控制。所以，一侧锥体束损伤出现对侧半下部面肌瘫痪，面部上半双侧面肌不瘫痪（图 6-15）。

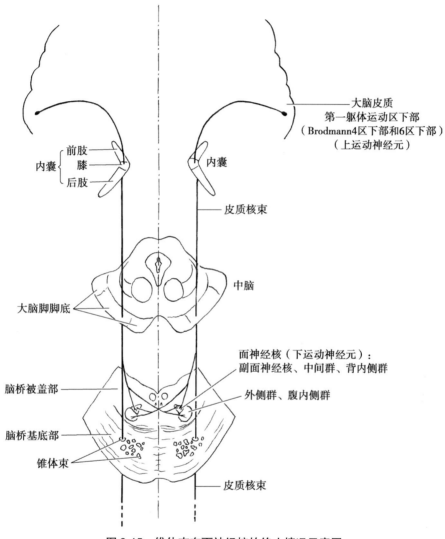

图 6-15　锥体束在面神经核的终止情况示意图

面肌的核上性损伤，是上运动神经元损伤性瘫痪，简单地说，就是锥体束的损伤。它表现为：双侧额纹和双侧睑裂相等（上部面肌没有瘫痪）、健侧鼻唇沟消失、嘴歪向患侧（对侧下部面肌瘫痪）（图 6-16）。

面肌的核性和核下性损伤，是下运动神经元损伤性瘫痪，也就是面神经核中的运动神经元、以及它们发出的运动纤维被损伤。它表现为：一侧面肌全部瘫痪，患侧额纹消失、患侧睑裂不能闭合（不能闭眼）、患侧鼻唇沟消失、嘴歪向健侧。

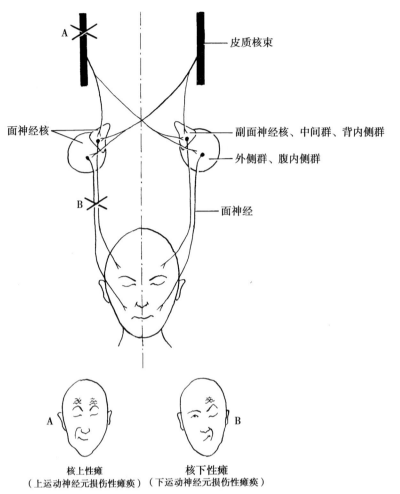

图 6-16　面肌瘫痪（核上性、核下性）示意图

面神经核接受锥体束（皮质核束）支配，完成面肌的随意运动。锥体外系也与面神经核建立联系，对面肌的半随意运动、共济运动、肌紧张等进行调控。如：皮质 - 网状结构 - 面神经核；红核脊髓束（红核延髓束）- 面神经核背内侧群与中间群（上部面肌的运动核）；苍白球和丘脑 - 网状结构 - 面神经核。

此外，面神经核还有反射性联系：三叉二级纤维（三叉神经脑桥核和三叉神经脊束核发出的纤维）终止于面神经核，形成角膜反射、睫毛反射、面肌反射等反射弧；上橄榄核群（包括斜方体核）和外侧丘系来的 3、4 级听觉纤维终止于面神经核，构成听反射（包括镫骨肌反射）的反射弧。

环境中的噪音达到一定强度时，镫骨肌反射性地收缩，向后牵拉镫骨头。于是镫骨以其后缘为支点向外侧移动，以减低听骨链传入内耳前庭的振动强度。此反射称作镫骨肌反射。它是一种保护性反射，保护内耳免遭噪音损害。但是，它对突发的强大噪音，例如爆炸声，无法起保护作用，因为镫骨肌反射来不及实现。

镫骨肌瘫痪后，经听骨链传入前庭的振动强度无法减弱，完全传入内耳。此时，患者可以听到比平时听到的最小声音更小的声音、但不能忍受噪音刺激。此表现称为听觉过敏。

二、上泌涎核

又称脑桥泌涎核。它位于脑桥下部的网状结构内，其神经元胞体呈簇状、沿着脑桥内的面神经纤维分布。此核是普通内脏运动核，它发出的副交感神经节前纤维，经中间神经、面神经、鼓索、舌神经，终止于下颌下神经节。节后纤维分布于下颌下腺、舌下腺、舌下面和口腔底的黏膜腺体，调节它们的分泌活动（图 6-17）。

泪腺核：曾被认为是上泌涎核的一部分。它位于上泌涎核上部附近的网状结构中，也是普通内脏运动核。它发出副交感神经节前纤维，经中间神经、面神经、岩大神经、翼管神经，终止于翼腭神经节。节后纤维至泪腺，调节泪腺的分泌活动（有传统的和较新的两种意见，详见第四章第一节）。此外，翼腭神经节发出的节后纤维，还经翼腭神经节的分支（腭大、小神经，以及分布于鼻黏膜的分支），分布于鼻黏膜腺体和一部分口腔黏膜腺（小涎腺），调节它们的分泌活动（图 6-17）。

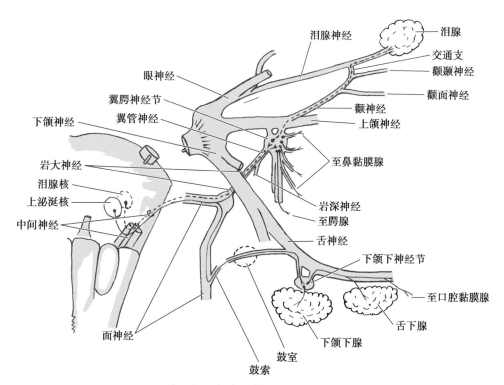

图 6-17 面神经普通内脏运动纤维（副交感）的分布示意图

泪液分泌的调节：泪液由泪腺和副泪腺分泌产生。副泪腺即结膜腺和结膜杯状细胞。泪腺和结膜腺的分泌以浆液为主，结膜杯状细胞的分泌为黏液。此外，睑板腺分泌的脂质也构成泪液的一部分。泪液的分泌有两种：基础分泌和反射性分泌。平时，泪液一直在分泌，以维持眼球表面的泪膜完整，从而保证眼球表面保持湿润状态。这种泪液分泌是基础性分泌，由副泪腺分泌。因此，副泪腺又被称作基础泪腺。剧烈的情绪波动时，泪液大量分泌，是反射性分泌，由泪腺分泌。所以，泪腺又被称作反射泪腺。泪腺被破坏或摘除后，副泪腺仍然可以保持角膜和结膜囊呈湿润状态。泪腺由交感神经和副交感神经支配。副交感神经促使泪腺分泌大量稀薄的泪液；交感神经抑制这种稀薄泪液的分泌，使泪腺分泌少量黏稠的泪液。

　　泪腺的副交感神经节前纤维发自泪腺核，在翼腭神经节换神经元后，副交感神经节后纤维至泪腺。泪腺的交感神经节前纤维发自脊髓胸段第一节的侧角，在交感干的颈上神经节换神经元，节后纤维经颈内动脉丛、眼动脉丛、泪腺动脉丛至泪腺；也可以经颈内动脉丛、岩深神经，穿过翼腭神经节，可能经上颌神经、颧神经、泪腺神经至泪腺。或者通过眶后神经丛至泪腺。

　　副泪腺的神经支配尚不清楚。有两种意见，一种认为副泪腺没有神经支配，它们的活动由体液调节；另一种意见认为副泪腺的神经支配与泪腺一样，也由面神经（中间神经）和交感神经共同调节。

　　面神经在发出岩大神经之前损伤的患者，常可出现患侧角膜干燥，甚至角膜损伤，需要充分注意保护患侧眼球。此现象表明，患者患侧泪液的基础分泌也减少了，这似乎意味着，副泪腺很可能也接受来自面神经（中间神经）的副交感纤维调控。

　　结膜囊和角膜的表面经常保持湿润，是由于瞬目运动把泪液均匀地涂布在它们的表面。这一层薄薄的泪液，称为泪膜（tear film）。泪膜最浅表是一层脂质，由睑板腺分泌形成，可以防止泪液过快蒸发；中间层是水液层，主要由泪腺和结膜腺分泌形成，除了保持湿润作用外，还含有溶菌酶、β溶菌素、免疫球蛋白等，可抵御外源性微生物的侵入；最底层是黏蛋白层，主要由结膜杯状细胞分泌形成，能降低泪液的表面张力，有助于泪液均匀地覆盖于角膜上皮及其微绒毛的表面。泪膜对于睁眼状态下能够清晰地看清楚物体至关重要。角膜上皮、结膜上皮、泪膜，这三者之间的关系十分密切、互相影响。任何一个出现问题都会造成眼表不稳定，从而可能导致角膜干燥、角膜和结膜的损伤等。

三、孤束核

　　面神经、舌咽神经、迷走神经，这三对脑神经中的感觉纤维入脑后，弯向下行，组成孤束，终止于其邻近的孤束核（图6-18，图6-19）。孤束核的绝大部分位于延髓内，界沟的外侧、迷走神经背核的腹外侧。它是内脏感觉纤维的终止核。它的上部略膨大，称作味觉核，接受味觉纤维终止。舌前2/3（界沟以前）的味觉，经鼓索、舌神经、面神经、中间神经传导入脑，终止于味觉核。由孤束核发出的纤维越过中线，组成对侧的孤束核丘脑束，上行终止于丘脑腹后内侧核。

　　面神经中还有少量普通躯体感觉纤维和本体感觉纤维。普通躯体感觉纤维的神经元胞体位于面神经膝神经节内，传入纤维入脑后加入三叉神经脊束，止于三叉神经脊束核。本体感觉纤维来自三叉神经中脑核，分布于面肌，传导面肌的本体感觉（详见第五章第二节）。

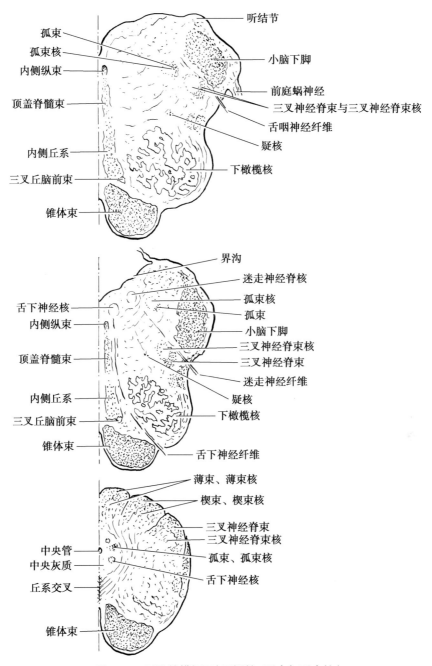

图 6-18　延髓的横切面（示疑核、孤束与孤束核）
上：经橄榄上部　中：经橄榄中部　下：经丘系交叉

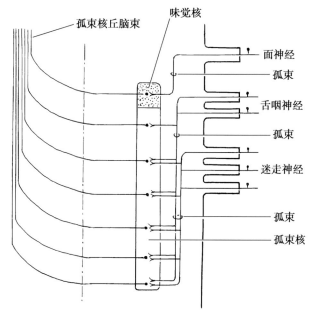

图 6-19　孤束与孤束核示意图

第三节　损　伤　表　现

一、周围性损伤

面神经损伤的部位不同，临床表现差异很大。可以据此做出准确的定位诊断。

病变发生在鼓索发出部位以下的面神经乳突段、或面神经颅外段时，病变只影响到面神经中的特殊内脏运动纤维，其他纤维未被累及。病变对面神经造成的刺激，导致同侧面肌抽搐、痉挛等；如果病变破坏了面神经，则患侧的面肌瘫痪。刺激症状和瘫痪的范围，与病变累及面神经分支的分布范围完全一致。

病变发生在鼓索发出部位与镫骨肌支发出部位之间时，鼓索的功能也被累及。而镫骨肌支及其以上分支的功能不受影响。如果此部位的面神经完全被破坏，患侧全部面肌瘫痪；还有鼓索功能障碍的表现：患者舌的患侧半前 2/3（界沟以前）味觉丧失；患侧下颌下腺、舌下腺以及患侧口腔底和舌下面的黏膜腺体分泌功能障碍。

病变发生在镫骨肌支至面神经膝神经节之间时，镫骨肌支也被累及。除了出现面肌瘫痪；患侧舌前 2/3 的味觉丧失；患侧下颌下腺和舌下腺、口腔底和舌下面的黏膜腺体分泌功能障碍之外，由于镫骨肌瘫痪，患者还出现患侧耳听觉过敏。

病变发生在迷路段时，岩大神经也被累及。患者除了出现患侧面肌瘫痪，患侧舌前 2/3 味觉丧失，下颌下腺、舌下腺、口腔底和舌下面黏膜腺体分泌障碍，患侧耳听觉过敏外，还由于岩大神经中的副交感神经纤维被损坏，还会出现患侧泪腺、鼻黏膜和腭黏膜的腺体，分泌功能障碍。

病变发生在内耳道段时,在内耳道中伴行的前庭蜗神经可能被累及,从而同时出现面神经损伤和前庭蜗神经损伤的表现。如果前庭蜗神经被破坏,患侧耳全聋,当然该侧耳也就不可能再出现听觉过敏。前庭神经的功能情况比较特殊。正常情况下,双侧前庭功能是平衡的。如果一侧前庭神经被刺激或被损坏,则此平衡被打破。如果一侧前庭神经被破坏,其表现与患侧的前庭神经没受到刺激、对侧的前庭神经被强烈刺激的状况大致相同。患者有明显的前庭症状:眩晕、头部运动时症状明显加重;可能伴有呕吐(前庭内脏反射);出现眼球震颤。由于这时等于是健侧所有半规管壶腹嵴的神经被刺激,所以患者的眼球震颤是不典型的,很难分辨出慢动向和快动向。如果病变是占位性的,则还有占位性病变具有的表现,如颅内压增高等。

根据上述各种临床表现,一般可以对患者做出病变的定位诊断(见表6-2)。

表6-2　面神经周围部不同部位损伤的临床表现

损伤部位	临床表现	表现代号
颅外段及鼓索发出部位以下的乳突段	患侧面肌瘫痪,瘫痪的范围与面神经损伤的范围完全一致	[1]
鼓索发出部位与镫骨肌支发出部位之间	1. [1] 2. 舌的患侧半、界沟前,味觉丧失 3. 患侧下颌下腺与舌下腺、口腔底及舌下面的黏膜腺体分泌障碍	[2]
镫骨肌支发出部位与面神经膝神经节之间	1. [1]、[2] 2. 患侧耳听觉过敏	[3]
面神经迷路段	1. [1]、[2]、[3] 2. 患侧泪腺分泌障碍 3. 患侧鼻黏膜和腭黏膜的腺体分泌障碍	[4]
面神经内耳道段与颅内段 　前庭蜗神经未被累及 　前庭蜗神经被累及	 [1][2][3][4] [1][2][4]	 [5] [6]

面神经纤维脑内的损伤当然也是下运动神经元损伤,通常伴有脑内其他结构的损伤,在本节接下来的部分(二、中枢性损伤)中叙述。以下为两例周围面神经瘫痪病例,表现有所不同。

病例及分析 1

患者,30岁男性,因"右侧听神经鞘膜瘤切除术后右眼闭眼不全1年"就诊。患者1年前因"右面部疼痛伴右耳听力下降3年,加重2周"于外院诊断为"右侧听神经鞘膜瘤"后行右侧听神经鞘膜瘤切除术,术中见肿瘤位于桥脑小脑角,约4.0mm×4.0mm×4.5mm大小,囊状实性,有包膜,基底位于内耳道附近,与脑干、桥臂、后组颅神经、三叉神经及面神经粘连紧密(图6-21)。同侧三叉神经位于肿瘤前上方,面神经位于前方,后组颅神经位于下方。

肿瘤内侧与脑干面神经发出处粘连紧密。术后自诉右颊部易有食物残留,逐渐开始出现右眼睑裂闭合不全,伴右侧面部感觉减退。体格检查:右眼睑闭不全,眼球向各方向运动到位,双侧瞳孔等大等圆,直径3mm,对光反射灵敏,Bell征阳性,平静状态下右侧鼻唇沟变浅,示齿时嘴角向左侧偏斜,鼓腮时右侧嘴角漏气,伸舌居中(图6-20),右耳听力完全丧失,余未见明显异常。

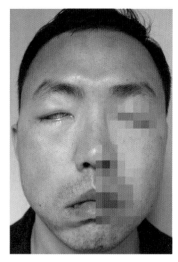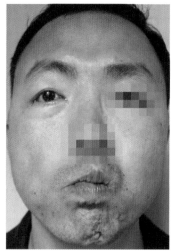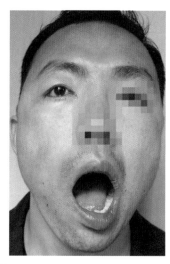

图6-20　面神经瘫痪病例1临床表现

A. 示患者平静闭眼时患侧眼睑闭合不全,下睑轻度外翻,溢泪,患侧鼻唇沟变浅,颊部肌肉松弛,嘴角下垂;B. 示患侧鼓腮漏气,嘴角向健侧移位,溢泪;C. 示患者张口时嘴角向健侧移位

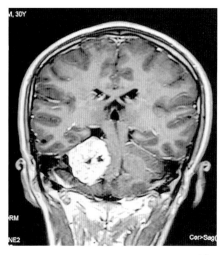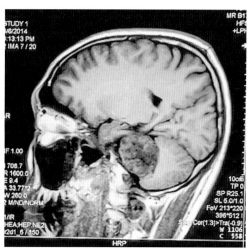

图6-21　面神经瘫痪病例1磁共振结果

　　该病例中,由于面神经支配的眼轮匝肌及口轮匝肌瘫痪,患者出现睑裂闭合不全及嘴角下垂的现象。同时由于面神经含有支配腺体的副交感神经纤维,所以患者还可出现口干的感觉。患者右眼溢泪现象与眼轮匝肌瘫痪、下睑外翻、泪点位置异常有关。此类患者还

可出现患侧舌前 2/3 味觉丧失。

病例及分析 2

患者中年男性，右侧额纹始终消失；平静状态下右侧鼻唇沟比左侧深；示齿动作时右侧鼻唇沟变浅，左侧鼻唇沟较深、口角向左侧偏斜（图 6-22）。说明患者右侧面神经损伤（周围性面瘫）。患者在平静时患侧鼻唇沟比健侧深，且病程较久，说明面部右侧下半面肌已经出现肌纤维萎缩后形成的瘢痕组织收缩，并不是该部分面肌还有些收缩功能。也可能出现患侧眼睑闭合、睑裂变小，上睑不能上抬等现象，同样也是肌萎缩后瘢痕收缩造成的。

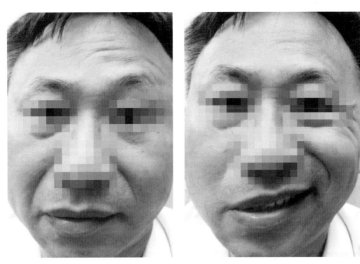

图 6-22　周围性面瘫的表现

左图示平静状态下，右侧额纹消失，右侧鼻唇沟较左侧深；右图示示齿时右侧鼻唇沟较左侧浅，嘴角向左侧偏斜

一种常见的面神经下运动神经元损伤，称作 Bell 面瘫（Bell's palsy）。其病因尚不清楚。病变大多是一侧性的、多发生在周围神经，也有少数患者病变也发生在脑内，面神经核的传出纤维通常都会被累及。运动纤维被损伤，出现患侧全部面肌瘫痪；其他纤维成分也可能被累及而出现相应的表现，如患侧泪液分泌障碍、唾液腺分泌障碍、鼻腔黏膜和口腔黏膜腺体分泌障碍。有些病例不出现患侧泪液分泌障碍，有可能是调节泪液分泌的副交感节后纤维没有走在岩大神经中，而是经连通支走在三叉神经、上颌神经、颧神经，再到达泪腺的。恢复过程中，可能出现神经纤维再生错位现象。例如，原来支配某个面肌的运动纤维，再生到另外面肌的支配神经中，其后果是患者主观上要做某个动作，结果做出另外的动作；原本应该是促进唾液分泌的、结果出现流泪。后者被称作"鳄鱼泪综合征"（吃东西时，本来应该是分泌唾液的，却流泪了）。

面神经膝神经节病变时，除了有面瘫、舌前 2/3 味觉障碍、听觉过敏外，还有患侧乳突部疼痛、耳郭和外耳道感觉减退，外耳道后壁和下壁（甚至鼓膜）出现疱疹，即 Hunt 综合征。这种疱疹的出现与脊神经节病变出现带状疱疹相似，属于同一类型的病变。

面神经的另一种常见病是一侧性面肌痉挛（hemifacial spasm，HFS），被译为特发性面肌痉挛。其表现为一侧面肌阵发性、不自主地抽搐、痉挛。多从眼轮匝肌开始，逐渐扩展至一侧全部面肌。病情进展缓慢。严重时，患者不能睁开眼。往往在紧张、劳累、遇见陌生人、在公共场所露面等情况下发作。从口角附近开始发病的较少见。两侧发作者十分少见。常规的神经系统检查大多没有阳性发现。一部分患者有长期患病史、或注射过肉毒素导致的周围性面瘫的病史。

头颅部 CT、MRI 检查有助于发现病因。后颅窝 MRI 薄层扫描，有时可以看到血管贴近面神经根，甚至压迫面神经根。血管压迫面神经现象，可以是小脑下前动脉形成的血管袢突入内耳门和内耳道造成的。也可以发生在面神经根出脑处，被大脑后动脉动脉瘤小脑上动脉本身或其动脉瘤、听神经瘤等压迫造成的。有作者认为，面神经被压迫后，发生髓鞘变性，是 HFS 的发病原因。

过去认为，小脑下前动脉形成血管袢伸向内耳门、内耳道，是一种变异。然而，小脑下前动脉形成血管袢突入内耳道并不少见，很可能是一种正常现象。也有作者认为，迷路动脉发自小脑下前动脉也比发自基底动脉的更多见。所以，在将血管与面神经分开的手术中，如果想要把血管袢从内耳道中拉出来，须警惕牵拉血管袢可能造成迷路动脉损坏，后果严重，需警惕，已如前述（见图 6-2）。遇到此种现象时，应注意检查是否还有迷路动脉进入内耳门。如果找不到进入内耳门的迷路动脉，则迷路动脉发自血管袢顶部的可能性很大、拉出血管袢损伤迷路动脉的危险性很大。可考虑凿开内耳门后缘和一部分内耳道后壁，达到减缓血管袢对面神经挤压的作用。

肌电图显示，HFS 患者可能出现面肌的异常肌电反应（abnormal muscle response，AMR）。它是神经纤维再生错位的表现：刺激面神经的一个分支，可以在另一个分支支配的面肌上记录到肌电反应。有专家认为是 HFS 特有的，只要找到 AMR，HFS 的诊断即可确定。

面神经根和前庭蜗神经根的出脑处都在延髓脑桥沟的外侧端。该处被称作根出脑区（root exit zoom，REZ）。它邻近小脑，是一个三角形的凹陷，称作脑桥小脑角（cerebellopontine angle，CPA）。在探查面神经根是否被血管压迫，既要探查内耳门和内耳道，也要探查根出脑区（脑桥小脑角）。发现血管压迫面神经根后，用显微外科方法对面神经根施行减压术（microvascular decompression，MVD）。其有效率可达 95% 以上。术后常见的并发症有患侧面瘫和复视。面瘫多因手术中对面神经的机械性创伤引起，一般可在术后 2~6 个月恢复。复视则因探查过程中，展神经或滑车神经受到刺激引起，多在 3 个月内自行缓解。

由于 HFS 的临床表现多从眼轮匝肌的不自主抽搐、痉挛开始，相当多的患者会首先就诊于眼科。所以，应该注意鉴别诊断：①习惯性的眼睑运动。一般运动的幅度都不大，眼睑以下不被累及，多为双侧，儿童及青少年多见，可受意识控制。②癔症性发作性双侧眼睑不自主运动。眼睑以下不累及，多见于青年和中年女性，发作时间长，伴有癔症的其他表现，暗示疗法时常有效。③眼轮匝肌颤动、抽搐。是眼轮匝肌肌束细微的颤动。多发生在一侧，常可在一段时间内自行缓解。可能是干眼刺激诱发，或者脑神经的良性病变引起的。

锥体外系的病变，也可以出现眼轮匝肌的异常活动。例如，舞蹈病和手足徐动症，都可能伴有眼轮匝肌的不自主的抽动，多为双侧性，同时伴有异常的四肢的不自主运动。

Meige 综合征，又名特发性眼睑痉挛 - 口下颌肌张力障碍、眼口舌综合征。表现为双侧眼睑不自主痉挛、口周围的面肌与舌出现异常运动。常伴有精神障碍，如抑郁症、焦虑症。肌电图检查显示，面肌的动作电位频率正常，但同一肌的各肌束动作电位有不同步现象。

面神经损伤造成的面肌瘫痪，属于下运动神经元损伤性瘫痪。随着病程的进展，瘫痪肌最终会出现萎缩，即肌纤维（肌细胞）消失，被纤维结缔组织取代。它是不可逆的，无法复原。取代面肌的结缔组织形成瘢痕。随着瘢痕的收缩（瘢痕挛缩），产生一种粗略看上去颇有些像面肌收缩的模样。它与面肌的收缩不同的是无法放松，一直维持在固定的状态，呈现为一种古怪、固定的"表情"。只能通过切除挛缩的瘢痕，才能消除这种固定的"表情"。

二、中枢性损伤

面神经、面神经核与脑桥的合并损伤，形成以下各种综合征。

（一）Brissaud 综合征（图 6-23）

损伤结构：锥体束、面神经核受到刺激。

常见病因：血管病变。

临床表现：对侧肢体与舌肌核上性瘫，同侧面肌痉挛。

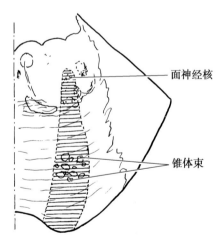

图 6-23　Brissaud 综合征的病变位置与范围示意图

（二）Raymond-Cestan 综合征（脑桥上部被盖部综合征）（图 6-24）

损伤结构：脑桥上部整个被盖部（包括小脑上脚、内侧丘系、内侧纵束等，全部被破坏。面神经核、展神经核等由于位置较低，一般未被累及）（图 6-24）。

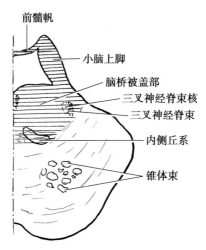

前髓帆

小脑上脚

脑桥被盖部

三叉神经脊束核

三叉神经脊束

内侧丘系

锥体束

图 6-24　Raymond-Cestan 综合征的病变位置与范围示意图

常见病因：肿瘤、血管病变。

临床表现：同侧肢体小脑性共济失调、身体对侧半（包括躯干、头颈部和肢体）一般感觉障碍、双眼水平同向运动障碍。

注：脑桥水平同向运动中枢位于展神经核内及其周围。它发出的纤维，一部分止于同侧展神经核；另一部分经内侧纵束到对侧动眼神经核群的腹侧核（支配内直肌）。一侧脑桥水平同向运动中枢发出冲动时，同侧外直肌和对侧内直肌同时收缩，双眼同时转向同侧。内侧纵束被破坏，脑桥水平同向运动中枢与对侧动眼神经核腹侧核的联系纤维中断。外直肌虽然不瘫痪，可以使该侧眼球转向外侧。但是对侧内直肌却不会同时收缩、仍停留在原位（详见第四章第三节）。

此外，脑桥外侧部综合征（Millard-Gubler 综合征）和脑桥下部被盖部综合征，都已在第四章中介绍过，不再重复。

第四节　味觉传导与味觉障碍

味觉感受器是味蕾，人类约有 5 000 个味蕾，主要分布于舌黏膜的菌状乳头、轮廓乳头和叶状乳头。软腭、会厌、会厌谷、口咽及喉咽，也有味蕾分布。

味觉传导的通路：①舌界沟以前（舌前 2/3）黏膜的味觉经鼓索、面神经、中间神经传入，其神经元胞体位于面神经膝神经节内。舌界沟以后黏膜的味觉由舌咽神经的舌支传入，其神经元胞体位于舌咽神经上神经节内。迷走神经的咽支传导软腭、会厌、会厌谷、咽部等处黏膜的味觉，神经元胞体位于迷走神经上神经节内。②中间神经、舌咽神经和迷走神经中的味觉纤维入脑后，下行组成孤束的最上部分，终止于孤束核上端的味觉核（见图 6-19）。③从孤束核发出的纤维随即越边，形成对侧的孤束核丘脑束，它与内侧丘系伴行向上，终止于丘脑的腹后内侧核小细胞部。由丘脑腹后内侧核小细胞部发出味觉投射纤维，投射到初级味觉皮质（见图 6-19）。

初级味觉皮质的位置曾经有过不少不同看法。海马旁回钩、岛叶前部、中央前后回的岛盖部，都曾经被认为是初级味觉皮质。目前大多数作者的意见倾向于认为，初级味觉皮质位于顶叶的岛盖部（中央后回下端的下面）和岛叶旁皮质（与中央后回下端邻近脑岛的皮质）。

由于味觉传导是对侧投射的，越边（交叉）的位置在延髓上部，交叉以上的一侧性损伤导致对侧味觉丧失。

有作者发现，初级嗅皮质周围的损伤，可以同时损害味觉。提示味觉障碍不全是味觉传导通路病变引起的。不少研究发现，嗅觉与味觉的关系比较密切，相互之间有明显的影响。具体细节则尚未明了。

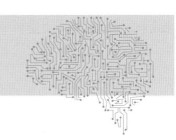

第七章 前庭蜗神经

第八对脑神经（cranial nerve Ⅷ，CN Ⅷ或 N Ⅷ）是前庭蜗神经（vestibulocochlear nerve），曾被称作位听神经，由蜗神经（曾经名为前庭蜗神经蜗部、耳蜗神经）和前庭神经（曾经名为前庭蜗神经前庭部）组成。它们的感受器是前庭蜗器，简称耳，也包括两部分：听器和前庭器。声波的收集、传递，以及感受声波刺激的部分是听觉感受器，简称听器，其核心部分是螺旋器。前庭器官，简称前庭器，感受头部静止时的位置、头部的直线加速度和角加速度。这种感觉一般被称作位置觉、平衡觉，属于本体感觉性质。听觉和位置觉、平衡觉都属于特殊躯体感觉。

第一节　前庭蜗器

前庭蜗器（耳）由外耳、中耳、内耳组成。外耳包括耳郭（耳廓）、外耳道。其功能是收集声波、并将其传导至鼓膜。中耳包括鼓室、咽鼓管、乳突内的含气空腔——乳突窦、乳突小房。鼓膜分隔外耳道和鼓室，它既是外耳道的底，也是鼓室外侧壁的主要部分。中耳的功能主要是将声波的振动通过听骨链传递到内耳。外耳与中耳属于听器，其功能主要与听觉有关，与前庭觉（位置觉、平衡觉）没有直接关系（图7-1）。

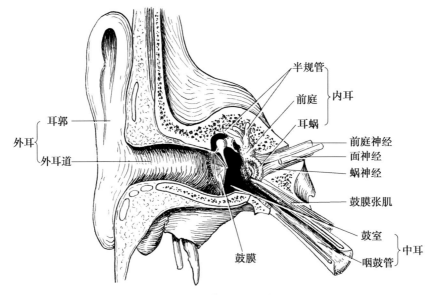

图 7-1　前庭蜗器的结构

内耳是螺旋器（听器的核心部分）与前庭器共同存在的部位。它由骨迷路与膜迷路组成。骨迷路位于颞骨岩部内，其长轴与颞骨岩部长轴基本一致。它是骨密质构成的中空结构。从前内侧到后外侧，依次为耳蜗、前庭、三个骨半规管（图 7-2，图 7-3）。

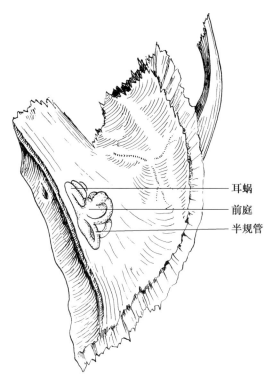

耳蜗
前庭
半规管

图 7-2　骨迷路在颞骨中的位置示意图

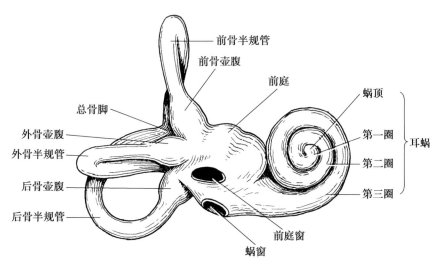

前骨半规管
前骨壶腹
前庭
蜗顶
总骨脚
外骨壶腹
第一圈
外骨半规管
第二圈
后骨壶腹
第三圈
后骨半规管
前庭窗
蜗窗
耳蜗

图 7-3　右侧骨迷路的外侧面观

在骨迷路的内腔中，有膜性的管和囊，借纤维结缔组织附于骨迷路内壁上，它们组成一个封闭系统。耳蜗内，膜迷路形成蜗管。在骨半规管内有膜半规管。在前庭内有椭圆囊、球囊以及它们之间的连通管。此外，椭圆囊和球囊之间的连接管还连有内淋巴管，内淋巴管的远端膨大形成内淋巴囊（图7-4）。

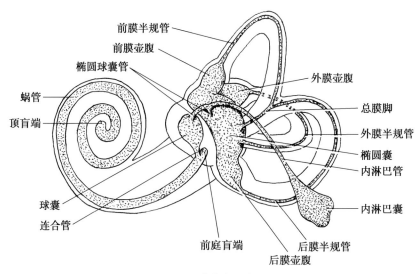

图 7-4 膜迷路示意图

膜迷路内充满内淋巴，其成分与细胞内液相似，钾离子含量较高。膜迷路与骨迷路之间的间隙是外淋巴隙，充满外淋巴，其成分与脑脊液相似。内淋巴与外淋巴不直接连通。

螺旋器和壶腹嵴的感觉细胞、支持细胞等虽然都与内淋巴邻近，但是，它们的表面都有一层膜。这层膜是一道屏障，把感觉细胞、支持细胞等与内淋巴分隔开。内淋巴的钾离子等不能自由通过这层屏障。所以，这些感觉细胞和支持细胞是生活在低钾的淋巴液——科尔蒂淋巴（Corti lymph）中。

蜗管鼓壁分隔科尔蒂淋巴与鼓阶内的外淋巴液，但是蜗管鼓壁不构成屏障，钠、钾离子等可以自由通过，所以，科尔蒂淋巴与鼓阶中的外淋巴成分完全一致。

一旦感觉细胞和支持细胞表面的膜被损坏，或者某种原因（例如前庭膜破裂），内淋巴混入外淋巴，前庭器和螺旋器的感觉细胞和传入神经纤维在高钾环境中会被损害，最终导致螺旋器和前庭器坏死，造成听觉和前庭觉（位置觉、平衡觉）彻底丧失。膜迷路破裂是突发的感觉性（神经性）听力减退的病因之一。

耳蜗形似蜗牛壳。其顶端称作蜗顶，朝向前外侧；底部称作蜗底，朝向后内侧。蜗底的中部构成内耳道底的蜗区。通常在描述耳蜗中的结构时，以蜗轴、蜗底和蜗顶为基点。靠近蜗轴的称作内侧，离蜗轴较远的称作外侧，靠近蜗顶的称作上，靠近蜗底的称作下。耳蜗的骨性中轴是蜗轴。骨性的蜗螺旋管从蜗底向上盘绕着蜗轴约两圈半（2.75 圈），在蜗顶是盲端。蜗螺旋管底圈的起始部，突向鼓室，形成鼓室内侧壁的岬（鼓室岬、鼓岬）。蜗螺旋管起始部的下部，有蜗窗（旧称圆窗），被第二鼓膜（蜗窗膜）封闭。从蜗轴伸出一片骨板，伸向蜗螺旋管腔。它呈螺旋形,沿着蜗螺旋管盘旋向上,称作骨螺旋板。它的基部,与蜗轴连接处,内有蜗轴螺旋管。蜗神经的神经节——蜗神经节(螺旋神经节),位于蜗轴螺旋管中(图7-5)。

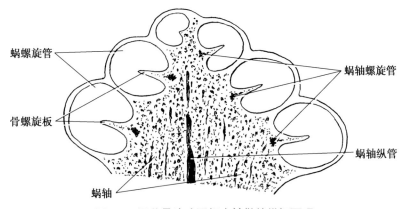

图 7-5 沿着骨迷路耳蜗中轴做的纵切面观

从骨螺旋板的外侧缘连到蜗螺旋管外侧壁,有一片稍厚的结缔组织膜,称作蜗管鼓壁,又称螺旋膜、习惯上称之为基底膜。另外一片较薄的膜,从骨螺旋板上面的软组织连到蜗螺旋管外侧壁的上部,称作蜗管前庭壁,习惯上称之为前庭膜。蜗螺旋管的管腔被基底膜和前庭膜分成三部分:基底膜与前庭膜之间,是蜗管;前庭膜内上方的部分是前庭阶;基底膜以下的部分是鼓阶。前庭阶和鼓阶在蜗顶直接连通(见图7-4,图7-7)。前庭阶和鼓阶内充满外淋巴;蜗管内充满内淋巴(图7-6)。

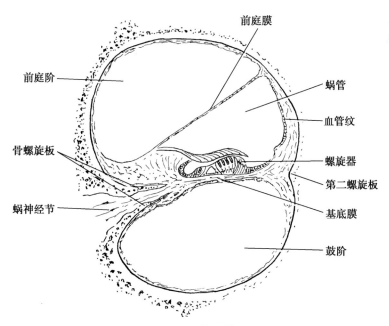

图 7-6 蜗螺旋管的横切面观

声波经外耳道振动鼓膜，再经鼓室内的听骨链传递到前庭窗，振动前庭中的外淋巴。前庭中的椭圆囊、球囊以及半规管中的壶腹嵴，虽然也受到振动，但不是它们的适宜刺激，它们不能感受这种振动的刺激。振动沿着外淋巴传入耳蜗。由于前庭与鼓阶不直接连通，所以振动只能传入前庭阶（图7-7）。前庭阶中外淋巴的振动，可以直接振动前庭膜，造成蜗管中的内淋巴振动；另一方面沿着前庭阶从蜗底传向蜗顶、再传至鼓阶（图7-7）。声波的这两种传递途径，最终都导致蜗管鼓壁（基底膜、螺旋膜）产生振动，使螺旋器的毛细胞纤毛触及盖膜而受到刺激，转化为神经冲动经蜗神经传入脑。鼓阶中的外淋巴振动时，耳蜗底圈起始部下壁的第二鼓膜随之振动，有利于声波的传递。如果第二鼓膜硬化、活动受限，则严重影响声波的传递，造成听力下降。

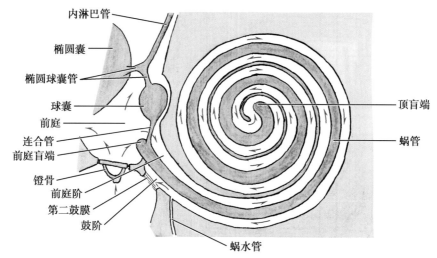

图 7-7　前庭与蜗螺旋管的连通情况示意图
（箭头示声波振动传送方向）

基底膜（蜗管鼓壁、螺旋膜）的上面有高度分化的螺旋器，又称科尔蒂器（Corti's organ），是听觉感受器（图7-8）。

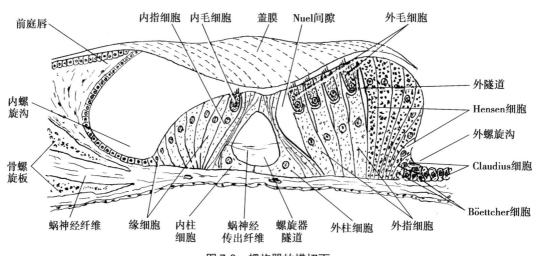

图 7-8　螺旋器的横切面

蜗管鼓壁（基底膜、螺旋膜）和骨螺旋板共同构成蜗管的底壁。基底膜（螺旋膜）中的纤维结缔组织形成束状，从骨螺旋板连到蜗管外侧壁，构成类似琴弦的结构，称为听弦。由于基底膜的宽度不同，听弦的长度不一，它们各自的振动频率也就不同。当传入的声波频率与某个听弦的频率一致时产生共振，振幅最大。导致螺旋器该部位毛细胞的纤毛（主要是动纤毛）触及盖膜（旧称覆膜）而受到刺激，转化为听觉神经冲动。靠近蜗底的基底膜宽度较小，听弦较短；靠近蜗顶的基底膜宽度较大，听弦较长。所以，靠近蜗底的螺旋器感受频率较高的声波（高音），靠近蜗顶的螺旋器感受频率较低的声波（低音）（图7-9）。

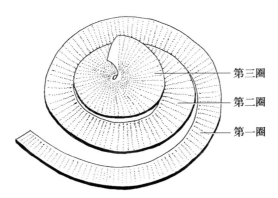

图 7-9 耳蜗各部基底膜的宽度示意图

骨迷路中部的膨大部分是前庭。它的外侧壁构成鼓室内侧壁的一部分。此壁中部偏下有前庭窗，被镫骨底和环形的韧带封闭。声波振动经听骨链、镫骨底传入前庭。前庭的内侧壁构成内耳道底的前庭上区和前庭下区。它们都有一些小孔，供前庭神经上支和下支的分支通过。

前庭中的膜迷路有椭圆囊、球囊、连接这两者的椭圆球囊管、与椭圆球囊管相连的内淋巴管、连接球囊与蜗管起始部的连合管（见图7-4）。

椭圆囊底壁的前外侧部有椭圆囊斑，球囊前壁有球囊斑（图7-10）。它们的上皮增厚，囊斑的顶部有一层一层胶质膜，称位觉砂膜（statoconic membrane），由均质的胶质形成，表

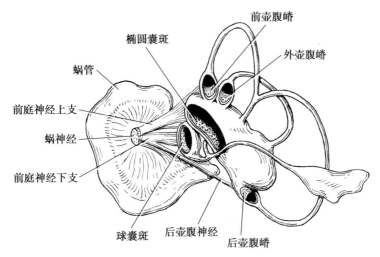

图 7-10 囊斑与壶腹嵴的位置示意图

面覆有位觉砂(耳石)(图7-11)。位觉砂是以碳酸钙为主形成的结晶,比重较大。头部处于各种静止位置时,位觉砂与囊斑中的感觉细胞——毛细胞的纤毛位置关系不同,对囊斑中的毛细胞形成不同的刺激。头部直线运动出现加速度(正值或负值,即加速或减速)时,位觉砂也会出现位移,从而刺激毛细胞的纤毛。所以,椭圆囊斑和球囊斑是感受头部静止位置与直线加速度的感受器。

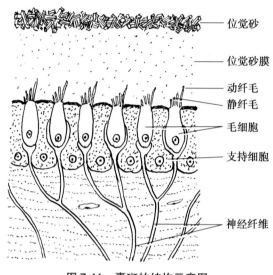

图7-11　囊斑的结构示意图

三个骨半规管连于前庭的上后外侧。依据它们各自的位置,分别是前骨半规管(曾经被称作上骨半规管、前垂直骨半规管)、外骨半规管(水平骨半规管)、后骨半规管(后垂直骨半规管)。它们互相垂直。两侧外骨半规管约在同一平面,前部高、后部低,与水平面形成约30°角。两侧前骨半规管平面向后延伸、互相垂直。两侧后骨半规管平面向前延伸也互相垂直。前骨半规管与对侧后骨半规管互相平行。骨半规管的两端称为骨脚,内腔都连于前庭。每个骨半规管有一端膨大,形成骨壶腹。骨半规管有骨壶腹的一端称作壶腹骨脚。前骨半规管和后骨半规管的没有壶腹的骨脚汇合,形成总骨脚。所以,三个骨半规管共有五个开口通向前庭。

膜半规管与骨半规管的形态相似。每个膜半规管有一个膜壶腹。膜半规管和膜壶腹都借纤维结缔组织附于骨半规管凸侧壁的内表面。膜半规管较细小,只占据骨半规管内腔的很小部分(见图7-4,图7-12)。膜壶腹较大,占据骨壶腹内腔的大部分(见图7-4)。膜壶腹有突向其内腔的壶腹嵴,其长轴与壶腹的长轴垂直(见图7-10)。它是头部旋转运动的角加速度(增速或减速)的感受器(图7-13)。

膜半规管内的淋巴流动,推动壶腹嵴,使壶腹顶(旧称壶腹帽)产生移动,从而刺激壶腹嵴毛细胞的动纤毛,转化为神经冲动。壶腹嵴只能感受内淋巴一个方向的流动。外半规管的内淋巴从半规管流向壶腹,对它的壶腹嵴是适宜刺激,它产生反应;外半规管的内淋巴从壶腹流向半规管,对壶腹嵴不是适宜刺激,它不产生反应。前半规管和后半规管的壶腹嵴刚好相反,它们只对内淋巴从壶腹流向半规管产生反应,对内淋巴从半规管流向壶腹不产生反应。

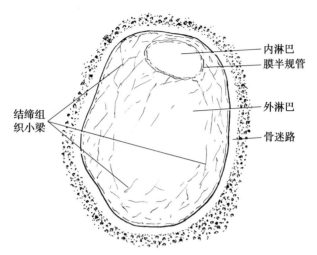

图 7-12　半规管的横切面观

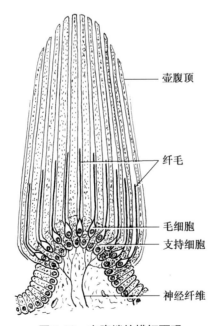

图 7-13　壶腹嵴的横切面观

椭圆囊、球囊、膜半规管,统称为前庭器官。它们的功能被称作前庭功能。当前庭器官受到的刺激较大时,通常会出现前庭反应,包括眩晕、共济失调、内脏反应(如恶心、呕吐⋯⋯)。这种刺激持续一段较长时间后,机体可能逐渐适应,反应逐渐减轻以至消失。这段适应时间的个体差异很大。适应了之后，环境改变了，可能又出现反应。例如，不少人刚开始做海员时晕船，以后慢慢适应了，不再晕船。可是，却可能上岸后反而感到眩晕。当两侧前庭器官受到的刺激不均等（不平衡）时，例如一侧前庭神经被病变损坏，或者由于病变等原因一侧前庭神经受到刺激，都会出现前庭反应。

　　临床上做前庭功能检查，由于受检者对自己处于什么位置（直立的、平卧的、侧卧的等）不仅决定于位置觉（平衡觉），其他因素（身体其他部位的本体感觉、触压觉等）的影响也很大，很难分辨和判断受检者前庭功能的真实情况。所以，临床上通常检查前庭功能一般只检查半规管功能。常用的检查方法是检查外半规管的功能，它受到刺激时出现眼球水平震颤（详见本章第三节）。常用的方法之一是旋转椅的方法。受检者坐在旋转椅上，头部固定于前屈30°位置，使外半规管处于水平位。旋转椅开始向左旋转时，双侧骨半规管和膜半规管随着头部一起旋转，而外半规管的内淋巴在惯性作用下还停留在原位。于是外半规管内的内淋巴出现位移。左侧水平半规管内淋巴流动方向是从半规管流向壶，是左侧外半规管壶腹嵴的适宜刺激，于是它接受刺激，产生反应。右侧外半规管的内淋巴当然也产生位移，其方向是从壶腹流向半规管，对它不是适宜刺激，所以，右外半规管壶腹嵴不接受刺激，没有反应。旋转运动突然停止时，双侧外半规管随之同时停止，内淋巴在惯性作用下继续旋转。这时，左侧外半规管内淋巴的移动方向是从壶腹流向半规管，对它不是适宜刺激，没有反应。右侧外半规管内淋巴的移动方向则是从半规管流向壶腹，于是右侧外半规管壶腹嵴接受刺激，产生反应。所以，壶腹嵴是感受头部旋转运动角加速度（加速或减速）的感受器。目前能够检测的还只是外半规管。做这项检查，开始转动旋转椅时，不方便观察受检者眼球水平震颤的情况，而停止转动旋转椅时，观察受检者眼球水平震颤很方便、容易，所以，主要是在停止转动时观察检查结果。

　　三个半规管互相垂直，能够感受任何方向的（三维的）旋转运动。椭圆囊斑和球囊囊斑虽然只是两个大致上互相垂直的结构，由于它们不是平面的结构、都有些弯曲，所以，它们感受的头部静止位置也是三维的。

第二节　听觉传导通路

一、周围部

　　听觉传导通路周围部即蜗神经，又称耳蜗神经。

　　蜗神经的神经节是蜗神经节，又名螺旋神经节。它的主要部分位于耳蜗的蜗轴螺旋管内，另一小部分延伸到骨螺旋板基部内。它的周围突穿过骨螺旋板连于螺旋器毛细胞。中枢突形成若干个纤维束，穿过蜗轴纵管（旧名蜗轴中央管）和蜗轴中若干个纵行的骨管，经耳道底蜗区的螺旋孔列（即蜗轴纵管和其余纵行骨管的下端开口），进入内耳道，汇集成单一的蜗神经。在内耳道中、蛛网膜下隙内，面神经位于它的上方，前庭神经下支与后壶腹神经（单支）位于它的后方。前庭神经上支位于它的后上方。

在内耳道中,蜗神经与前庭神经彼此靠近,贴在一起,最后附于延髓脑桥沟的外侧端,在该处一起入脑。蜗神经纤维位于尾外侧,前庭神经纤维位于颅内侧。

二、中枢部

(一)蜗神经的终止核,总称蜗神经核。

1．蜗背侧核　又称蜗神经背侧核、蜗神经后核,体积较小,位于菱形窝外侧角的听结节深面、小脑下脚(旧称绳状体)的背侧和背外侧(图7-14)。此核发出背侧听纹和中间听纹(图7-15)。蜗背侧核传导高频声波的神经冲动。

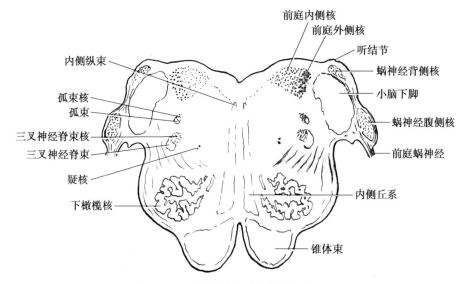

图 7-14　延髓上部(经听结节)的横切面观

2．蜗腹侧核　又称蜗神经腹侧核、蜗神经前核,体积较大,位于蜗神经入脑处的外侧、小脑下脚的前外侧(图7-14)。它分成前、后两个亚核。后亚核和前亚核发出腹侧听纹。腹侧听纹的纤维数量最多,组成斜方体(图7-15)。蜗腹侧核传导低频声波的神经冲动。

上述三条听纹都是听觉传导的二级纤维。它们的大部分纤维越边后参与组成斜方体。斜方体纤维的外侧端弯转向上,形成外侧丘系。另一部分听觉二级纤维,终止于同侧和对侧的听觉中继核和听反射性核。未发现听觉二级纤维加入同侧外侧丘系的现象。

(二)听觉传导的中继核与反射性核

绝大多数听觉中继核兼有反射性联系。

1．上橄榄核群　包括上橄榄核和斜方体核。上橄榄核位于脑桥被盖部的网状结构内、斜方体外侧部的背侧(见图4-24)。它分为6个亚核:内侧上橄榄核、外侧上橄榄核、内侧橄榄周围核、外侧橄榄周围核、前(腹侧)橄榄周围核、后(背侧)橄榄周围核。斜方体核位于斜方体内,有内侧斜方体核和外侧斜方体核两个亚核。因此,上橄榄核群总共有8个亚核。

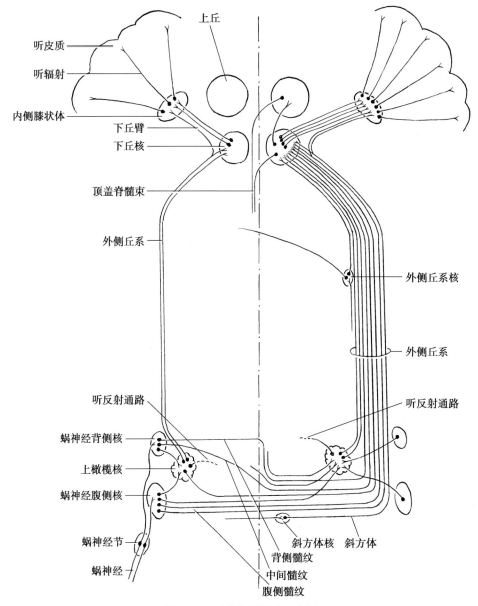

图 7-15　听觉传导通路示意图

　　有的亚核接受双侧二级听纤维，例如内侧上橄榄核；有的亚核只接受同侧二级听纤维，如外侧上橄榄核；有的亚核只接受对侧二级听纤维，如内侧斜方体核。

　　有的亚核发出的纤维，加入对侧外侧丘系，如内侧上橄榄核；有的亚核发出的纤维加入双侧外侧丘系。

　　从上述的纤维联系情况可以看出，上橄榄核群是听觉传导的重要中继核，听觉的双侧传导是通过这个环节实现的。由蜗神经前、后核发出的二级听纤维不加入同侧外侧丘系，所以，听觉的双侧传导不可能通过二级听纤维直接实现，已如前述。

　　接受双侧二级听纤维的亚核，如内侧上橄榄核，由于双侧听觉神经冲动到达该核的途径长度不同，两耳来的听觉神经冲动到达同一亚核的时间会有微小的差异。这个微小的时间差异，是机体辨别声音方向（立体声）的基础。

有些亚核具有对声波频率的辨别能力（音调高低），如外侧上橄榄核。

上橄榄核群还有广泛的反射性联系。上橄榄核群发出的纤维，经网状结构中继后，到达动眼神经核大细胞部、滑车神经核、展神经核，完成声音 - 眼球运动反射；到达三叉神经运动核，完成鼓膜张肌反射；到达面神经核，完成镫骨肌反射。橄榄周围核发出的纤维加入蜗神经，组成蜗神经中的部分传出纤维，实现中枢对听觉感受器的调控作用；至小脑（视觉神经冲动与听觉神经冲动都投射到小脑），但是具体功能意义还不清楚。

2．外侧丘系核　位于脑桥内，沿着外侧丘系分散分布。它可以分为腹侧亚核和背侧亚核。它们发出的纤维主要加入同侧外侧丘系，最后终止于同侧下丘核。主要传导对侧蜗神经腹侧核来的冲动；也有少量纤维终止于对侧的外侧丘系核和对侧的下丘核，参与构成听觉的双侧传导。

3．下丘核　位于中脑下丘的深面，由较大的中央核和较小的包囊核组成（见图4-23）。

外侧丘系的绝大部分纤维（也有作者认为是全部纤维）终止于同侧的下丘核。这些纤维主要是对侧蜗神经腹侧核发出、经腹侧听纹来的纤维，还有双侧上橄榄核群、外侧丘系核来的纤维。外侧丘系中另一部分数量较少的纤维，主要来自蜗神经背侧核和蜗神经腹侧核的后亚核，经背侧听纹和中间听纹来的纤维。它们不到下丘，经下丘臂到同侧内侧膝状体。

下丘核接受的纤维来自：①外侧丘系，其功能是听觉传导；②初级听皮质，纤维与听辐射伴行，经下丘臂来到并终止于下丘核，其中的一部分纤维继续沿着外侧丘系下行至各中继核和反射性核，实现听觉中枢对下丘核各中继性核和反射性核的调控；③脊髓顶盖束的纤维和三叉丘系的纤维，将触觉、痛温觉冲动传至下丘核；④下丘脑来的纤维。后两种纤维将一般感觉和内脏活动联系起来。具体功能意义还不清楚。

下丘核发出的纤维走向：①绝大部分纤维经下丘臂至内侧膝状体，功能是听觉传导；②一部分纤维上行至上丘灰质，还有少量纤维交叉后下行，参与组成顶盖脊髓束（顶盖脊髓束主要由上丘灰质发出的纤维组成，交叉后下行），实现视觉与听觉 - 躯体运动的反射；③至顶盖前区、中央灰质、缰、小脑，参与多方面的各种反射活动。

4．内侧膝状体　属于间脑的后丘脑，也有作者认为后丘脑就是丘脑的一部分。它接受下丘臂的纤维，这些纤维包括外侧丘系、下丘核发出纤维（主要是3、4级听纤维）。由内侧膝状体发出听辐射，经内囊后肢的豆核下部投射到初级听皮质。

综上所述，听觉传导中继性核和反射性核的功能，包括以下几个方面：①听觉传导；②声音定向与音调分辨；③听反射；④对听觉、触觉、痛温觉进行整合；⑤参与内脏调节。

（三）听皮质

包括初级听皮质和听觉联合区。

初级听皮质：为颞横前回（41 区）。大脑外侧沟（旧称大脑外侧裂）的下壁，有两三条脑回从颞上回横行向大脑外侧沟底部延伸。它们统称颞横回。其中最前面的一条即颞横前回，其余的称作颞横后回。听觉神经冲动传递到颞横前回，经整合，形成初步的听觉。机体听到声音，但是只是听到，还不能对听到的声音进行分辨和认识，更谈不上理解。分辨、认识和理解这些更深层的功能，是听觉联合区的功能。

听觉联合区，又称听觉联络区，位于颞横后回（42区）、颞上回中部和后部（21、22区）、顶叶的岛盖、额叶的岛盖。听辐射纤维不终止于听觉联合区，听觉联合区的传入纤维主要来自初级听皮质。经过听觉联合区的整合，机体得以对听到的声音进行分辨和认识，形成完整的听觉。

听觉传导是双侧性的，以对侧传导为主。因此，发生在外侧丘系、下丘臂、内侧膝状体、听辐射、听皮质等部位的一侧性损伤，都不会造成任何一侧耳全聋，双耳听力都会下降，对侧耳的听力下降更明显。

三、丘系外听觉传导通路

根据对上述听觉传导通路的理解，如果切断双侧外侧丘系，或者切断双侧下丘臂，从理论上说，其后果是双耳听觉完全丧失、声音刺激不可能诱发听皮质产生动作电位。然而，实验动物在切断双侧外侧丘系后，仍可被声音惊醒；切断双侧下丘臂后仍可在声音刺激下诱发出听皮质动作电位。这些实验结果表明，除了上述听觉传导通路，必然还有另外的听觉通路，即丘系外听觉传导通路。目前，对此通路有两种意见。一种意见认为，二级听纤维或者它们的侧支，经网状结构中继后，终止于丘脑后核（或丘脑板内核），再由丘脑后核（丘脑板内核）发出投射纤维至听皮质。另一种意见认为，一部分二级听纤维组成外侧被盖系，它位于外侧丘系的内侧，上行终止于内侧膝状体的背侧亚核和上亚核，再由它们发出纤维投射到听皮质。这两种意见都只是推测，尚未被实验证实。

第三节　前庭觉（位置觉、平衡觉）传导通路

一、周围部

前庭觉（位置觉、平衡觉）传导通路周围部即前庭神经。

前庭神经根与蜗神经根一起，附于延髓脑桥沟的外侧端、脑桥小脑角处。它们相伴经内耳门进入内耳道，在接近内耳道底处，前庭神经分成上部和下部（上支和下支）。

此处是听神经瘤的好发部位。实际上，听神经瘤较少源于听神经（蜗神经），多来自前庭上神经，其次为前庭下神经，是常见颅内肿瘤之一，占桥小脑角肿瘤的80%～95%。

病例与分析

患者为23岁女性，因耳鸣伴听力下降1年，行走不稳伴呕吐3天，伴反复头痛就诊。MRI：右侧脑桥小脑角区听神经瘤（囊变为主）（图7-16）。

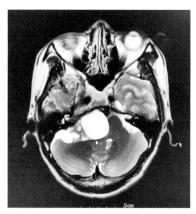

图 7-16　一例患者前庭神经周围部损伤的 MRI 表现
右侧脑桥小脑角区听神经瘤，囊变为主，挤压周围组织，如小脑
（该病例由广州医科大学附二院谭理连教授提供）

　　前庭神经节，曾名 Scarpa 神经节，靠近内耳道底。它可以是单一的，位于前庭神经主干上；也可以分为两部分，分别位于前庭神经上支和下支。

　　前庭神经上支分成若干个小支，穿过内耳道底前庭上区的几个小孔进入迷路，分布于整个椭圆囊斑、球囊斑的一小部分、前半规管和外半规管的壶腹嵴。前庭神经下支也分成几个小支，穿过内耳道底前庭下区进入迷路，分布于球囊斑的绝大部分。前庭神经下支发出的后壶腹神经（又名单神经），经单孔（见图 6-3）进入迷路，分布于后半规管壶腹嵴。

　　前庭神经中还有少量至耳蜗的传出纤维，它们发自上橄榄核群中的橄榄周围核。经前庭神经出脑。在内耳道中经连通支进入蜗神经。

二、中枢部

（一）前庭神经核

　　前庭神经核是一个很大的核团，位于菱形窝界沟外侧的前庭区（听区）的深面。每侧前庭神经核由 4 个主核和 1 个副核组成（图 7-17）。

　　前庭神经核群的主核包括：前庭内侧核、前庭外侧核、前庭上核和前庭下核（图 7-17）。前庭神经核群的一个副核是前庭神经中介核，散在于前庭神经根的纤维束之间。

　　前庭内侧核较大，位于整个核群的内侧部。前庭外侧核位于前庭内侧核上部的外侧。前庭上核位于前庭内、外侧核的嘴侧（上方）。前庭下核，位于前庭内侧核下部的外侧。前庭下核旧称前庭神经脊髓束核，原因是：一部分前庭神经纤维（前庭一级纤维）入脑后下行，组成分散的小纤维束，称为前庭神经脊髓束，简称前庭神经脊束。前庭神经脊束核则位于前庭神经脊束的纤维束之间和周围。

　　前庭神经核群接受的纤维包括：①前庭神经中的一级前庭纤维；②来自古小脑的纤维：这些纤维发自小脑的绒球、小结、蚓垂、顶核、以及小脑前叶蚓部（可能经顶核中继）；③间位核，又名 Cajal 中介核（详见第四章第二节、图 4-20）。

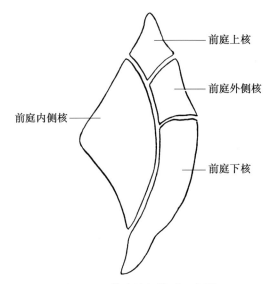

前庭上核

前庭外侧核

前庭内侧核

前庭下核

图 7-17　前庭神经核群示意图

一级（初级）前庭纤维的走向：①经绳状旁体（位于小脑下脚的内侧）进入小脑，终止于绒球小结叶的皮质和顶核；②终止于前庭神经核的情况：来自 3 个半规管壶腹嵴的纤维终止于前庭上核和内侧核；来自椭圆囊斑的纤维终止于前庭下核、其侧支终止于前庭内侧核；来自球囊斑的纤维终止于前庭下核；前庭神经中介核则接受前庭器所有各部来的纤维；③极少数一级前庭纤维穿过同侧前庭神经核群，终止于对侧前庭神经核群。

（二）二级前庭纤维的走向（图 7-18）

1．至小脑　由前庭内侧核和前庭下核发出的纤维，经绳状旁体进入小脑，终止于双侧顶核、以及双侧小结和蚓垂和同侧绒球等处的皮质。由顶核和上述部位的小脑皮质，再发出纤维返回双侧前庭神经核群。于是前庭神经核群成为进出小脑的中继站。

2．至脊髓前角　①由前庭外侧核发出同侧的前庭脊髓束（又名前庭脊髓外侧束）下行至脊髓，终止于脊髓全长同侧的前角。它的作用是：兴奋伸肌、抑制屈肌，起抗重力的作用；调节肌紧张（注意：前庭脊髓束和前庭神经脊髓束不是一回事，前者是二级前庭纤维，后者是一级前庭纤维，容易混淆，不能互相取代）；②由前庭内侧核发出双侧前庭脊髓内侧束，并入内侧纵束，下行至脊髓胸中段以上的前角（在脊髓内不再越边），影响颈肌和上肢肌。

3．前庭网状投射　二级前庭纤维经网状结构中继后，上行和下行。形成前庭 - 网状结构 - 脑干通路、前庭 - 网状结构 - 脊髓通路。

4．参与组成内侧纵束　经内侧纵束上行，终止于各眼球外肌运动核、间位核、达克谢维奇核、后连合核、红核；经内侧纵束下行，终止于副神经核、脊髓颈段的前角（终止于颈段以下前角的纤维，是经前庭 - 网状结构 - 脊髓通路下行的），它们的侧支终止于脑干网状结构中的内脏活动中枢，形成各种前庭反应：恶心、呕吐、苍白、心悸、大汗……所以，内侧纵束是前庭 - 眼肌反射、前庭 - 颈肌躯干肌反射、前庭 - 内脏反射的通路。

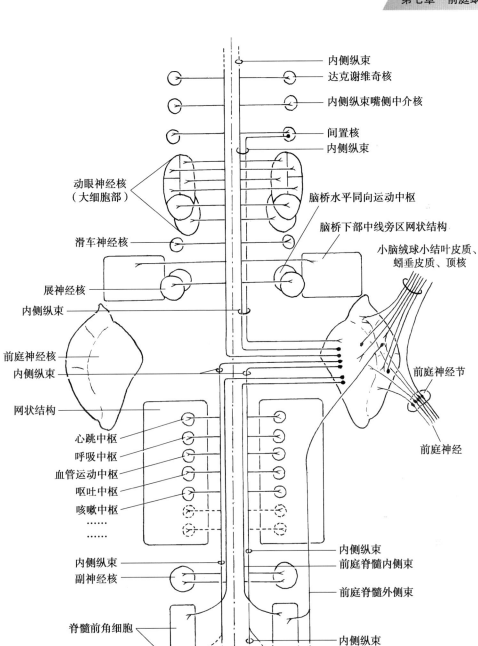

内侧纵束

达克谢维奇核

内侧纵束嘴侧中介核

间置核
内侧纵束

动眼神经核
（大细胞部）

脑桥水平同向运动中枢

脑桥下部中线旁区网状结构

滑车神经核

小脑绒球小结叶皮质、
蚓垂皮质、顶核

展神经核

内侧纵束

前庭神经核
内侧纵束

前庭神经节

网状结构

心跳中枢

呼吸中枢

血管运动中枢

呕吐中枢

咳嗽中枢

前庭神经

内侧纵束
前庭脊髓内侧束

内侧纵束
副神经核

前庭脊髓外侧束

脊髓前角细胞

内侧纵束

图 7-18　前庭神经的中枢联系示意图

　　5. 前庭觉（位置觉、平衡觉）的传导通路　　前庭觉是笔者建议的名称，通常称之为位置觉、平衡觉，但似乎都不够确切，故建议称作前庭觉。对此传导通路，尚不清楚：二级前庭纤维上行的位置和途径、终止的位置等，均未得到证实；三级神经元的位置也不清楚，有作者推测是丘脑的腹后核，但由该核发出的投射纤维是否经内囊、经内囊什么部分，也尚未证实。另外，最后投射到大脑皮质的什么区域，有作者推测可能在中央后回下端附近，也未被证实。

颅脑手术中，用无损伤电极对清醒病人的大脑皮质各个区域进行刺激，发现不少区域受到刺激后病人出现眩晕（图7-19）。于是这些区域的大脑皮质被认为可能是前庭皮质（大脑皮质前庭区）。然而，前庭觉并不等于眩晕。正常人平时经常有前庭觉，能够清楚地知道自己的头部处于什么姿势、什么位置，头部朝什么方向做直线运动或旋转运动等，但是不眩晕。眩晕并不是一种正常的感觉。它是机体对空间位置、运动方向等进行判断出现的错误，并伴有眼球外肌、颈部肌、躯干肌的运动反应、内脏反应等。机体对空间位置、运动方向的判断过程中，前庭觉只是初级的感觉。前庭皮质（大脑皮质前庭区）受到刺激，就会产生前庭觉。由于这种刺激是一侧性的，没有对侧相应的刺激，两侧前庭觉的平衡被打破，就会产生眩晕。前庭觉很重要，是机体对空间位置、运动方向进行判断的基础。但是这个判断基础并不是唯一的，视觉、深感觉、浅感觉等也是这种判断的基础。通过皮质的整合，最后才能形成统一的对空间位置和运动方向的判断。具有这种整合功能的皮质区都是前庭觉联合区（联络区），很可能不止一个。这些联合区（联络区）受到刺激或发生病变，都可能出现眩晕。前庭皮质（大脑皮质前庭区）是前庭觉的初级皮质，每侧只有一个。在每侧这么多的"前庭区"当中，哪个是前庭觉的初级皮质还难以确定。

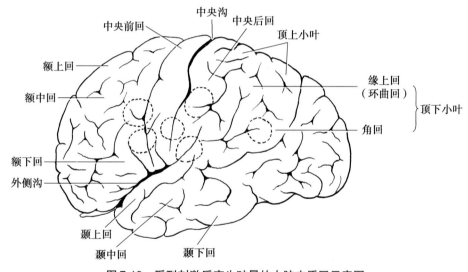

图7-19　受到刺激后产生眩晕的大脑皮质区示意图

前庭器官受到刺激后，产生前庭觉。与其他感觉不同的是，双侧的前庭觉是同时产生的，它们之间必须是平衡的。否则，例如一侧前庭神经被刺激或被破坏，就会出现前庭症状，包括眩晕、眼球震颤、共济失调、内脏反应……通过一定时间的适应，前庭症状可以逐渐减轻、消失。这个适应所需要时间的个体差异可能很大。而且有可能在环境出现变化时，再次出现前庭反应。

6. 迷路性水平眼球震颤的神经通路（图7-20）　正常情况下，前庭神经受到刺激，会出现眼球震颤。水平眼球震颤是外半规管壶腹嵴受到刺激时出现的反射，表现为双侧眼球朝向同一侧方向较慢地转动一段时间，这个转动方向称为慢动向；然后双侧眼球以较快的速度转回原来的位置,这个转动方向称为快动向。临床上描述水平眼球震颤的方向,是快动向的方向。实际上,慢动向才是前庭反射(迷路性眼球震颤)的反应。快动向只是一种纠正性的动作,不属于前庭反应。它的生理意义是,当头部旋转时,使双侧眼球回到原来的位置,对准原来注视的目标。所以,迷路性水平眼球震颤,这一前庭反应的神经通路,应该是指慢动向的神经通路。

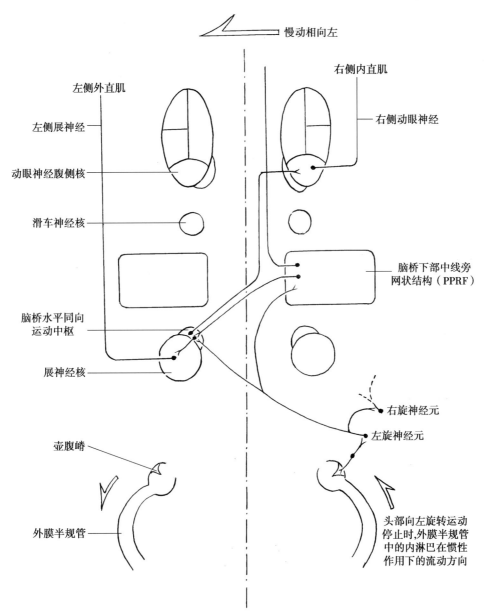

图 7-20　迷路性水平眼球震颤可能的神经通路示意图

有作者认为,前庭神经核内有左旋神经元和右旋神经元,它们彼此有抑制作用。当头部做左旋运动突然停止时,右侧外半规管的内淋巴在惯性作用下继续向左旋方向流动,即从半规管流向外半规管壶腹，刺激外半规管壶腹嵴产生神经冲动（左侧外半规管的内淋巴流向是从半规管壶腹流向半规管，对左侧外半规管壶腹嵴不是适宜刺激，不产生神经冲动）。右侧外半规管壶腹嵴产生的神经冲动经前庭神经传入脑，传递给右侧前庭神经核中的左旋神经元。左旋神经元发出纤维至右侧 PPRF（脑桥下部中线两旁网状结构）和左侧脑桥水平同向运动中枢，右侧 PPRF 也发出纤维到左侧脑桥水平同向运动中枢。左侧脑桥水平同向运动中枢发出纤维至左侧展神经核，展神经核发出展神经支左侧外直肌。左侧脑桥水平同向运动中枢还发出纤维，越边，终止于右侧动眼神经核群大细胞部的腹侧核，由腹侧核发出纤维至右侧内直肌。左侧外直肌与右侧内直肌同时收缩，于是双眼一起转向左侧，即慢动向。

到目前为止，临床上常用的、仅能开展的前庭功能检查，只有对外半规管功能的检查。用得比较多的是旋转椅的方法（具体方法不止这一种）。如果进行这项检查时，受检者根本不出现水平眼球震颤，说明受检者的前庭功能缺失。如果还没做旋转运动，患者就不停地出现双眼协同一致，或不一致的震颤，震颤方向和幅度都不规律，则说明患者可能有一侧前庭神经受到刺激，或者一侧前庭神经出现了功能障碍。

| 第八章 | 舌咽神经、迷走神经、副神经、舌下神经 |

舌咽神经（glossopharyngeal nerve）、迷走神经（vagus nerve）、副神经（accessory nerve）、舌下神经（hypoglossal nerve）是第九、十、十一、十二对脑神经（CNn Ⅸ，Ⅹ，Ⅺ，Ⅻ或Nn Ⅸ，Ⅹ，Ⅺ，Ⅻ）。这四对脑神经的周围部和中枢部，关系都很密切，常合称末四对脑神经、后组脑神经。

它们都以根丝附于延髓。舌咽神经、迷走神经、副神经的根丝排列成纵行的单行，附于延髓后外侧面的橄榄后沟（它不是后外侧沟向上的延伸）。在根丝附着处，难以分辨出它们属于哪个脑神经（图8-1）。它们都经颈静脉孔出颅，在颈静脉孔才汇成三个脑神经。舌下神经的根丝附着于延髓锥体与橄榄之间的前外侧沟（与脊髓的前外侧沟直接延续）。它们汇成两束，经舌下神经管出颅。舌下神经管与颈静脉孔之间的骨板并不厚。这四个脑神经出颅后，主干彼此靠近，有连通支相连。

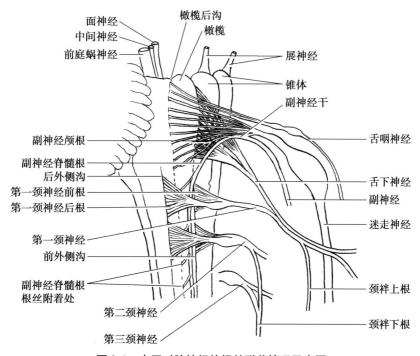

图8-1 末四对脑神经的根丝附着情况示意图

这四对脑神经在延髓中有一些共同的起核和止核，如表8-1。

表8-1　末四对脑神经的起始核和终止核

脑神经	普通内脏运动	特殊内脏运动	普通内脏感觉	特殊内脏感觉	普通躯体感觉	躯体运动
舌咽神经	下泌涎核	疑核	孤束核	味觉核	三叉神经脊束核	
迷走神经	迷走神经背核	疑核	孤束核	味觉核	三叉神经脊束核	
副神经颅根		疑核				
副神经脊髓根		副神经核				
舌下神经						舌下神经核

舌咽神经、迷走神经、副神经颅根有很多一致的方面，而舌下神经的成分和功能与它们不同，有其特殊性。

第一节　周　围　部

一、舌咽神经

（一）根丝

舌咽神经（glossopharyngeal nerve）的根丝由3～6根组成，以4～5根者居多，附于延髓橄榄后沟的上段。舌咽神经根丝刚出脑时较难与迷走神经根丝区分。在靠近颈静脉孔处这排根丝汇合成舌咽神经和迷走神经，才能准确地区分两者（图8-1，图8-2）。

舌咽神经、迷走神经和副神经在靠近颈静脉孔处穿过硬膜（硬脑膜）。该处硬膜有上下两个孔，舌咽神经单独穿过上面的硬膜孔，迷走神经和副神经一起穿过下面的硬膜孔。然后这三条脑神经再一起穿过颈静脉孔出颅（图8-2）。

（二）神经节

舌咽神经有上、下两个神经节，相距不远。有些个体的上神经节与下神经节合并，合并后仍称为下神经节。上神经节是躯体感觉神经节，位于颈静脉孔内。下神经节，曾被称作岩神经节，是内脏感觉神经节，位于颈静脉孔稍下方、颞骨岩部下面的岩小窝内。

（三）出颅后的行径

舌咽神经出颈静脉孔后（图8-3，图8-4），到达茎突根部的内侧与茎突咽肌上端的内侧。然后从它们的后方绕过，走向前下外侧，在颈内动静脉之间穿过，经舌骨舌肌内侧到达舌根（这实际上是舌咽神经舌支的行径，由于舌支较大，被看作舌咽神经的直接延续，所以通常把舌支的行径看作舌咽神经的行径）。

（四）分支与分布（图 8-3）

1. 鼓室神经（曾经被称作 Jacobson 神经） 从下神经节发出，经颞骨岩部下面的鼓室小管进入鼓室，在岬（鼓室岬、鼓岬）表面的黏膜内参与组成鼓室丛（鼓室神经丛）（图 8-5）。鼓室丛延续为岩小神经（旧称岩小浅神经），经岩小神经管、岩小神经沟、蝶岩裂或卵圆孔，至颞下窝，连于耳神经节。岩小神经中的副交感神经节前纤维终止于耳神经节。由耳神经节发出副交感神经节后纤维，经耳颞神经至腮腺，支配腮腺（图 8-6）。

鼓室丛由鼓室神经和颈鼓神经分支构成。颈鼓神经通常为两支，由颈内动脉丛发出，由交感神经节后纤维组成。鼓室丛的分支有：岩小神经、鼓室支、咽鼓管支、至岩大神经的连通支（图 8-5，图 8-6）。

鼓室支分支分布于鼓室和乳突小房的黏膜、鼓膜内面；咽鼓管支分支分布于咽鼓管黏膜。它们传导这些分布区域的一般感觉，最后经鼓室神经、舌咽神经传入脑。

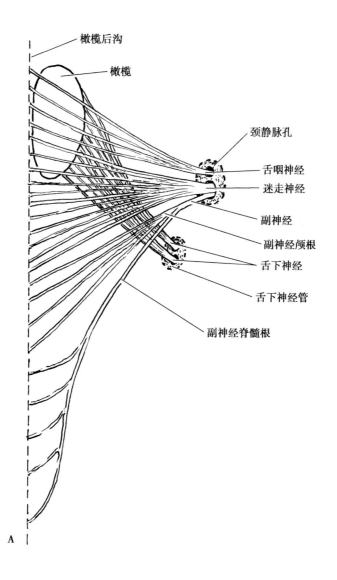

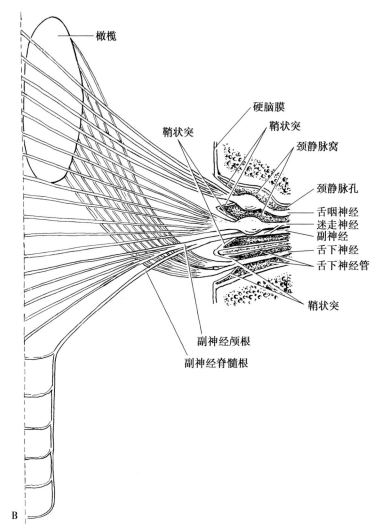

图8-2　末四对脑神经穿过硬脑膜情况示意图
A. 整体形态　B. 剖面（示鞘状突等）

　　耳神经节位于卵圆孔下方、下颌神经的内侧，是一个副交感神经节。它有三个根：感觉根、副交感根、交感根（见图8-6）。

　　感觉根发自翼内肌神经。下颌神经出卵圆孔后到达颞下窝，随即发出脑膜支和翼内肌神经。感觉根较粗、很短，看上去耳神经节就像附着在翼内肌神经上。

　　副交感根是岩小神经。舌咽神经下神经节发出鼓室神经。它经鼓室小管进入鼓室后，在岬（鼓室岬、鼓岬）表面的黏膜内与颈鼓神经形成鼓室丛（鼓室神经丛）。鼓室丛延续为岩小神经，经岩小神经管、岩小神经沟、蝶岩裂或卵圆孔，至颞下窝，连于耳神经节。岩小神经中的副交感神经节前纤维终止于耳神经节。耳神经节发出的副交感节后纤维，经耳颞神经至腮腺，调节腮腺的分泌。

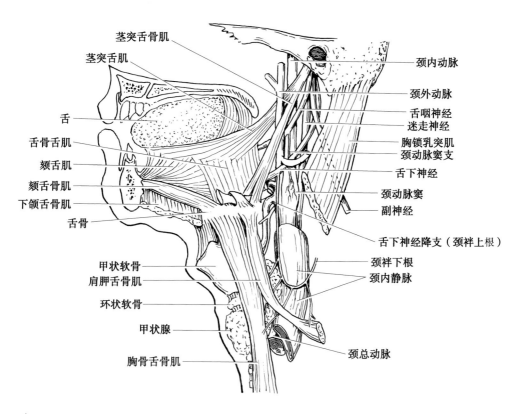

A

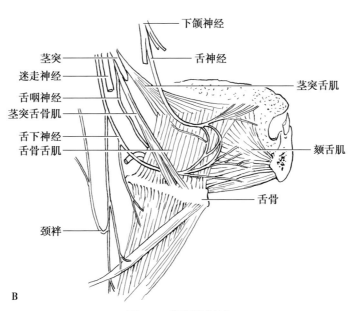

B

图 8-3 颈部的解剖

A. 示末四对脑神经等 B. 示舌下神经与舌神经的联系等

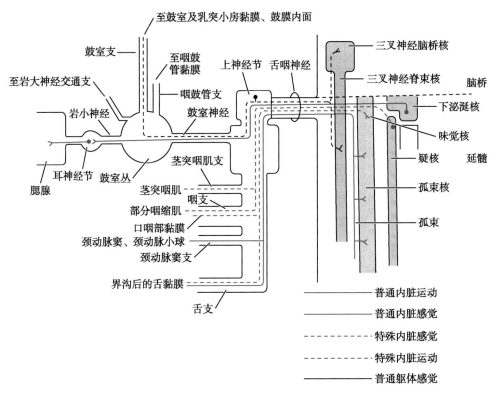

图 8-4　舌咽神经示意图

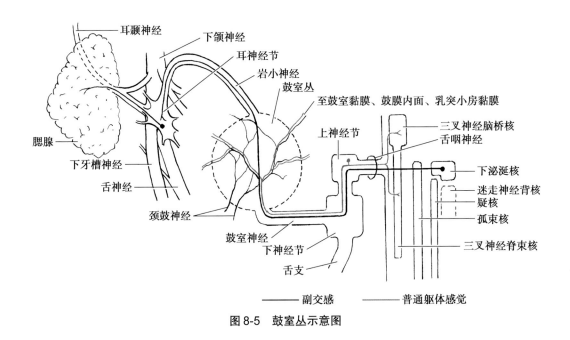

图 8-5　鼓室丛示意图

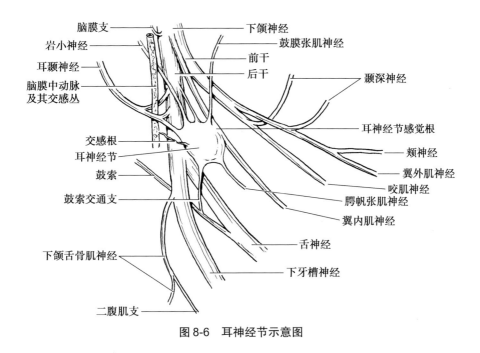

图 8-6 耳神经节示意图

交感根发自脑膜中动脉丛，进入耳神经节后，伴随耳神经节的分支至腮腺，参与调节腮腺的分泌。

2. 茎突咽肌支 其纤维属于特殊内脏运动性质，支配茎突咽肌（见图 8-4）。

3. 咽支 3～4 支，发自下神经节稍下处，走向咽。在咽筋膜内，与迷走神经咽支、交感干颈上神经节咽支共同形成咽丛（咽神经丛）（见图 8-4，图 8-7）。

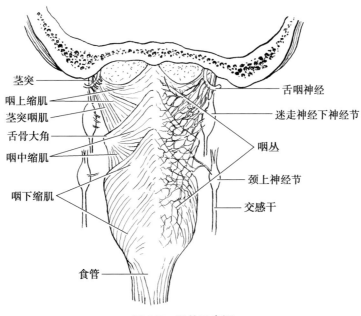

图 8-7 咽丛示意图

舌咽神经咽支的纤维有两种：普通内脏感觉纤维传导口咽黏膜的一般感觉；特殊内脏运动纤维支配一个咽缩肌。具体支配哪个咽缩肌，各作者的意见很不一致。他们都认为舌咽神经只支配一个咽缩肌，或者一个咽缩肌的一部分。然而，也有个别作者认为咽上缩肌、咽中缩肌、咽下缩肌都由舌咽神经咽支的纤维支配。

4．扁桃体支　是几个细小的分支。它们与腭中神经、腭小神经的分支共同形成一个环形的神经丛，包绕着腭扁桃体，分支分布于腭扁桃体和腭舌弓、软腭，传导它们的一般感觉（腭中神经与腭小神经均为翼腭神经节的分支，感觉纤维来自上颌神经）。

5．舌支　是舌咽神经最大的分支，被看作是舌咽神经的直接延续。它分支分布于舌根黏膜、会厌舌面的黏膜，传导舌界沟以后（舌后 1/3）黏膜的一般感觉和味觉，还有会厌舌面黏膜的一般感觉。

6．颈动脉窦支（窦神经）　通常为两支。它们沿颈内动脉的前面下行，迷走神经的小分支和交感神经颈上神经节的小分支也加进来，形成丛状，最后分布于颈动脉窦和颈动脉小球（见图 8-3，图 8-4）。

颈动脉窦是压力感受器，感受血压的变化，与其他压力感受器一道，对机体的血压调节起作用。颈动脉窦受到机械性刺激，会出现反射性的心率变慢、血压下降。如果机械性刺激较强（如受到强烈撞击），或者刺激持续时间较久（例如领带把硬衣领束得较紧、较高，就可以长时间压迫颈动脉窦），可造成心搏骤停，危及生命。

颈动脉小球是化学感受器，主要感受血液中 CO_2 的分压。参与对呼吸运动的调节。

二、迷走神经

迷走神经（vagus nerve）是行程最长、分布最广的脑神经。

（一）根丝

迷走神经根丝约 8～10 根，紧接舌咽神经根丝下方，附于橄榄后沟的中段。在靠近颈静脉孔处汇合成一个干，与副神经一道穿过该处位置偏下的硬膜孔（图 8-2），经颈静脉孔出颅。

（二）神经节

迷走神经有两个神经节：上神经节和下神经节。

1．上神经节　旧称颈静脉神经节，位于颈静脉孔内，是躯体感觉神经节。

2．下神经节　旧称结状神经节，体积比上神经节大得多，位于颈静脉孔的下方，是内脏感觉神经节。

（三）主要行径

全程可分为颈段、胸段和腹段。

1．颈段　位于颈动脉鞘内，颈总动脉、颈内动脉和颈内静脉的后方。

2．胸段　在颈根部，左迷走神经在左颈总动脉与左锁骨下动脉之间、左头臂静脉的后方，进入胸腔；然后从主动脉弓的左前方跨过主动脉弓，下行至左肺根后方，再向下延续为食管丛和迷走神经前干。

在颈根部,右迷走神经在右锁骨下动静脉之间、沿气管右侧面下行进入胸腔。继续沿着气管右侧面下行,至右肺根后方,向下延续为食管丛和迷走神经后干。

3. **腹段**　迷走神经前干和后干沿着食管的前面和后面下行至腹内,成为腹腔段。它随即发出胃支至胃、肝支至肝、腹腔支至腹腔神经丛。

(四)主要分支

1. **脑膜支**　一般认为它发自上神经节,随即经颈静脉孔返回颅内,分布于颅后窝的硬脑膜。但是多位作者称,有确凿证据表明,此脑膜支的纤维实际上来自上位颈神经和交感神经颈上神经节。

2. **耳支**　1~2 细小分支,发自上神经节,前行经乳突小管(位于颈静脉窝的外侧壁)进入乳突。在乳突骨质内、茎乳孔上方约 4mm 处越过面神经管,再经外耳门后缘处的鼓乳裂穿出,分为两支。一支分布到耳郭背内侧面的皮肤。另一支分布于外耳道下壁和后壁的皮肤和鼓膜外表面的后半,传导该区域皮肤的一般感觉。这个分支未被阻滞,可能是外耳道疖切开引流术中患者疼痛难忍的主要原因。

在乳突骨质内,耳支越过面神经管时,面神经(实际上是中间神经)可能发出一个小分支加入迷走神经耳支,并分布到耳支分布区。这被认为是面神经膝神经节病变时迷走神经耳支分布区可能出现疱疹的缘故。

3. **咽支**　2~3 支,发自下神经节上部,参与组成咽丛(图 8-7)。迷走神经咽支由运动纤维和感觉纤维组成。其运动纤维是咽肌和腭肌的主要支配神经,除腭帆张肌外,支配所有咽肌和腭肌(舌咽神经支配某个咽缩肌或该肌的一部分);感觉纤维分布于口咽、喉咽、软腭等处的黏膜,传导这些部位的一般感觉和味觉(图 8-8)。

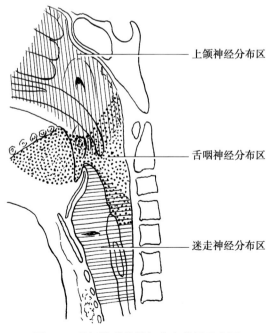

上颌神经分布区

舌咽神经分布区

迷走神经分布区

图 8-8　咽部的感觉神经分布范围示意图

　　4. 喉上神经　从下神经节的中部发出，在颈内动脉的后内侧、沿着咽的侧壁下行，至舌骨大角水平分为内支和外支（图8-9）。

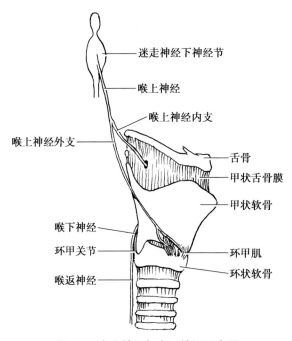

图8-9　喉上神经与喉下神经示意图

　　喉上神经内支主要是感觉支，与喉上动脉伴行、走向前下。它们在甲状软骨上结节上方、距甲状软骨上角和甲状软骨板各约1cm处，穿过甲状舌骨膜进入喉。在喉内，喉上神经内支分为上、下两支。上支是感觉支，分布于喉咽、会厌和喉前庭的黏膜，传导它们的一般感觉；下支继续下行，经梨状隐窝底部黏膜下走向内侧，在梨状隐窝底部形成一个斜行的黏膜皱襞。在此处施行表面麻醉，可以使下支分布区黏膜的一般感觉被阻滞。下支是感觉支，分布于声门裂以下的喉黏膜，包括杓状会厌襞、杓间区和喉室的黏膜，以及舌根、舌会厌谷、舌会厌正中襞和舌会厌外侧襞的黏膜，传导它们的一般感觉。

　　有作者认为喉上神经内支中也有运动纤维，支配杓肌，但此观点存在争议。

　　喉上神经外支与甲状腺上动脉伴行，在胸骨甲状肌的表面下行，穿过咽下缩肌，继续走向前下，最后止于环甲肌。喉上神经外支的运动纤维支配环甲肌和咽下缩肌；感觉纤维分布于声襞和声门下区前部的黏膜，传导该处的一般感觉。

　　喉上神经受到强烈刺激，或者功能完全丧失，都可能造成非常严重的后果（详见本章第三节）。

　　5. 喉返神经　喉返神经的发起部位和行程的前半，左右侧有明显差异（图8-10）。

　　左喉返神经是左迷走神经跨过主动脉弓后发出的。它绕过主动脉弓的下方，上行至主动脉弓的后方，然后沿着气管食管之间左侧的浅沟上行。右喉返神经在右迷走神经跨过右

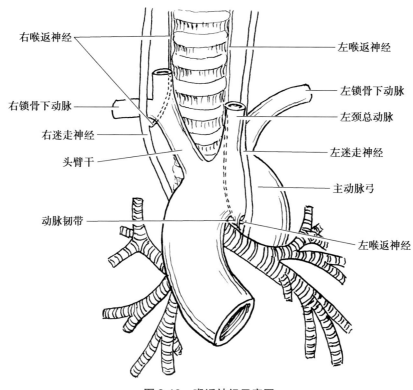

右喉返神经

右锁骨下动脉

右迷走神经

头臂干

动脉韧带

左喉返神经

左锁骨下动脉

左颈总动脉

左迷走神经

主动脉弓

左喉返神经

图 8-10　喉返神经示意图

锁骨下动脉后发出，它绕过右锁骨下动脉的下方，走到它的后方，再沿着气管食管之间右侧的浅沟上行。

　　左、右喉返神经沿气管食管沟上行，越过咽下缩肌下缘后改名喉下神经。喉下神经在甲状腺侧叶深面、环甲关节的后方，分成前、后两支进入喉。前支粗大，支配除了环甲肌和环杓后肌以外的所有喉内肌的运动。后支进入喉后，终止于环杓后肌，支配该肌。一部分个体的后支还支配杓横肌和杓斜肌。有作者认为喉下神经有纤维支配环甲肌。喉下神经还有一部分纤维来自喉上神经内支，它们是感觉纤维，传导声门下区大部分黏膜的一般感觉。此外，喉返神经在环绕主动脉弓和右锁骨下动脉时还发出心支，加入心深丛。

　　喉返神经通过喉下神经支配除了环甲肌之外的所有喉内肌。一侧喉返神经损伤后，患侧声带停止于内收位，出现声音嘶哑。由于左喉返神经的行程较长，所以喉返神经损伤的发生率左侧比右侧高。双侧喉返神经损伤后，双侧声带都停止在内收位置，声门缩窄，甚至极度缩窄，造成呼吸困难甚至窒息。甲状腺手术中，钳夹、结扎甲状腺下动脉时容易损伤喉返神经。喉返神经与甲状腺下动脉的解剖毗邻关系变异很多，很难在术前做出判断。术中先找到喉返神经、分辨清楚它与甲状腺下动脉的毗邻关系，然后再处理甲状腺下动脉比较稳妥。喉返神经在气管食管沟的位置比较恒定，在此处寻找喉返神经更容易、可靠。

6. 心支 包括颈心支和胸心支。

颈心支共两支，称作颈上心支和颈下心支。它们都发自迷走神经主干。颈上心支发出部位在颈上部，颈下心支发出部位在颈根部。左颈下心支参与组成心浅丛；左颈上心支、右侧颈上心支和颈下心支参与组成心深丛。胸心支也参与组成心深丛（图8-11）。

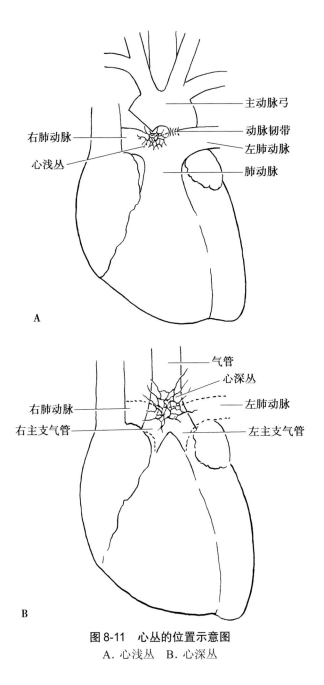

图 8-11 心丛的位置示意图
A. 心浅丛 B. 心深丛

心丛（心神经丛）：是一个内脏神经丛。

内脏神经丛一般位于其分布区附近，主要由普通内脏运动神经（包括交感神经和副交感神经）和内脏感觉纤维（主要是普通内脏感觉纤维，也可能有特殊内脏感觉纤维，没有痛觉纤维）组成。有些躯体运动纤维或特殊内脏运动纤维也可能穿过内脏神经丛，到达其分布区。

与其他内脏神经丛一样，心丛主要由一般内脏运动纤维（副交感神经和交感神经）、普通内脏感觉纤维、特殊内脏感觉纤维组成。其中，副交感神经纤维是副交感神经节前纤维，来自迷走神经的颈心支。交感神经纤维是交感神经节后纤维，来自交感干颈上、中、下神经节。

心丛位于主动脉弓的下方和后方，分为心浅丛和心深丛，它们互相连接。

心浅丛位于主动脉弓的下方、右肺动脉的前方。它由左迷走神经的颈下心支和左侧交感干颈上神经节发出的颈上心支组成。紧贴主动脉弓下方、动脉韧带的右侧，常有一个小神经节，称心神经节。迷走神经中一部分副交感神经节前纤维终止于此神经节，由心神经节发出的副交感神经节后纤维分布于心脏。心浅丛的分支分布于右冠状动脉丛、左肺前丛、心深丛（图8-12）。

心深丛位于主动脉弓后方、气管杈的前方、肺动脉干分成左右肺动脉处的上方。它主要由左迷走神经的颈上心支、右迷走神经的颈上心支和颈下心支、左侧交感干颈中神经节和颈下神经节发出的颈中心支和颈下心支、右侧交感神经颈上神经节、颈中神经节和颈下神经节发出的颈上心支、颈中心支和颈下心支组成。迷走神经的喉返神经发出的胸心支、上4～5个胸交感神经节发出的胸心支也加入心深丛。心深丛中有一些散在的神经细胞团、心脏壁内的神经细胞位于心房壁内和房间隔内，它们是副交感神经节后神经元的胞体。迷走神经各个心支中的副交感神经节前纤维终止于这些副交感神经节后神经元，再由这些神经元发出副交感神经节后纤维分布于心脏。

心深丛右半的分支大部分走在右肺动脉前方，延续为右冠状动脉丛，也发出少许分支加入右肺前丛。走在右肺动脉后方的分支发出少量分支到右心房，然后延续为左冠状动脉丛的一小部分（图8-12）。

心深丛的左半与心浅丛相连，延续为左冠状动脉丛的大部分，发出少许分支直接分布到左心房和左肺前丛。

左冠状动脉丛比右冠状动脉丛大得多，主要分布于左心房和左心室。右冠状动脉丛分布于右心房和右心室。左右冠状动脉丛之间有分支相连。交感神经促使心率加快、冠状动脉扩张；副交感神经使心率变慢、冠状动脉收缩（图8-12）。

此外，迷走神经的颈上心支还发出小分支分布于主动脉弓壁内。它们称作主动脉神经，又称减压神经，传导主动脉弓壁内感受血压变化感受器和感受血液化学成分变化感受器发出的神经冲动，参与血压与呼吸的调节。

7. 气管支　包括气管前支和气管后支，各2～3支或更多。它们形成肺丛（肺神经丛）。肺丛位于肺根前方的部分是肺前丛，位于肺根后方的部分是肺后丛。

肺前丛主要由迷走神经气管前支、心深丛来的分支形成。左肺前丛还接受心浅丛来的分支加入。

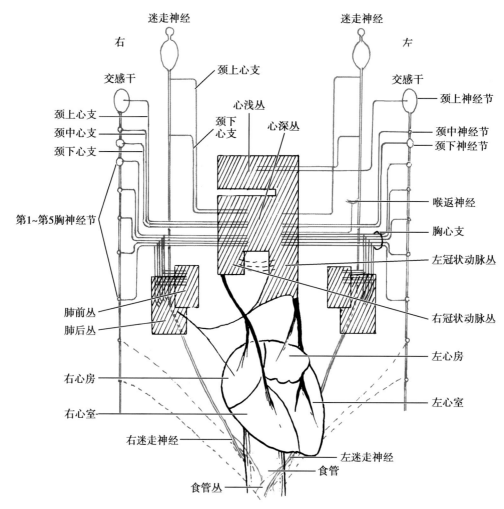

图 8-12　心丛的组成与联系示意图

　　肺后丛有迷走神经气管后支、心深丛来的分支、第 2～5 胸交感神经节来的纤维形成。左肺后丛还接受左喉返神经来的分支加入。

　　肺前丛和肺后丛的分支形成网状，包绕着肺循环血管及其分支、支气管的分支，直至胸膜脏层。靠近肺根处，神经细胞聚集形成一些小的群落。它们是副交感神经节后神经元。迷走神经分支中的副交感神经节前纤维在此终止，此处发出的节后纤维分布于支气管平滑肌和黏膜腺体。不少器官的壁内有这种副交感神经节后神经元。胸内器官只有食管具有壁内神经元，肺没有壁内神经元。迷走神经中的副交感神经促使支气管平滑肌收缩、黏膜腺体分泌、血管扩张。交感神经促使支气管扩张、血管收缩。

　　8. 食管支　数目较多。其中分布于食管上段的分支发自迷走神经主干，分布于食管下段的分支发自食管丛。

　　食管丛包绕着食管。位于食管前面和后面的部分分别被称作食管前丛和食管后丛。食管前丛主要由左迷走神经的食管支形成，右迷走神经也有少量分支加入。它的下端延续为迷走神经前干。食管后丛主要由右迷走神经食管支形成，左迷走神经也有少量分支加入。它的下端延续为迷走神经后干。

迷走神经前干发出胃支和肝支。胃支沿着胃小弯走向幽门部，沿途发出若干个胃前支，分布于胃的前上壁。胃支末段形成鸦爪形分支，分布于幽门部（图 8-13）。肝支参与组成肝丛（肝神经丛），其分支包绕着肝动脉及其分支，分布于肝、胆道。

迷走神经后干发出胃支和腹腔支。胃支也像迷走神经前干的胃支那样，沿着胃小弯走向幽门部，沿途发出若干胃后支，分布于胃的后下壁；末段也形成鸦爪形分支，分布于幽门部（图 8-13）。腹腔支与交感神经分支在腹腔动脉周围形成腹腔神经丛，其分支包绕在腹腔动脉和肠系膜上动脉的各级分支周围，沿着动脉的分支进行分布。分布范围：从食管末段到结肠左曲的消化管、胰、脾、肾等广大腹腔器官。

腹腔神经丛：是最大的内脏神经丛，位置平第 12 胸椎和第 1 腰椎上半，位于胃和网膜囊的后方，膈肌脚和腹主动脉起始部的前方，双侧肾上腺之间。它是神经纤维形成致密的网，包绕在腹腔动脉和肠系膜上动脉根部的周围。内脏大小神经连于腹腔神经节，迷走神经腹腔支和膈神经的小分支也参与组成此丛。

腹腔神经节是一对颇大的神经节，形状很不规则。左侧腹腔神经节位于脾血管的后方，右侧腹腔神经节位于下腔静脉的后方。双侧内脏大小神经连于腹腔神经节的上部。腹腔神经节的下部虽然是腹腔神经节的一部分，但是看起来似乎可以成为单独的部分，被称作主动脉肾神经节。它的位置变异颇大，因肾动脉发出位置的变化而异。内脏小神经连于此处。此处的神经丛延续为肾神经丛。除此之外，在腹腔神经丛延续为各次级丛中，也有类似的神经细胞聚集形成大小不一的神经节。腹腔神经节和这些神经节都是交感神经的椎前神经节，交感神经节后纤维由它们发出。

腹腔神经丛沿着各邻近动脉，延续为各神经丛，包括膈丛、脾丛、肝丛、左胃丛、肾上腺丛、肾丛、睾丸丛或卵巢丛、肠系膜上丛、肠系膜下丛。

腹腔神经丛以及各次级丛中的交感神经节后纤维促使各括约肌收缩、抑制肠道和胆道等腹腔内管道器官壁内平滑肌收缩和黏膜腺体的分泌。副交感神经节前纤维，主要来自迷走神经，在器官附近或壁内的节后神经元换神经元后，节后纤维促使腹腔内管道器官壁内的平滑肌收缩、黏膜腺体分泌，抑制它们的括约肌。

迷走神经是促使胃液分泌的主要神经。施行迷走神经切断术，可以减少胃液分泌，缓解胃和十二指肠溃疡的病情。但是由于胃壁平滑肌的运动也同时被抑制，胃排空功能受到影响。所以，临床上改用高选择性胃迷走神经切断术：保留迷走神经前、后干发出的胃支主干，把胃支发出到胃前壁和胃后壁的分支全部切断，保留末段的鸦爪形分支（图 8-13）。这样，既可以减少胃液分泌，又可以保存胃排空的功能，也不会损坏肝支和腹腔支，影响肝、胆、胰和肠道的功能。

（五）纤维成分

迷走神经有以下 5 种纤维成分：

1. 普通内脏运动纤维（副交感） 是迷走神经中纤维数量最多的纤维之一，也是人体副

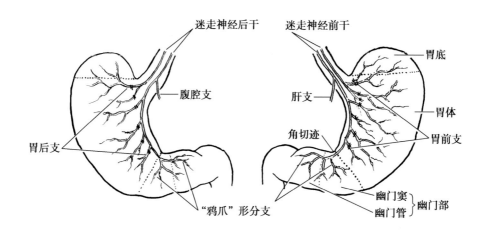

图 8-13　迷走神经前、后干与胃前、后支的分布示意图
（"\\\\"示高选择性迷走神经切断术的切断位置）

交感神经节前纤维最多、最集中的部位。所以，人体副交感神经活动的水平被称作"迷走张力"。它的分布范围很广，包括颈部和胸部所有的内脏器官及心脏，大部分腹腔器官（食管末段至结肠左曲的消化管、肝、胆道、胰、脾、肾等）。支配分布范围内上述器官的腺体和平滑肌。

通常，内脏神经系统（包括交感神经和副交感神经）支配平滑肌、腺体和心肌。实际上，心肌的节律性收缩，并不是由交感神经或副交感神经的神经冲动引发的。交感神经和副交感神经都没有这种节律性的神经冲动。心脏的节律性收缩是由心传导系实现的。然而，交感神经和副交感神经都对心肌的活动有重要的影响，主要表现在对心肌收缩的频率、收缩的力度等进行调节。

2．普通内脏感觉纤维　是迷走神经中另一种数量最多的纤维。它们传导迷走神经分布区内各器官的一般内脏感觉（不包括痛觉，痛觉纤维的行程伴随交感神经）。其中，喉咽下部的一般感觉是意识性的（图 8-8），其余的普通内脏感觉都是非意识性的，主观上不知道。

3．特殊内脏运动纤维　支配绝大多数咽肌、全部喉肌和软腭肌。

4．特殊内脏感觉纤维　传导口咽、喉咽、会厌、会厌谷、软腭等处的味觉。

5．普通躯体感觉纤维　传导外耳道下壁和后壁部分皮肤、邻近外耳道下壁和后壁的鼓膜外层上皮等处的一般感觉。这些纤维入脑后加入三叉神经脊束，终止于三叉神经脊束核。

三、副神经

副神经（accessory nerve）有两个根：颅根、脊髓根。颅根的根丝有 4～5 根，紧接迷走神经的根丝附于橄榄后沟的下部，它们汇合形成副神经颅根。脊髓根的根丝有 6～7 根，继续向下排列，在椎管内附于脊髓的外侧面、第 1～5 颈神经前根和后根之间（见

图 8-1）。它们自下向上依次合并形成一个脊髓根。脊髓根经枕骨大孔进入颅内，在颈静脉孔附近与颅根合并成一支，进入迷走神经和副神经共同的硬膜鞘内，一起经颈静脉孔出颅（见图 8-2）。

副神经出颅后，两个根的纤维又分开。其中来自颅根的纤维并入迷走神经，成为迷走神经的一部分。来自脊髓根的纤维形成在颈部看到的副神经，所以，它又被称作脊副神经（以下仅叙述脊副神经）。

副神经（脊副神经）出颅后，从颈内静脉的前外侧绕过，走向后下，至胸锁乳突肌深面，分支支配胸锁乳突肌。然后继续走向后下，在胸锁乳突肌后缘中点附近进入颈后三角。继续走向后下至斜方肌深面，与第 3、4 颈神经的分支形成一个神经丛，分支分布于斜方肌。

分布于斜方肌的神经成分，意见不一致。一种意见认为：副神经支配斜方肌的上部分，第 3、4 颈神经支配其余的部分。相反的意见：副神经支配斜方肌的下部分，其余部分由第 3、4 颈神经支配。最近的意见认为：分布到斜方肌的第 3、4 颈神经的纤维是本体性传入纤维，传导斜方肌的本体性传入冲动，所以整个斜方肌由副神经支配。

副神经的主要纤维成分是特殊内脏运动纤维，支配胸锁乳突肌和斜方肌。

四、舌下神经

（一）根丝

舌下神经（hypoglossal nerve）的根丝有 10～15 根，附于延髓锥体与橄榄之间的前外侧沟内。它们先汇合成上、下两个束，分别穿过硬膜，所以它有两个硬膜鞘。在舌下神经管内，上、下束汇合成单一的舌下神经，经舌下神经管出颅。

（二）行径

舌下神经出颅后，位于迷走神经、副神经和颈内静脉的内侧，然后它绕过迷走神经的后方，走到它的外侧，再从颈内动静脉之间穿过，走向前下入舌（见图 8-3）。途中有颈丛的分支加入舌下神经。

（三）分布

舌下神经的纤维支配全部舌肌，包括舌内肌和舌外肌。舌内肌又称舌固有肌，起止都在舌内，包括纵行的、横行的、垂直方向的肌束。舌外肌的起点在舌以外，止于舌内，包括颏舌肌、舌骨舌肌、茎突舌肌。

第 1 颈神经前支发出一个分支加入舌下神经，它们共同走了一段之后又与舌下神经分开，形成舌下神经降支和颏舌骨肌支（可能还有甲状舌骨肌支）。颏舌骨肌支和甲状舌骨肌支支配同名肌。舌下神经降支又名颈襻上脚，纤维来自第 1 颈神经。第 2、3 颈神经前支发出分支，汇合成颈襻下脚。颈襻上脚和颈襻下脚汇合形成颈襻（颈神经襻）。由颈襻发出分支支配舌骨下肌群（图 8-14）。所以，舌骨上下肌群实际上是颈神经支配的，与舌下神经无关。

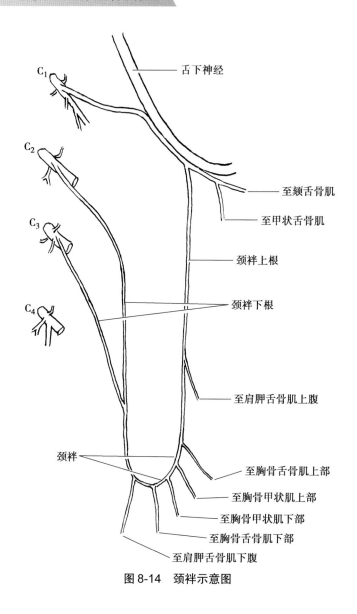

图 8-14　颈袢示意图

至颏舌骨肌

至甲状舌骨肌

颈袢上根

颈袢下根

至肩胛舌骨肌上腹

颈袢

至胸骨舌骨肌上部

至胸骨甲状肌上部

至胸骨甲状肌下部

至胸骨舌骨肌下部

至肩胛舌骨肌下腹

舌下神经

第二节　末四对脑神经的核与中枢联系

一、普通内脏运动核（副交感神经核）

（一）迷走神经背核

旧称迷走神经背运动核，位于延髓内、菱形窝下半、迷走神经三角（旧称灰翼）的深面。此核发出副交感神经节前纤维走向前外侧，穿过三叉神经脊束核，在下橄榄核的背侧出脑。这些纤维加入迷走神经和副神经颅根（图 8-15）。

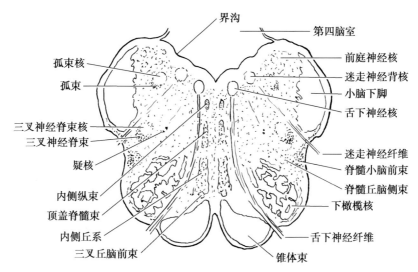

图 8-15 延髓上部（经橄榄中部）的横切面观

（二）下泌涎核

下泌涎核又称延髓泌涎核，位于迷走神经背核的嘴侧。它发出的副交感神经节前纤维，与迷走神经背核发出的纤维一起走向前外侧，穿过三叉神经脊束核，从下橄榄核的背侧出脑。纤维加入舌咽神经。

二、特殊内脏运动核

（一）疑核

疑核是一个细长的细胞柱，从延髓下部向上延伸到延髓与脑桥交界附近。它位于下橄榄核的背侧、三叉神经脊束核与下橄榄核内侧端连线中点附近的网状结构中（图 8-15）。它发出的运动纤维先走向背内侧，靠近从迷走神经背核和下泌涎核发出的纤维时，弯向前外侧，与迷走神经背核和下泌涎核发出的纤维一道，经下橄榄核背侧出脑。

疑核上部发出的纤维加入舌咽神经，疑核中部发出的纤维加入迷走神经，疑核下部发出的纤维加入副神经颅根。副神经颅根的纤维最后成为迷走神经的一部分。也有作者认为，疑核中、下部发出的纤维都加入副神经颅根。这些纤维最终加入迷走神经，通过迷走神经分布于咽肌、软腭肌和喉肌，支配它们的运动。

疑核接受双侧皮质核束的支配。所以，一侧锥体束损伤不会造成咽肌、软腭肌和喉肌明显的功能障碍。

（二）副神经核

位于脊髓第 1～5 颈节（或第 1～4 颈节）的前角。所以，严格地说，脊副神经（副神经脊髓根）并不是脑神经，应该是脊神经。

副神经核在前角中的位置，有不同意见。一种意见认为：它位于前角靠近内侧缘处。另一种意见认为：它主要位于前角外侧缘偏后处、使该处灰质形成一个向外侧的突起。它的上部邻近锥体交叉，位置略向内侧偏移（图 8-16）。

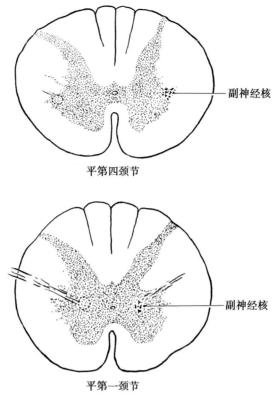

平第四颈节

平第一颈节

图 8-16　脊髓的横切面观（示副神经核的位置）

从副神经核发出的运动纤维走向外侧，从脊髓的外侧面穿出脊髓，形成副神经脊髓根的根丝。这些运动纤维支配胸锁乳突肌和斜方肌。

副神经核接受双侧皮质脊髓束支配。

三、普通内脏感觉核与特殊内脏感觉核

面神经中的味觉纤维、舌咽神经和迷走神经中的味觉纤维和普通内脏感觉纤维入脑后，随即下行，组成孤束。孤束是一级纤维，在下行过程中，不断有纤维终止于邻近的孤束核（见图 6-17，图 6-18）。

孤束核是一个长细胞柱，其下段位于迷走神经背核的背外侧，上段位于迷走神经背核的腹外侧。它包绕着孤束，并向室底灰质延伸。它的上端略膨大，因接受味觉纤维终止称作味觉核，属于特殊内脏传入性质，接受面神经、舌咽神经和迷走神经中味觉纤维的终止（见图 6-18）。

从味觉核发出的二级纤维，可能大部分不越边，伴随同侧的内侧丘系上行，终止于丘脑的腹后内侧核小细胞部。再由该核发出投射纤维至味觉皮质。味觉皮质位于顶叶岛盖和岛叶周围部的皮质（请参阅第六章第四节）。

舌咽神经和迷走神经中的普通内脏感觉纤维入脑后组成孤束，终止于味觉核以下的孤束核。它是普通内脏感觉性质的，接受舌咽神经和迷走神经分布区内的普通内脏感觉神

经冲动。它发出的二级冲动，经丘脑中继后，投射到大脑皮质边缘叶，基本上都是非意识性的。

从孤束核发出的二级纤维还建立多种反射性联系：经中间神经元中继后，至同侧迷走神经背核，形成颈动脉窦反射的神经通路；至舌下神经核与下泌涎核，形成舌肌运动和下颌下腺、舌下腺反射性分泌活动的神经通路；经延髓网状结构中继后至脊髓第3～5颈节前角的膈神经核、脊髓第1～12胸节前角（肋间肌核、腹肌核），形成呼吸、咳嗽、喷嚏……反射的神经通路。

四、躯体运动核

只有舌下神经核，它位于延髓内，菱形窝下半的舌下神经三角深面。它发出的躯体运动纤维经顶盖脊髓束和内侧丘系的外侧，走向前外侧，经下橄榄核和锥体束之间出脑。此核最嘴侧有少量神经元发出的纤维加入面神经，支配口轮匝肌的一部分。

舌下神经核接受双侧皮质核束支配。颏舌肌核以对侧支配为主。

五、普通躯体感觉核

即三叉神经脊束核，舌咽神经和迷走神经分布区中的普通躯体感觉神经冲动终止于此核（见图8-15）。

第三节　损伤表现

一、末四对脑神经的单个损伤

（一）舌咽神经损伤

舌咽神经单独损伤较少见。损伤后的表现主要是：患侧舌根部（舌界沟以后部分）的一般感觉与味觉丧失；患侧腮腺分泌减少；咽部患侧半的一般感觉减退或丧失；患侧咽反射消失；患侧颈动脉窦反射消失。

颈动脉窦或舌咽神经颈动脉窦支受到强烈刺激，或者长时间受到刺激，可以出现心率较慢、甚至心搏骤停。因此，做颈部检查或手术时，避免刺激颈动脉窦和舌咽神经颈动脉窦支十分重要，应高度注意。

（二）迷走神经损伤

具体表现有以下几个方面：

1. 对咽肌、软腭肌的影响　患侧咽肌和软腭肌大部分瘫痪。表现为患侧腭弓（腭舌弓、腭咽弓）和腭帆都比健侧低、腭垂歪向健侧；食物积存在患侧梨状隐窝内；咽反射减弱以至消失。

2. 对喉的影响　患侧喉肌瘫痪、声音嘶哑；如果双侧迷走神经损伤，双侧喉肌瘫痪，呼吸困难、甚至窒息。喉黏膜感觉障碍，咳嗽反射消失，容易出现异物进入呼吸道引起呛咳、吸入性肺炎、甚至窒息。

喉上神经受到强烈刺激，可以出现反射性的声门紧闭，造成窒息。所以，颈部检查和手术时，除了需要避免刺激颈动脉窦和舌咽神经颈动脉窦支，也应当注意避免刺激喉上神经。

3. 对心脏的影响　一侧迷走神经损伤，心率可能没有明显变化，患侧眼心反射和患侧颈动脉窦反射都消失。双侧迷走神经损伤，则出现心动过速、心律不齐。

少数人有"迷走张力"过高现象。他们平时"迷走张力"并不过高，只是心率略慢，平静状态下心率<60 次 / 分。发作时才出现"迷走张力"过高。多发生在冬天、湿冷的季节、处于过敏状态、劳累、强烈的不良心理刺激等情况下。最明显的表现是心动过缓。心率维持在 30～40 次 / 分。轻度运动后，如散步，心率进一步减慢，甚至可降至 20 次 / 分以下。阿托品皮下和肌内注射不能提高心率。阿托品静脉推注、去甲肾上腺素静脉滴注，能有效增高心率。但药效作用消失后，又恢复到原有的慢心率。心电图检查只发现窦性心率慢，偶尔有 P-R 间期略延长，常被诊断为病态窦房结综合征、病毒感染引起的窦房结功能障碍。这种发作状态一般持续二十几天，随即自行缓解。可以在近期（大约一个月）重复发作。

4. 对胃肠道的影响　双侧损伤时，可出现食管肌、胃肠道的平滑肌功能障碍，表现为胃扩张、胃痛、肠胀气、消化功能差等。

（三）副神经损伤

患侧胸锁乳突肌和斜方肌瘫痪。从理论上说，一侧胸锁乳突肌和斜方肌瘫痪，头颈部歪向健侧（侧屈）、面部转向患侧，但是实际上这种现象并不常见，只在检查时发现患者做头颈部向患侧屈、面部转向患侧、患侧提肩等运动的力量减弱。

（四）舌下神经损伤

一侧舌下神经损伤，出现患侧舌肌松弛性瘫，表现为伸舌时舌歪向患侧、舌的患侧半萎缩。如果是核性损伤，还有患侧口轮匝肌轻瘫；如果是周围性的损伤，则对口轮匝肌没有影响。双侧舌下神经损伤时，吞咽很困难。患者往往需要用力将头向后甩动，以便把食物团送往咽部。如果这样做仍未成功，患者只好用手指把食物团推向咽部。

二、末四对脑神经的合并损伤

在颅底，末四对脑神经的出颅部位彼此邻近，末四对脑神经与颈交感干之间的毗邻关系十分密切，因而可以产生各种不同组合形式的损伤，形成各种综合征。颅底下方的病变，多是这种情况。重要的是鉴别病变是颅内的、还是颅外的。

Verne 综合征（颈静脉孔综合征）：一侧舌咽神经、迷走神经和副神经合并损伤。

Collet-Sicard 综合征：一侧舌咽神经、迷走神经、副神经和舌下神经合并损伤。

Villaret 综合征（后咽喉综合征）：一侧舌咽神经、迷走神经、副神经、舌下神经和颈交感干合并损伤。

Schmidt 综合征：一侧迷走神经和副神经合并损伤。

Topia 综合征：一侧迷走神经和舌下神经合并损伤。

Jackson 综合征：一侧迷走神经、副神经和舌下神经合并损伤。

各综合征的临床表现，是被累及的各脑神经单独损伤表现的总和。

三、末四对脑神经与延髓合并损伤

（一）Wallenberg 综合征（延髓外侧部综合征）

是最常见的一种。

病因：几乎全是血管病变（椎动脉分支的病变）。

损伤结构：疑核、三叉神经脊束与三叉神经脊束核、前庭神经核、孤束核、脊髓丘脑束、小脑下脚（图 8-17）。如果病变向上扩展，可影响到面神经核和展神经核；向下扩展，可影响到副神经核和锥体束。

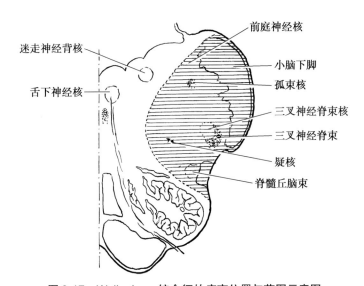

图 8-17　Wallenberg 综合征的病变位置与范围示意图

临床表现：①疑核损坏，同侧咽肌、软腭肌、喉肌瘫痪，咽反射消失、声音嘶哑、患侧腭弓与腭帆比健侧低、食物容易积存在患侧梨状隐窝；②三叉神经脊束与三叉神经脊束核损坏，头面部同侧半的痛温觉丧失；③前庭神经核损坏，出现眩晕、眼球震颤、平衡障碍；④脊髓丘脑束损坏，躯干对侧半与对侧肢体的痛温觉损伤；⑤小脑下脚损坏，同侧肢体共济运动失调。

病例与分析：

患者女性，29 岁。因"右眼无泪、双眼视物模糊 2 年"就诊。患者曾于 2 年前因突发性眼痛、头痛、走路不稳入院。入院时体格检查结果：患者左侧躯体颈部以下皮肤痛温觉消失、触觉存在，可出汗；右侧躯体无感觉障碍。右侧上下肢做随意运动时共济失调，左侧上肢随意运动未见异常。经超声心动图、头颅 MRI 等检查证实为心脏二尖瓣上赘生物脱落，导致多发性脑梗塞，遂行二尖瓣置换术。术后康复训练 2 年余，但仍有以下症状：哭泣时仅左眼流泪，右眼无泪；双眼中心视力 1.0，但自觉视物模糊。24-2 自动视野计检查示：双眼中心 10° 范围下方右侧同向偏盲（图 8-18）。头颅 CT 检查示：左侧枕叶区低密度影（脑梗死病灶），脑室无受压（图 8-19）。头颅 MRI 扫描示：脑桥下部右后病变：T_1WI 低信号且无强化、T_2WI 高信号，为脑梗死病灶，累及右侧面神经和上泌涎核（图 8-20）。

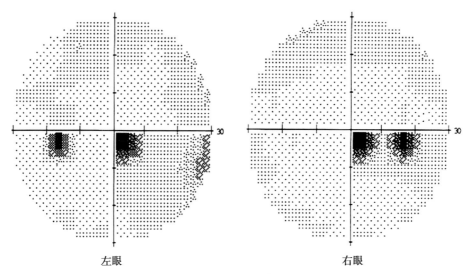

图 8-18　患者视野检查结果

双眼中心 10° 范围下方右侧同向偏盲

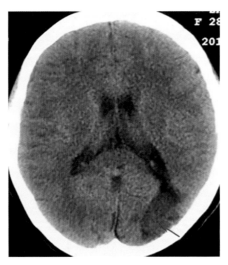

图 8-19　头颅 CT 检查结果

左侧枕叶区低密度影（脑梗死病灶），脑室无受压（红色箭头指位于枕叶的脑梗死病灶）

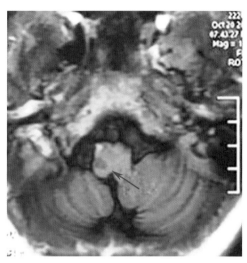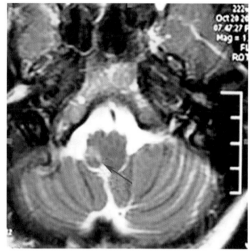

图 8-20　头颅 MRI 扫描

脑桥下部右后病变：T_1WI 低信号且无强化、T_2WI 高信号，为脑梗死病灶，累及右侧面神经和泪腺核（红色箭头指脑桥下部右后处脑梗死病灶）

患者出现过的异常表现的原因，分析如下：①面部右侧半的痛觉、温度觉消失，由于右侧三叉神经脊束与核损伤造成；躯干左侧半与左侧肢痛、温觉丧失，由于右侧脊髓丘脑束受损造成。这种表现即交叉性感觉障碍。②右侧肢体运动共济失调，由于右侧小脑下脚（旧称绳状体）、右侧脊髓小脑束损伤造成。③右眼无泪，表面右侧泪腺核或其发出的传出纤维被损害。④双眼视野右下象限对称性的暗点，病变的位置位于左侧视辐射的后部，不会是初级视皮质（第一视区）的病变，因为该暗点没有黄斑回避现象。

综上所述，患者至少有两处病变：延髓中上部右侧半的后外侧部，即延髓外侧部综合征（Wallenberg 综合征），病变累及该侧三叉神经脊束和核、脊髓丘脑束、脊髓小脑束、小脑下脚，病变可能向脑桥蔓延，累及泪腺核或其传出纤维。左侧大脑枕叶与左侧视辐射后部被累及。

（二）延髓后部综合征

较少见。

常见病因：血管（短旋支）病变、肿瘤。

损伤结构：舌下神经核、疑核，可能累及脊髓丘脑束（图 8-21）。

临床表现：同侧舌肌瘫痪并萎缩，伸舌时舌歪向同侧；如果病变破坏了舌下神经核（核性瘫痪），还有患侧口轮匝肌轻瘫；如果病变只破坏了脑内的舌下神经纤维（核下性瘫痪），则不出现口轮匝肌功能障碍。

同侧咽肌、软腭肌、喉肌瘫痪，咽反射消失、声音嘶哑，患侧腭弓与腭帆比健侧低、食物容易积存在患侧梨状隐窝……如果脊髓丘脑束被累及，则躯干对侧半和对侧肢体的痛温觉丧失。

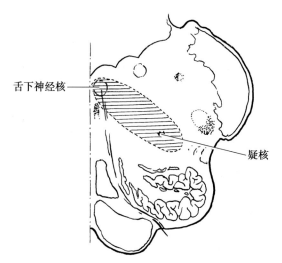

图 8-21　延髓后部综合征的病变位置与范围示意图

（三）延髓前部综合征

很少见。

病因：主要是血管（脊髓前动脉）病变。

损伤结构：锥体束、舌下神经根（图 8-22）。

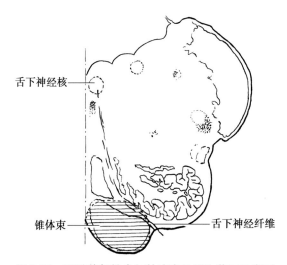

图 8-22　延髓前部综合征的病变位置和范围示意图

临床表现：对侧肢体瘫痪（核上性瘫痪）、同侧舌肌瘫痪（核下性瘫痪），伸舌时舌歪向患侧、舌的患侧半萎缩（交叉性瘫痪）。

（四）延髓麻痹

延髓麻痹又称球麻痹、唇 - 舌 - 咽麻痹，习惯上用得最多的是球麻痹。

所谓"球"，就是延髓和脑桥被盖部，无论从发生学、生理学和结构上，脑桥被盖部实际上就是延髓的一部分，是延髓直接向上延伸的部分。末四对脑神经的起始核和终止核，还有基本生命活动的各种中枢，如心跳中枢、血管运动中枢、呼吸中枢等（它们被通俗地统称为"生命中枢"），还有咳嗽中枢、呕吐中枢、喷嚏中枢等，都位于其中。不难理解，延髓病变的病死率非常高。常见的病因是：各种重病的末期（衰竭期）；如果是血管病变引起的，必然是较大的血管，例如椎动脉、基底动脉，或者是病变涉及多个较大的血管。

临床表现：通常病程进展比较快，患者可能很快死亡。如果病程进展不是太快，患者的咀嚼肌、舌肌、咽肌、软腭肌、喉肌等逐渐丧失功能。表现为语言、咀嚼、吞咽、咳嗽等功能先后出现障碍。病情不断加重，陷入昏迷。如果采取各种维持生命的措施，患者有可能存活相当长一段时间。否则，由于各种生命中枢的衰竭而死亡。

（五）假性延髓麻痹

常被称作假性球麻痹。

病因：多种多样，较常见的是神经纤维变性。老年人中，尤其是高龄老年人中，吞咽困难、言语含糊不清的现象比较常见。大多由退化性病变引起，可能是周围神经的纤维变性，也可能是脑内锥体束的部分纤维变性。病情通常进展很缓慢、病程很长，需要加强护理、预防并发症。

损伤结构：双侧皮质核束（锥体束的一部分，锥体束包括皮质核束和皮质脊髓束）。

临床表现：由于各个病例的病变位置和范围不同，表现各不相同。

假如双侧皮质脊髓束没被损坏，仅仅是双侧皮质核束损坏。则双侧各脑神经运动核（三叉神经运动核、面神经核、疑核、舌下神经核）支配的骨骼肌，陆续出现核上性瘫。常见的表现是咀嚼肌瘫痪、咀嚼功能丧失；咽肌、软腭肌、喉肌、舌肌瘫痪，导致吞咽、咳嗽、语言等功能出现障碍。但是这些肌的反射活动依然存在，甚至出现反射亢进。

如果双侧皮质核束和皮质脊髓束都被破坏，则除了有上述各种表现，还会出现四肢肌的核上性瘫，瘫痪的四肢肌出现反射亢进和病理反射，四肢肌没有肌萎缩现象。因此不会出现肌萎缩后纤维结缔组织收缩，导致肢体处于"挛缩"状态。但瘫痪后运动量大幅度减少，肌量随之减少，是"废用"的后果。患者的肢体看上去消瘦得很明显，但与肌萎缩的性质完全不同。

如上所述，舌咽神经、迷走神经、副神经、舌下神经之间的关系很密切（见图8-1）。颈静脉孔区域是侧颅底的重要结构，解剖关系复杂，是重要的血管和神经的通道。它由前内侧的神经部和后外侧的血管部组成。神经部包含舌咽神经、岩下窦和咽升动脉脑膜支。手术中填塞岩下窦时，常会损伤舌咽神经。血管部内侧份有迷走神经和副神经通过，外侧份容纳颈静脉球，有乙状窦汇入。颈静脉孔区最常见的肿瘤是颈静脉球体瘤，脑膜瘤和神经鞘瘤。以下介绍一个颈静脉孔区神经鞘瘤病例。

病例与分析

患者为56岁女性，因右耳阵发性耳鸣伴听力渐进性减退1个月余就诊。

体格检查：右侧咽反射减弱，右侧咽部及舌体后1/3一般感觉减退及味觉减退。CT：颞骨岩部及周围骨质吸收破坏，边界清晰，局部呈压迫改变。MRI：右侧颈静脉孔区域见一类椭圆形异常信号影，密度不均匀，边界欠清，周围软组织受压移位（图8-23）。

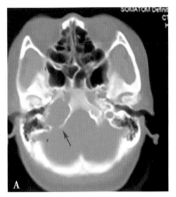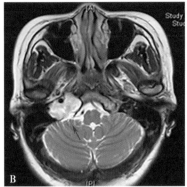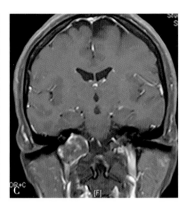

图 8-23　一例颈静脉孔区神经鞘瘤患者影像学检查结果

A. CT 检查的水平切面，示颞骨岩部及周围骨质吸收破坏，边界清晰，局部呈压迫改变　B、C. MRI 检查的水平位及冠状位情况，见右侧颈静脉孔区域有一椭圆形异常信号影，密度不均匀，边界欠清，周围软组织受压移位（该病例由深圳市萨米国际医疗中心袁波教授提供）